NAHRUNG ALS MEDIZIN

Ich glaube an die Worte des zweimaligen Nobelpreisträgers für Chemie, Linus Pauling: „Optimale Ernährung ist die Medizin der Zukunft."

Die Ernährung spielt eine essenzielle Rolle in der Gesundheit. Daran glaubte bereits Hippokrates, und der lebte von 460 bis 370 vor Christus. Hippokrates war Philosoph und gilt als der Begründer der westlichen Heilkunde, wobei er die Bedeutung der Hygiene bei Patient und Arzt hervorhob. ... Er empfahl seinen Patienten: **„Nutzen Sie Ihre Nahrung als Medizin!"** Und dieser Spruch ist der rote Faden, der sich durch all meine Aktivitäten mit Amanprana hindurch zieht.

Was sind die wichtigsten Ursachen aller gesundheitlichen Beschwerden in der westlichen Welt, wie beispielsweise Übergewicht, Diabetes, Krebs, Allergien und Depressionen? Ein Lebensstil, der uns abkoppelt von unserem natürlichen Rhythmus, sowie chemische Zusätze, Umweltverschmutzung und raffinierte Lebensmittel. Die Liste ließe sich noch lange fortsetzen. Hier ein Beispiel: Um aus Vollkornmehl Weißmehl herzustellen, muss es raffiniert werden und dabei gehen nicht weniger als 80 Prozent aller Spurenelemente und 90 Prozent aller Vitamine sowie natürlich sämtliche Ballaststoffe verloren.

In diesem Buch finden Sie jede Menge Inspiration, die Sie dabei unterstützt, **gesund und glücklich** zu werden. In meinen Rezepten verarbeite ich unter anderem Einflüsse ayurvedischen Küche, der Makrobiotik, der „Raw Food"-Bewegung, der veganen Küche und berücksichtige gesunde Lebensmittelkombinationen (de Hay).

"WER WILL, DASS ETWAS PASSIERT, MUSS BEI SICH SELBST DEN ANFANG MACHEN."

Dalai lama Tenzin Gyatso

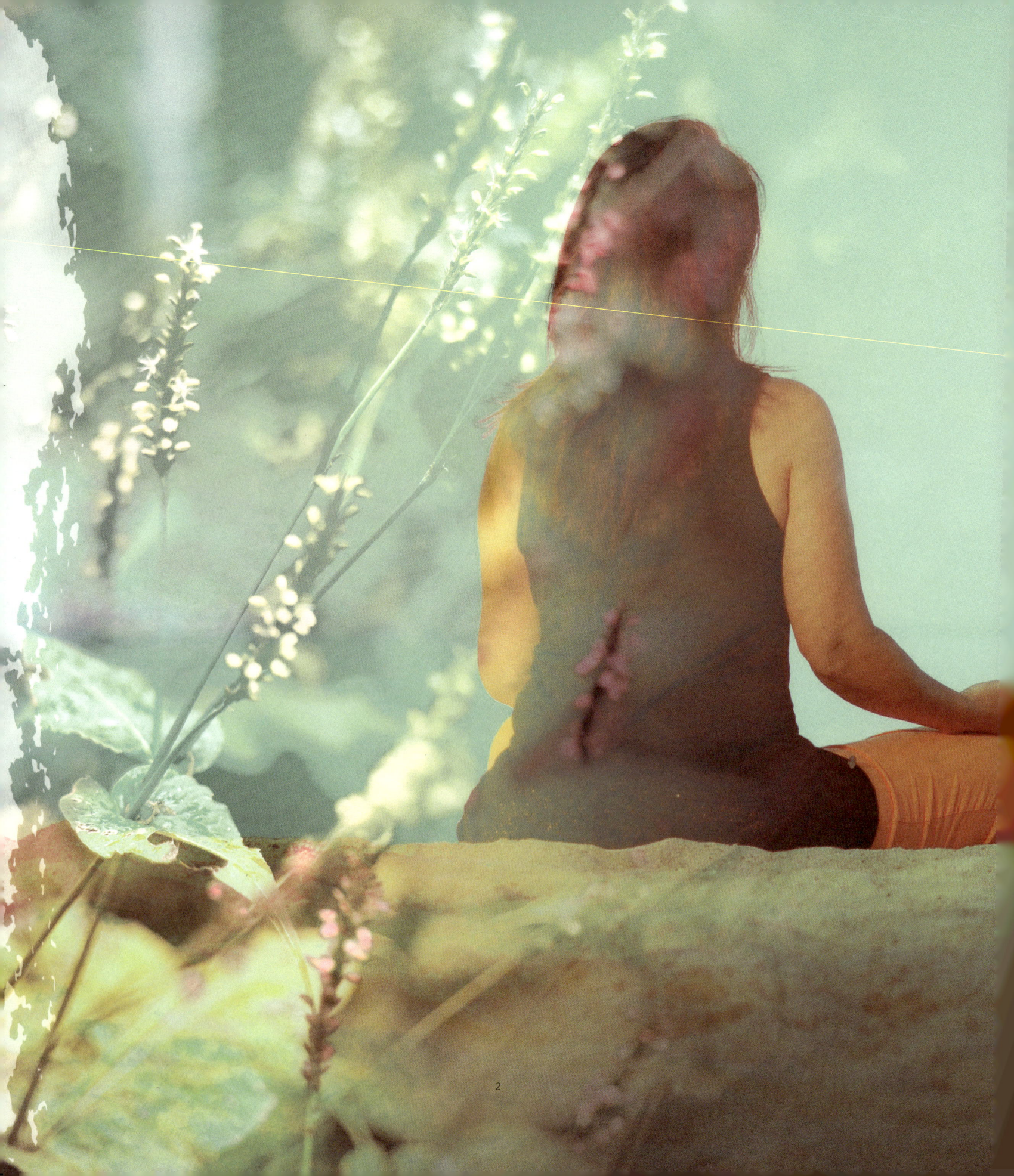

DIE SANFTE KRAFT VON AMANPRANA

AMANPRANA: AUSGEGLICHENE LEBENSKRAFT.

Die eigene Lebenskraft auf ausgeglichene Weise unterstützen und stärken, ohne Körper und Geist zu knechten, sanft und ohne Exzesse. Der Begriff „Aman" kommt aus dem Sanskrit, der klassischen indischen Schriftsprache. Er bedeutet Frieden oder Ruhe. „Prana" steht für „Lebenskraft". Ich bin Yin, also Aman, er ist Yang, also Prana.
Mit unseren sich ergänzenden Kräften lassen wir dich das Beste aus zwei Welten kosten: Amanprana.

Der Elefant symbolisiert eine unterschwellig nicht-aggressive Kraft und verkörpert Weisheit, Verträglichkeit und Frieden. Elefanten sind Pflanzenfresser und können sehr alt werden.

INHALT

AMANPRANA
Gesund essen macht glücklich
Inhalt 6 - 7
Einleitung 12 - 21

WASSER, QUELLE ALLEN LEBENS
Erfrischen mit Kohlensäure 37

BEFRUCHTEN SIE IHREN TAG!
Granatapfelspaß 42
Ingwertemperament 42
Superexotisch 44
Supermediterran 44
Avocado-Spinat-Smoothie 44
Mein Favorit 47
Mango Power 47
Beauty Boost 47
Femme Fatale 47
Brain Power 47
Energy Boost 47
No-Jito 48
Minty Lemon 48
Kinky Kiwi 48
Green Beauty 49
Ist dir etwas über die Leber gelaufen? 49
Müsli mit Weizenkeimen 50
Haferbrei mit Gula Java Safran 51

MIX & FIX
Aromatischer Kräuterdip 62
Cremiges Walnusspesto 63
Italienische Croutons 68
Caesar-vegan Dressing 68
Italienisches Pesto 69
Caesar's Salad 69
Vinaigrette aus Walnüssen 70

FUTTER FÜR DEIN GEHIRN
Budwig trifft Amanprana 78
Blumenkohl-Couscous 79
Tomaten Relish 80
Sommerlicher Quinoasalat 81
Carotin und Omega-Fettsäuren 82
Intelligenter Möhren-Kohl-Salat 82

RRROH!
Norisushi mit Nussmus 88
Rohe Möhrensuppe 88
Parmesan ohne Käse 90
Cashew Aufstrich 90
Superschnelle Daikon-Häppchen 91
Sommerliche kalte Tomatensuppe 93
Afrikanischer Mangodip 93
Thailändischer Gurkensalat 94
Homemade Chips aus Grünkohl 95
Selbstgemachte Nussmilch 97

LUNCH & PICKNICK
Anti-Aging Avocado-Papaya-Salat 103
Salat aus Wassermelone, Feta und Minze 104
Salat aus Feigen mit Feta 104
Omelettröllchen mit Shiitake 106
Kreolischer Salat mit feuriger Vinaigrette 107
Pikante Pekannüsse 107
Funky Fatoush 108
Tabouleh aus dem Libanon 109
Muhammara 110
Tandoori-Kräutermischung 111
Köstliche Zatar 111
Spieße mit Tempeh und Zitrone für den Grill 113
Süßkartoffeln mit Limette und Koriander 113
Gazpacho aus Avocado und Limette 114
Wrap mit Algen und Gemüse 115

NAHRHAFTE BALLASTSTOFFE
Himmlischer Lassi mit Vanille und Kokosmehl 120
Glutenfreie Pfannkuchen 121
Linguine mit Spargel 123
Kokoskekse mit Schokostückchen 124
Smoothie mit Ananas und Spirulina 125
Smoothie mit Bananen, Kokos und Mandeln 126
Smoothie mit Himbeeren und Kefir 127
Wasserkefir 129

FINGERFOOD
Maiskolben mit rotem Palmöl 133
Kräuterdip ORAC 134
Bruschetta mit Halloumi, Tomate und Balsamicosirup 135
Toast mit rotem Palmöl 136

Nahrung als Medizin

Kürbisscheiben mit Salbei und Knoblauch	137
Thailändische Häppchen mit Seitanhack, Zitronengras und Koriander	138
Quesadilla mit gegrillten Zucchinischeiben	139
Super schnelles rotes Pesto	140
Hummus aus Kichererbsen	140
Dipsauce aus Kichererbsen	141

HERZERWÄRMEND

Spicy Ingwertee	146
Bombay Chai Latte	147
Barista Blend Kaffee-Kokosöl (Bullet Proof)	148
Amanprana Latte	149
Samtweiche Kartoffel-Lauch-Suppe	150
Maurische Zucchinisuppe	151
Winterliche Linsensuppe	152
Cremige thailändische Kokossuppe mit Shiitake	153
Pikante Suppe aus Süßkartoffeln	154
Misosuppe	155

ICH TRINKE IMMER TEE

Magic Matcha Eistee	163
Aus dem südafrikanischen Bush: Rotbuschtee	166
Super English Tea	167
Earl Grey Madeleines	167
Thymiantee	168
Lavendeltee mit Zitronenmelisse	169
Milky Matcha	170
Safran-Reis-Milch	170
Gula Java Cacao mit Ingwer und Orange	170

EIN HOCH AUF FETTE UND ÖLE!

Kartoffeln aus dem Ofen	176
Die leckersten Gemüsechips	177
Gesunde Pommes Frites	179

FRISCHES GEMÜSE AUS DEM GARTEN

Vichysoise mit Zitronengraus und Koriander	191
Würzige Kartoffelsuppe	193
Möhrenpüree	193
Parmigiana	195
Nudeln mit Pastinake	196
Grüner und weißer Spargel mit Lasagneblättern	197
Gedünstete Zwiebeln in rotem Palmöl	198
Veggie Berber-Tajine	198
Spanakopita mit viel Spinat	199
Ayurvedisches Kürbiskitchari	200
Winter-Gemüsesticks Gärtnerinart	201
Marinierte Paprika	202
Gemüsepfanne mit Ei und Linsen	203
Salat - ganz grün, mit grünen Bohnen und Senfsamen	204

HIMMLISCH SÜSS

Eistee mit Zitronenmelisse	214
Lepat Pisang (dampfgegarte Bananenpäckchen)	215
Ayurvedischer Kuchen mit Trockenfrüchten	216
Apfel-Bananen-Dessert	217
Gula Java Matcha-Tiramisu	218
Vollkorncrepes mit Kokosöl und Kokosblütenzucker	219
Schokoladenkuchen aus Lombok	220
Brotpudding mit Mandarinenmarmelade	221
Gesunder Energieriegel	222
Energiecrunch mit Heidelbeeren und Buchweizen	223
Earl-Grey-Kuchen	224
Ballaststoffreiche Biowaffeln	225
Matcha-Käsekuchen	226
Gesundes für Zwischendurch	227

BEAUTY & ERNÄHRUNG

Fakten aus den Medien	**236**
Bienen	**238**
Biodiversität	**240**
Amanprana setzt sich für eine Welt ohne Plastik ein	**242**
Ist Fisch eine gesunde Alternative zu Fleisch?	**243**
Vielen Dank, liebe Amanprana-Fans	**244**
Literaturverzeichnis	**252**
Impressum	**254**

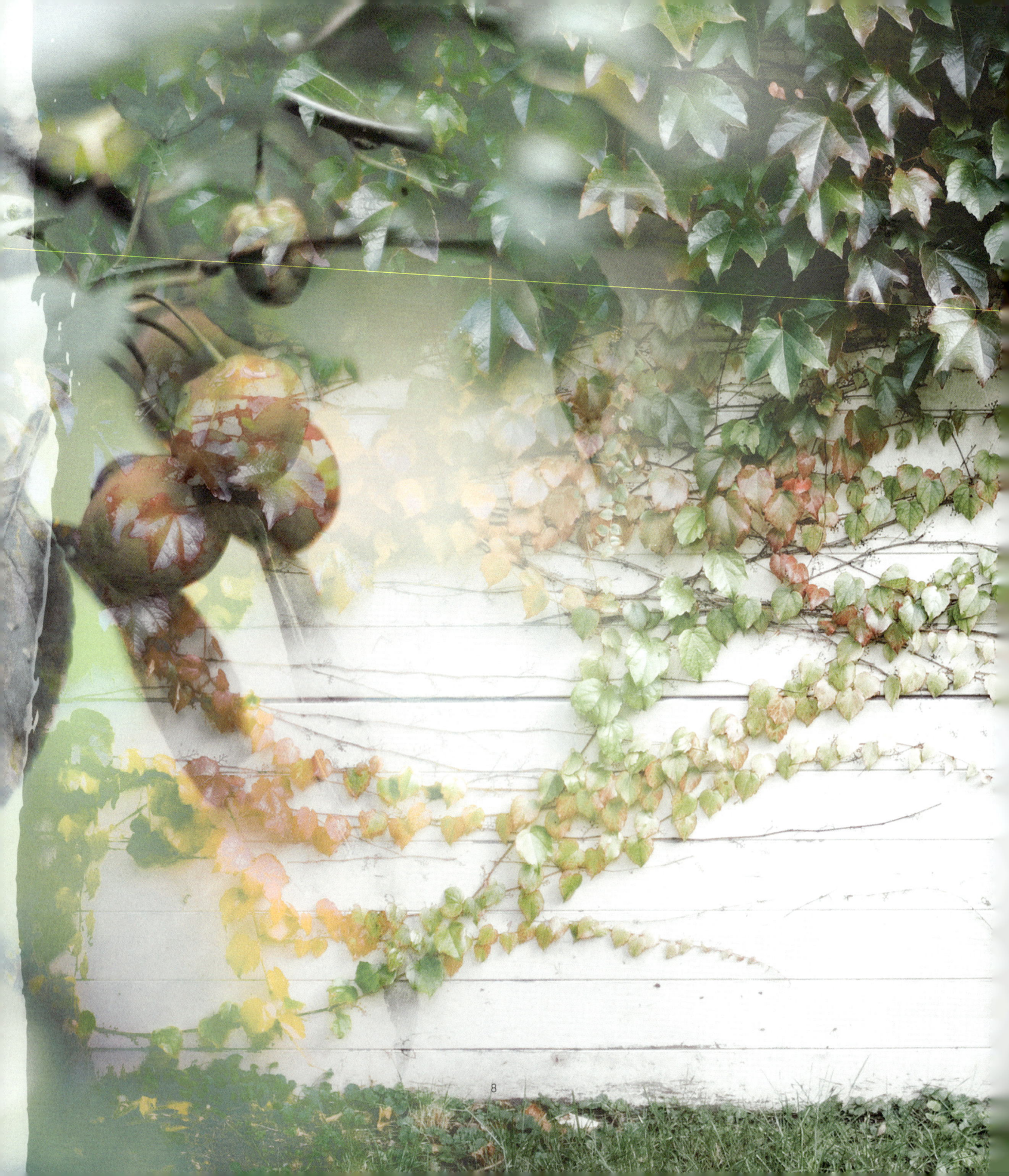

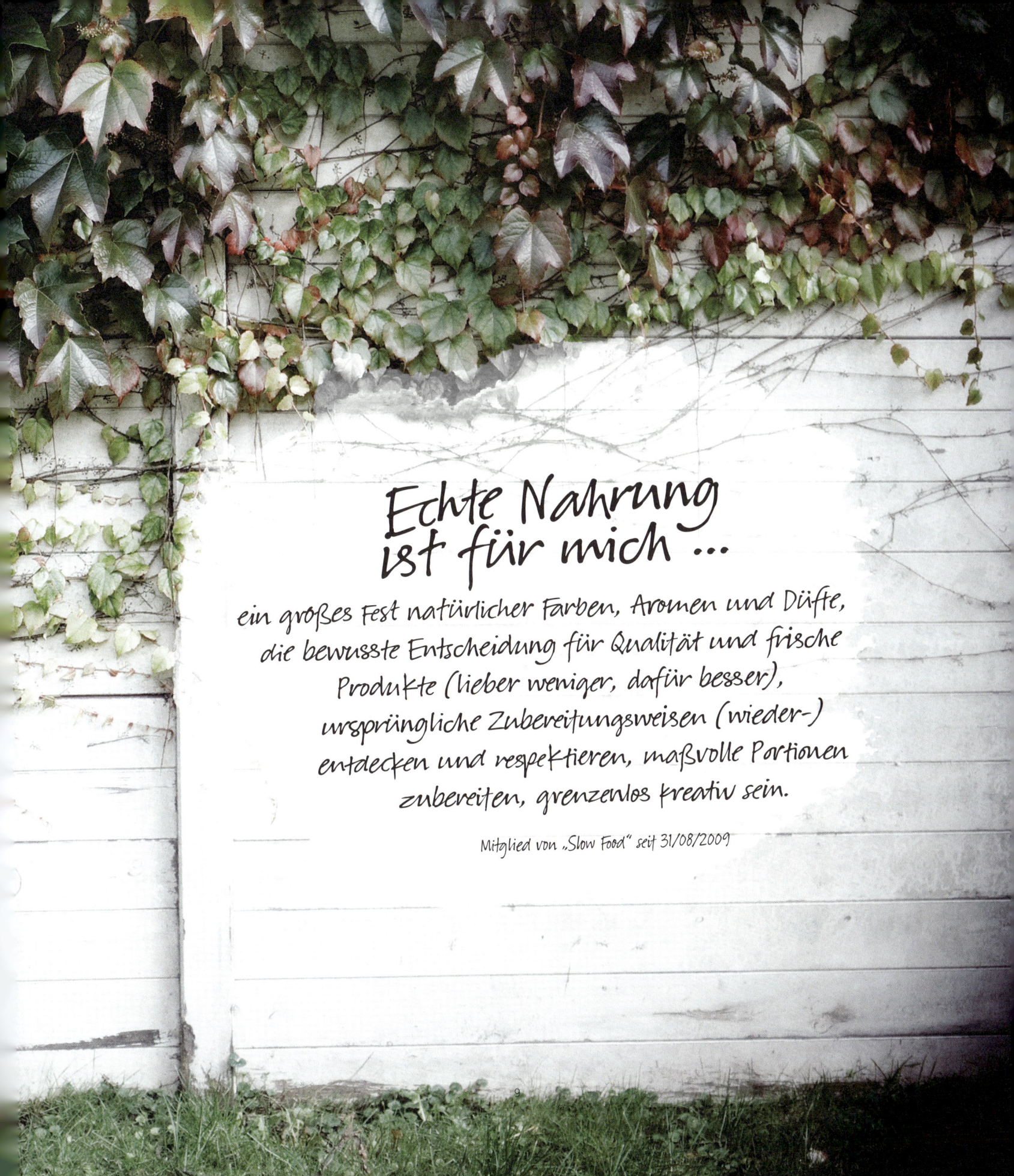

Echte Nahrung ist für mich …

ein großes Fest natürlicher Farben, Aromen und Düfte, die bewusste Entscheidung für Qualität und frische Produkte (lieber weniger, dafür besser), ursprüngliche Zubereitungsweisen (wieder-)entdecken und respektieren, maßvolle Portionen zubereiten, grenzenlos kreativ sein.

Mitglied von „Slow Food" seit 31/08/2009

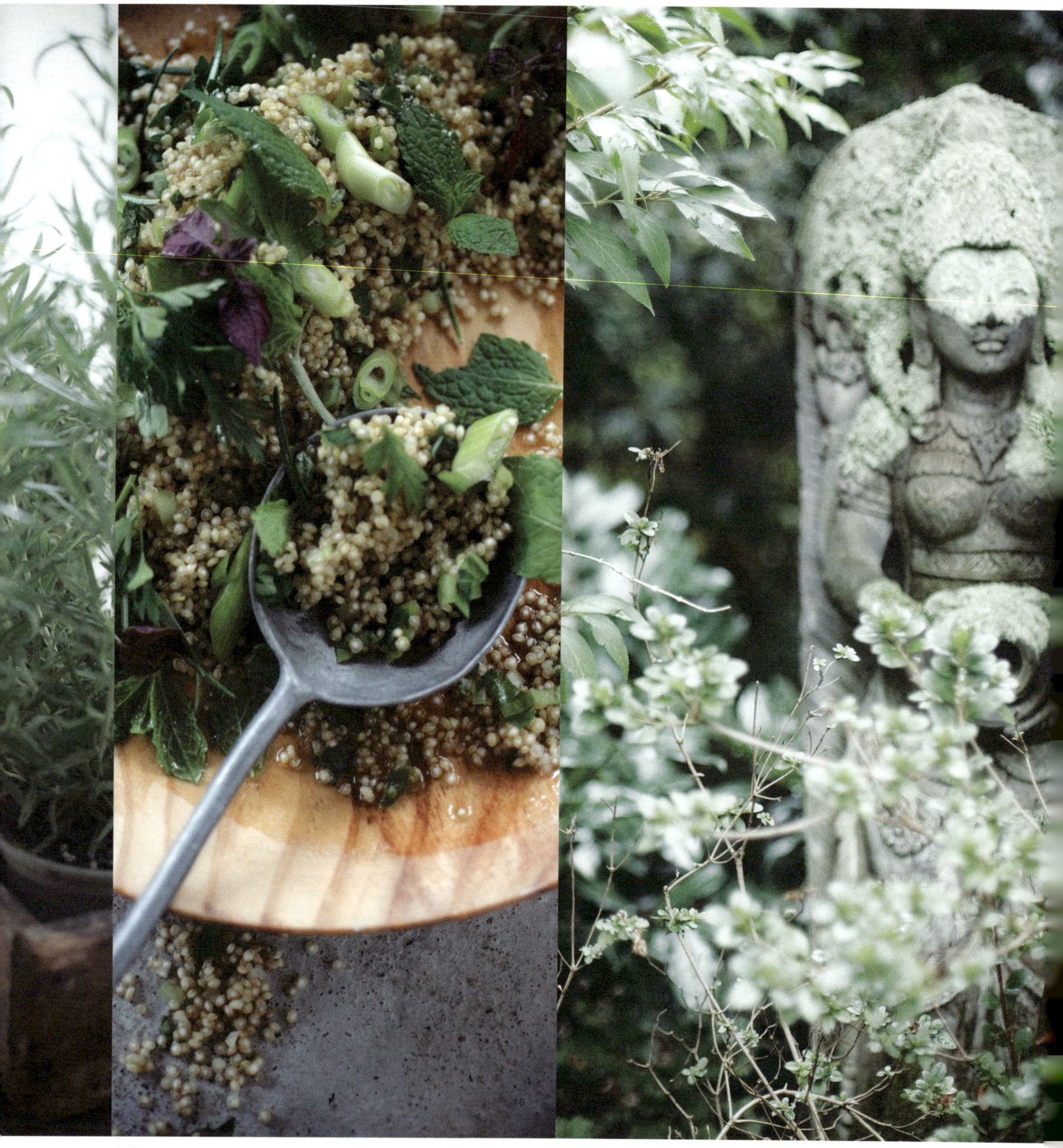

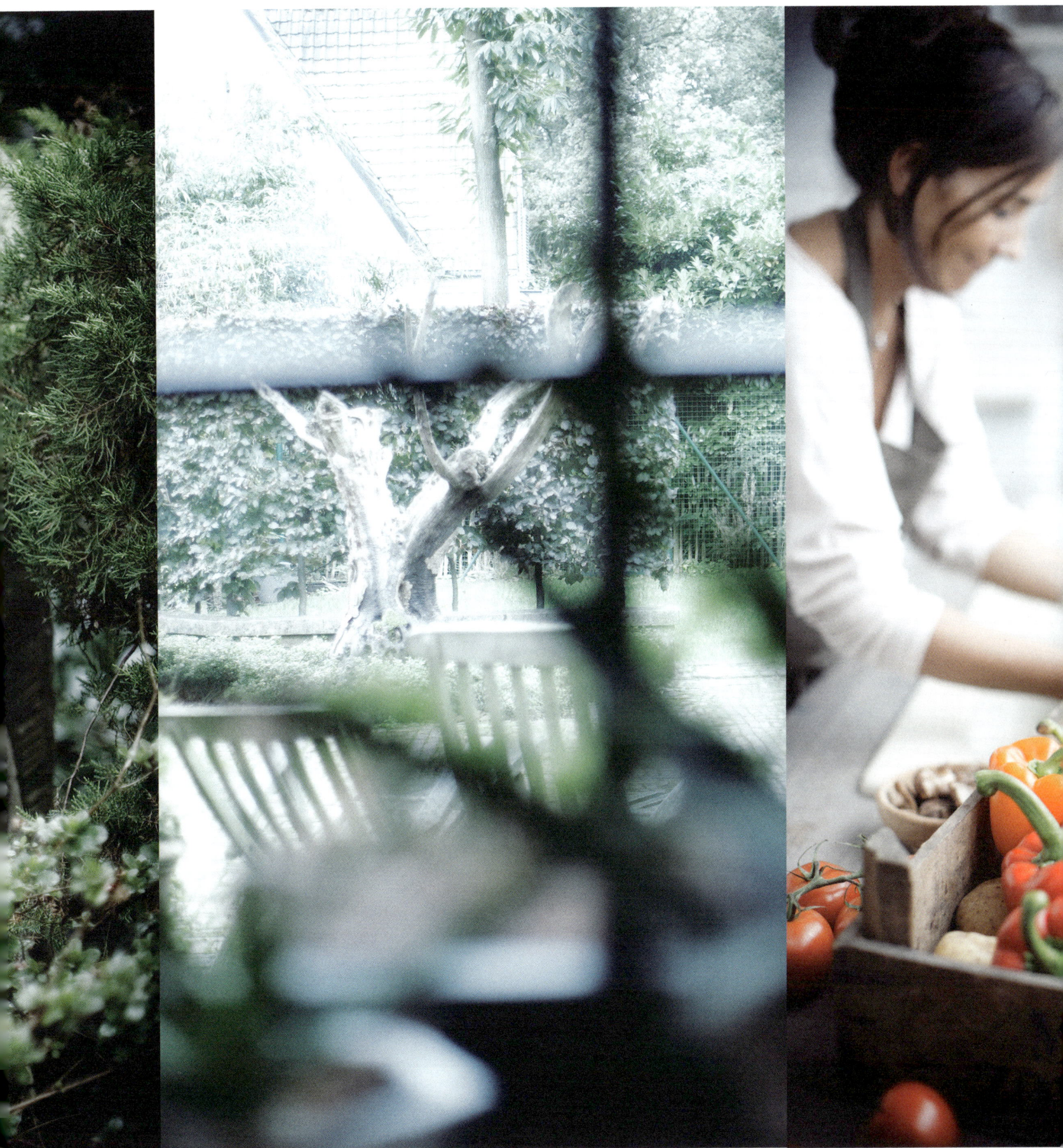

HALLO FOODIE!

Hallo Fan von gesundem und trotzdem leckerem Essen! Hallo Veggie Lover!

Wie schön, dass du dieses Buch gefunden hast. Es ist randvoll mit einfachen, schmackhaften und überraschenden Rezepten für die gesunde Alltagsküche. Die Rezepte lassen sich nahezu alle in kurzer Zeit zubereiten und erfordern keine komplizierten Geräte oder spezielle Techniken (glaube mir, ich habe sie alle ausprobiert!). So bringst du im Handumdrehen leckere und gesunde Speisen auf den Tisch. Besser geht es doch gar nicht!

Gehe mit mir auf die Reise durch eine Landschaft mit ständig wechselnden Aromen und Geschmäckern. Bist du bereit für eine Küche voll frischem Gemüse und Obst, mit Kräutern, Bohnen, Kernen, Saaten und Ölen? Dann genieße die Reise!

Während ich dieses Vorwort schreibe, steht das Thermometer bei 33°Celsius. Ich genieße die Sonne auf Mallorca und schaue hinab in ein wunderschönes Tal mit Mandelbäumen, Olivenhainen und Feigenbäumen.

Ich genieße jeden Tag. Und daher rührt auch meine Liebe zu einer unverfälschten, einfachen Küche. Wenn man die richtigen Grundzutaten hat und nur die beste Qualität nimmt, dann ist weniger mehr. „Weniger" ist wirklich „mehr"!

Ich bin ein großer Fan voller Aromen. Wenn etwas mit Liebe angebaut und geerntet wurde, schmeckt es so viel reicher ... Eine in der prallen Sonne gereifte Tomate, eine Avocado aus biologischem Anbau: Was kann es Besseres geben? Das Kochen mit frischen Zutaten ist so angenehm und befriedigend. Wenn man sich mit dieser Einstellung dem Thema Ernährung nähert und viel Obst und Gemüse isst, braucht man keine Kalorien zu zählen. Das Einzige, das einem dann noch zu tun bleibt, ist schlichtweg genießen. Liebe Leserin, lieber Leser, mit diesem Buch möchte ich dich dazu inspirieren, in vollen Zügen zu genießen! Das Leben, die köstlichen Aromen und alles, was unsere Erde uns zu bieten hat. Mit dem nötigen Respekt für die eigene Person, unseren Planeten und die kommenden Generationen.

HALLO, VITALITÄT!

Jeder möchte schön aussehen, aber denkst du auch manchmal darüber nach, ob es auch im Innern deines Körpers schön aussieht?

Was du deinem Körper mit gesunder Ernährung geben kannst:
- Antioxidantien
- Vollwertige Proteine
- Gesunde Kohlenhydrate
- Vitamine
- Polyphenole
- Gesunde Fette und Öle

Was du im Tausch dafür bekommst:
- Ein leistungsstarkes Immunsystem
- Haufenweise Energie
- Weniger Pfunde, die Du herumschleppen musst
- Glücksgefühle
- Eine strahlend schöne Haut
- Glänzende, gesunde Haare

DEIN KÖRPER KÜMMERT SICH UM SICH SELBST. DU DICH AUCH?

Ich habe am eigenen Leib erfahren dürfen, welche Bedeutung die Ernährung für den Körper hat. **Vor vielen Jahren beschloss ich, mich bewusster und ausschließlich mit Bioprodukten zu ernähren und raffinierten Zucker, Milchprodukte, Fleisch und Fisch aus meinem Speiseplan zu streichen. Und was war das Ergebnis? In einem Zeitraum von weniger als einem Jahr?** Ich war nicht nur endlich mein ewiges Asthma los, sondern auch meine Verdauungsprobleme! Da kann man noch so skeptisch sein, der Zusammenhang liegt auf der Hand. **Ich bin absolut davon überzeugt, dass der Körper sich selbst heilen kann** – aber dann muss man ihm natürlich das geben, was er dazu benötigt.

EINMAL LEBENSGENIESSERIN, IMMER LEBENSGENIESSERIN!

Ich höre dich schon denken: „Aber dann darf man ja gar nichts mehr essen!" Keine Panik, man darf zahllose leckere Speisen zubereiten (und essen!), ohne Völlegefühl oder die typische Müdigkeit nach der Mahlzeit. Mit den Rezepten aus diesem Buch verabschiedest du dich ein für allemal von dem vertrauten Gefühl: „Jetzt muss ich doch mal den obersten Hosenknopf aufmachen …".

Ich bin und bleibe durch und durch eine Lebensgenießerin. Ich liebe gesellige Tafelrunden, leckere Speisen, Romantik ... mit allem, was dazu gehört! Nur dass mein Genuss heute von Speisen herrührt, die auch meinen Körper mit Energie versorgen, statt sie ihm zu entziehen.

WIE FÄNGT MAN AN?

Vielleicht bist du ja bereits seit Jahren Flexitarier oder sogar Vegetarier. Oder du willst dich einfach gesund ernähren, weißt aber nicht so recht, wie du das anpacken sollst. Oder du suchst vielleicht einfach leckere Rezepte, die deiner gesunden Küche neuen Schwung geben können. Es ist nicht leicht, die eigene Ernährungsweise vom einen auf den anderen Tag umzukrempeln, aber Schritt für Schritt wird es gelingen. Versprochen! Ich gebe dir gerne meine acht goldenen Regeln mit auf den Weg. Bei mir funktionieren sie prima, hoffentlich auch bei dir!

8 Grundregeln für ein gesünderes Leben

1. **Sorge für so viel Abwechslung wie möglich!** Obst und Gemüse – in allen Farben und Formen, von oberhalb und unterhalb der Scholle. Kräuter, Algen, Backwaren aus dem vollen Korn, gesunde Fette und Öle usw.

2. **Kaufe nur unraffinierte und unbehandelte Lebensmittel.** In kürzester Zeit wirst du dich wie ein anderer Mensch fühlen. Dein Körper wird es dir danken!

3. **Gehe auf Entdeckungsreise.** Durch meine Reiseleidenschaft habe ich eine Reihe von unterschiedlichen Kulturen, Gebräuchen und Zutaten kennen gelernt. Es findet sich darum

auch immer wieder eine Prise Exotik in meinen Rezepten. Eine spannende Rundreise durch Aromen, Düfte und fremde Länder sorgt immer für frischen Wind und neue Inspiration! Italienisch, Marokkanisch, Thailändisch, Griechisch, Japanisch – alle diese Küchen bieten Köstlichkeiten!

4. Kräuter und Gewürze sind unverzichtbar in der Vitalküche. Es gibt noch so viel mehr als nur das altbewährte Duo Salz und Pfeffer. Allein schon der Duft von Kräutern und Gewürzen verführt mich und ich wähne mich an fernen Orten. Wer hat nicht den Geschmack Italiens auf der Zunge, wenn er Basilikum riecht? Im Supermarkt muntert es mich immer auf, wenn ich ein Bündel frische Kräuter aufs Band lege und sich der herrliche Duft verbreitet. Sofort leuchten die Gesichter um mich herum auf!

5. Lang leben meine geliebten Säfte und Smoothies! Wenn du im Buch weiterblätterst, wirst du merken, dass Obst- und Gemüsesäfte einen wichtigen Platz in meinem täglichen Speiseplan einnehmen. Schließlich sind sie randvoll mit Antioxidantien und Vitalität! Ein Glas Saft entspricht problemlos der täglich empfohlenen Menge an Obst und Gemüse. Wer viel Saft trinkt, verzehrt mehr Obst und Gemüse als er je aufessen könnte. Ich liebe es, meinen Tag mit einem dieser himmlischen Getränke zu beginnen

6. Bio = besser? Wer viel Obst und Gemüse isst, sollte besser Bioprodukte essen, andernfalls schluckt er täglich viele Giftstoffe. Äpfel beispielsweise werden vor dem Verkauf rund fünfmal gespritzt. Bio-Obst und -Gemüse ist garantiert frisch und unbehandelt, denn Chemikalien oder Konservierungsmittel sind in der biologischen Landwirtschaft verboten, ganz zu schweigen von radioaktiver Bestrahlung.

7. Verwende gesunde Fette und Öle! Giftige Stoffe lagern sich vor allem in Fett ab, beispielsweise in der Fettschicht unter der Haut von Tieren und Fischen, sie finden sich aber auch in Milchprodukten. Wenn du beim Kochen also Fett und Öl verwendest sowie Käse, Joghurt, Fleisch oder Fisch isst, solltest du hier lieber die Biovariante nehmen. Ganz besonders dann, wenn auch du davon überzeugt bist, dass Nahrung auch Medizin ist. Verwende vollwertige Proteine, gesunde und unraffinierte Fette und Öle. Bringe Abwechslung hinein: Olivenöl, Kokosöl, rotes Palmöl, Walnussöl, Hanföl, Perilla-Öl (auch bekannt unter Shiso-Öl) usw. Dein Körper und Deine Geschmacksnerven werden es dir danken!

8. Verwende gesunde, unraffinierte Zuckerarten, wie z. B. Kokosblütenzucker, Ahornsirup (und in beschränktem Maße Honig oder Agavendicksaft). Diese Zuckervarianten enthalten viele Spurenelemente und haben einen niedrigen glykämischen Index.

Ein Wort über „Bio"

Wer sich für Bio-Lebensmittel entscheidet, isst besser und trägt auch dazu bei, dass die Lebensqualität auf unserem Planeten für spätere Generationen verbessert wird.

Du denkst: „Aber Bioprodukte sind so teuer!" Doch deine Gesundheit ist dein kostbarster Besitz, willst du wirklich an dieser Ecke sparen? Gib lieber weniger Geld für überflüssigen Luxus aus, aber **spare nicht beim eigenen Körper – du hast nur den einen!**
Ich persönlich finde, Krankenkassen sollten eine Art Prämie dafür zahlen, dass wir uns gesund ernähren und dadurch viel weniger krank sind.

Alles ist miteinander verbunden

Benötigst du noch mehr Gründe, warum man sich „Bio" ernähren sollte? Hier ist noch ein guter: Wer die Welt mit Müll zu kippt, vermüllt früher oder später auch sich selbst. **Wusstest du, dass manche Insektenvernichtungsmittel einen Stoff enthalten, der die Gehirne der Insekten lähmt?** Die Folge ist, dass die armen Tierchen ihre Kiefer nicht mehr bewegen können und zugrunde gehen. So fressen sie zwar unsere schönen Ackerfrüchte und Ernten nicht mehr auf, aber – denkst du nicht, dass Reste dieser hirnlähmenden Insektizide auch auf das menschliche Gehirn Einfluss haben könnten? Ich bin sicher, dass sie das tun! Man schaue sich nur die wachsende Zahl von ADHS-, Alzheimer- und Demenzpatienten an.

Vergiss nicht, dass alles Leben, alle Gewässer auf diesem wunderbaren Planeten mit einander verbunden sind.

Wer auch nur ein wenig in eine gesunde Ernährung investiert, wird staunen, welche Früchte er erntet.

RAFFINIERT GEGENÜBER UNRAFFINIERT

Nur unraffiniertes Getreide (Vollkornbrot, Vollkornreis), unraffinierte Zucker und unraffinierte Fette und Öle (natives Kokosöl und Olivenöl in „Extra Vergine"-Qualität) sind gesund. Durch das Raffinieren von Lebensmitteln gehen nämlich sämtliche wichtigen Inhaltsstoffe verloren!

Ein Beispiel. **Wusstest du, dass das dunkle Toastbrot im Supermarkt in der Regel nichts anderes ist als mit Malz gefärbtes Weißbrot?** Ein Vollkornbrot aus unbehandeltem vollen Korn ist mit Sicherheit nicht so dunkel! Meistens kann man am Gewicht des Brotes erkennen, ob man eines mit richtigen vollen Körnern in der Hand hat. Oder eben nicht.

Von weißem, labberigem Toast oder Weißbrot allein kann man nicht leben. Das sind lediglich Dickmacher, die nichts als leere Kalorien enthalten – und dadurch deinen Energiehaushalt leer räubern.

MMH, ZUCKER …

Oder sollte ich besser schreiben: „Mmh, Gift …"?

Kennst du in deiner Umgebung jemanden, der unter Diabetes leidet? Dann weißt du, worüber ich spreche. **Alles Essen, das verpackt und verzehrfertig zubereitet wurde, enthält haufenweise Zucker. Deshalb geht wirklich nichts über eine selbst gekochte Mahlzeit oder Selbstgebackenes.** Dann weiß man wenigstens, was alles darin ist!

Verwende ausnahmslos unraffinierte und natürliche Zuckerarten: Kokosblütenzucker, Ahornsirup oder (in geringer Menge) Honig. **Ich bin ganz versessen auf den Kokosblütenzucker (Gula Java)**, der erst neulich von der Ernährungs- und Landwirtschaftsorganisation der Vereinten Nationen (FAO) zum nachhaltigsten Zucker gekürt wurde.

HURRA, DER 1. OKTOBER = WELTTAG DER VEGETARIER!

Ich bin sehr froh, dass es immer mehr Menschen gibt, die bewusst weniger Fleisch und Fisch essen. Wenn dafür sogar international ein besonderer Tag ausgerufen wird, ist mein eigener Tag damit gerettet!

Immer mehr Menschen wird klar, dass in der Fleischindustrie zu viel getrickst wird und dass auch Fisch keine gesunde Alternative mehr ist. Wusstest du, dass weltweit insgesamt 90 Milliarden Fische und 60 Milliarden Tiere auf unseren Tellern landen? Rechnet man ungefähr sieben Milliarden Menschen, kommt man auf rund 410 Millionen Tiere pro Tag! **Wenn wir alle nur einen einzigen Tag pro Woche vegetarisch essen, werden damit unterm Strich 410 Millionen Tiere gerettet!**

Tipp!
Hole dir zusätzliche Informationen auf www.adaptt.org/killcounter.html

In meinen Rezepten biete ich eine Fülle von Anregungen, wie man dieses eine Mal auch ohne Fleisch oder Fisch auskommt. Ich selbst bin seit dem Jahr 2000 Vegetarierin und ich fühle mich ohne tierische Proteine wesentlich besser. **Wusstest du, dass ein Löwe sechzehn Stunden pro Tag schläft, um seine Mahlzeit zu verdauen?** Fleisch und Fisch zapfen dem Körper enorm viel Verdauungsenergie ab. Energie, die du nun prima in andere Aktivitäten stecken kannst!

Je weniger Energie der Körper zum Verdauen benötigt, desto mehr Energie hat man für die schönen Dinge übrig!

Man braucht Fleisch und Fisch nicht notwendigerweise immer zu ersetzen oder weg zu lassen. Es geht darum, den traditionellen Speiseplan mit seinen „Fleisch-Kartoffeln-Gemüse"-Menüs abzuändern. **Wage dich aus deiner Komfortzone heraus! Trau Dich zu experimentieren!** Denn was ist schöner als in geselliger Runde zu tafeln, wobei statt der üblichen Tellerportionen jeder Gast aus einer Vielzahl kleiner Schüsseln kosten kann? Suchst du **gesunde Quellen für pflanzliches Eiweiß, Fleischersatz oder Proteine?** Eigentlich ist das nicht nötig. Gemüse, Nüsse, Kerne, Saaten, Vollkornprodukte, Quinoa, Tempeh und Seitan enthalten mehr als genug vollwertige Proteine. Im Übrigen besteht der industriell gefertigte Fleischersatz häufig zu großen Teilen aus Stärke und Fett. Greife dann doch lieber zur nicht industriellen Variante.

DEIN PH-WERT IST WERTVOLL

Kurz gesagt: pH = potentia Hydrogenii = das Maß für den sauren oder basischen Charakter einer wässrigen Lösung. Ein ausgeglichener pH-Wert ist extrem wichtig für die Gesundheit. **Wenn der pH-Wert sinkt, versauert der Körper und man wird krank.**

Du wirst dich fragen: „Und was hat das jetzt mit Ernährung zu tun?" Nun, um den pH-Wert auf einem ausgeglichenen Niveau halten zu können, ist es wichtig zu wissen, auf welche Lebensmittel der Körper „sauer" reagiert. So weiß man, was man lieber vermeidet und was nicht.

Hier einige Beispiele von Lebensmitteln, die ein saures Milieu in unserem Körper verursachen: Fleisch, Fisch, Käse (wer auf Käse nicht verzichten möchte, sollte beispielsweise Hüttenkäse nehmen), raffiniertes Getreide und Getreideprodukte, Kaffee, Alkohol, Brausen und Limonaden. Aber auch: Arzneimittel, künstliche Süßstoffe (z. B. für den Kaffee) sowie synthetisch hergestellte Vitamine und Nahrungsergänzungsmittel.

Natürlich brauchst du nicht alles aus dieser Liste von deinem Speiseplan zu streichen. Aber achte auf die Balance, die ist das Wichtigste. Falls du also gerne eine Tasse Kaffee oder ein Gläschen Wein genießt, gleiche das dann mit viel Gemüse und Obst aus. Auf die reagiert der Körper nämlich basisch. So kannst du problemlos deinen pH-Wert im Gleichgewicht halten.

Wer das Beste auftischt, kann auch das Beste aus sich herausholen!

Orientiere dich als Richtwert an einer Ernährung, die aus 80 Prozent basisch wirkenden und aus 20 Prozent sauer wirkenden Produkten besteht. Im Naturkostladen gibt es Teststreifen, mit denen du deinen pH-Wert messen kannst. Ist im Körper wenig Säure vorhanden, liegt der pH-Wert zwischen 6,5 und 7,0. Von Übersäuerung spricht man, wenn der Wert zwischen 4,5 und 5,5 liegt.

MEINE ERNÄHRUNGSPYRAMIDE

Ich werde oft danach gefragt, wie denn nun meine Ernährungspyramide eigentlich aussieht. Im Folgenden fasse ich gerne die Bestandteile meiner täglichen Küche zusammen.

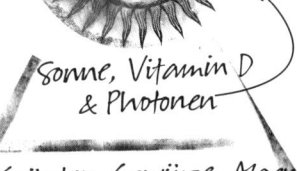

Sonne, Vitamin D & Photonen

Kräuter, Gewürze, Algen, Fleur de Sel

Hochwertiges Öl (Extra Vergine), Fette und Butter

Bohnen, Kerne, Saaten, Nüsse, Getreide, Kartoffeln

Obst, Gemüse, Wasser & Bewegung

Süßigkeiten, Milchprodukte, Fisch, Fleisch, Limonade, „sauer" wirkende Lebensmittel, chemische Zusatzstoffe usw.

ZURÜCK ZUM HERD

Wissenschaftliche Untersuchungen haben gezeigt, dass wir immer weniger selbst kochen und dafür immer mehr zu Fertiggerichten greifen. Kommt dir das bekannt vor? Der amerikanische Journalist und Philosoph Michael Pollan (Verfasser von u. a. „To Cook or Not to Cook") kam zu der Schlussfolgerung, **dass in vielen Familien nur noch halb so viel Zeit mit der Zubereitung von Mahlzeiten verbracht wird als noch vor fünfzig Jahren.**

KOCHEN IM FERNSEHEN

Allerdings steht dieser Trend im deutlichen Widerspruch zu der ungemeinen Popularität von Kochshows, Kochbüchern und dem Austausch von Rezepten in sozialen Medien wie Facebook, Internetblogs und Pinterest. Wir leben in einer Zeit, in der bestimmte Spitzenköche genauso viel Berühmtheit und Bewunderung genießen, wie Stars aus der Film- und Sportwelt.

Aber anderen beim Kochen zuschauen und selbst kochen sind zwei Paar Schuhe! **Millionen Menschen verbringen mehr Zeit damit, anderen bei der Zubereitung einer Mahlzeit zuschauen, als selbst am Herd zu stehen.** Dabei kann man in der halben Stunde, die so eine Kochshow in der Regel dauert, mühelos eine einfache, schmackhafte und gesunde Mahlzeit auf den Tisch bringen!

SELBST KOCHEN IST LEBENSWICHTIG!

Wer erinnert sich nicht gerne an die Speisen, die Mama einst kochte? Oder an die (heimlich zugesteckten) Leckereien von Oma? Solch schöne Augenblicke werden häufig mit Gefühlen wie Gemeinschaft, Zuneigung und Geborgenheit assoziiert – Dinge, die für uns alle so wichtig sind wie das Atmen. **Gemeinsam kochen und essen wirkt quasi therapeutisch!**

Gemeinsam essen

Die Erfahrung gemeinsam eingenommener Mahlzeiten hat eine nicht zu unterschätzende Bedeutung für ein Kind. Sie bildet das Fundament der Familienerfahrung, dem Ort, in dem Kinder die Grundregeln des sich Mitteilens, des Teilens und des Diskutierens lernen.

Gemeinsam zu essen bedeutet Geselligkeit, Romantik und die Gelegenheit, geliebte Menschen zu verwöhnen.

Vielleicht gucken sich so viele Menschen Kochshows an, weil ihnen die Erfahrung des Kochens daheim fehlt? Oder weil sie zu wenig Kraft und Zeit dafür haben?

Jeder Mensch muss essen. Täglich mindestens einige Male (oder zumindest empfiehlt sich das). In jeder Kultur werden folglich schon seit Jahrhunderten Mahlzeiten zubereitet. Gemeinsam um eine Feuerstelle herum sitzen, Augenkontakt aufnehmen und Nahrung teilen: Das alles sind **Säulen der frühesten Anfänge der Menschheitsgeschichte.**

Industriell hergestellte Nahrung

Als immer mehr Frauen einen Beruf ergriffen und ihre Zeit einer Karriere widmen wollten, kamen die Fertiggerichte auf den Markt. Praktisch! Aber... **die Nahrungsmittel, die von Großkonzernen produziert werden, unterscheiden sich massiv von dem, was Mutter am heimischen Herd kochte.** Geschmacksverstärker und Konservierungsmittel. Sie fügen Zusatzstoffe hinzu, die man in keinem normalen Küchenschrank findet. Deshalb überrascht es nicht, dass diese Lebensmittel eine der Ursachen für Fettleibigkeit und andere chronische Zivilisationskrankheiten sind.

Nach den Jahrzehnten verpackter Lebensmittel stehen wir jetzt vor **Jahrzehnten verpackter Fertiggerichte**. Und das ist nichts, worüber wir uns freuen sollten: weder für unseren Körper, noch für unsere Gesundheit, unsere Familie oder unsere Zukunft.

VERGISS FERTIGGERICHTE!

„To Cook or Not to Cook", **selbst kochen: Das wird stets wichtiger für unsere Vitalität.** Kochen ist für uns eine Gelegenheit, Gemeinschaft und Geselligkeit zu erzeugen. „Quality Time" im weitesten Sinne des Wortes. Denn was gibt es Wichtigeres als köstliche und gesunde Gerichte für die Menschen zuzubereiten, die wir lieben?

Also los: Kehren wir wieder an den Herd zurück!

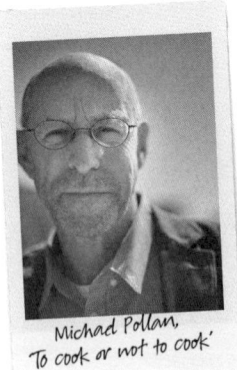

Michael Pollan, „To cook or not to cook"

INSPIRATION AUS VERSCHIEDENEN TEILEN DER WELT

Von der Makrobiotik bis zur „Raw Food"-Bewegung – während meiner Suche nach einer gesunden Ernährung sind mir in den vergangenen fünfzehn Jahren die unterschiedlichsten Methoden und Lehren begegnet. Ich habe mir aus allem etwas heraus gepickt und mir so meine eigene Küche zusammengestellt, nur mit dem, was mir selbst schmeckt und was mir gut tut!

Makrobiotik

Meine ersten Schritte in die Welt der Bioprodukte und gesunden Ernährung (lang, lang ist's her …) machte ich bei verschiedenen **Workshops von Katrien Cocquyt**. Katrien ist ausgebildete Ernährungsberaterin, hat sich auf Naturkost spezialisiert und arbeitet auf diesem Gebiet als Beraterin, Köchin, Naturführerin und Kräuterkundlerin. Darüber hinaus ist sie auch Shiatsu-Therapeutin. Kurz, eine sehr engagierte und höchst faszinierende Frau.

Die Makrobiotik ist eine Ernährungs- und Gesundheitslehre, in der sich Erkenntnisse und Überlieferungen aus dem japanischen Zen, dem Buddhismus und der westlichen Wissenschaft verbinden. Der bedeutendste Vertreter der Makrobiotik ist der Japaner George Ohsawa (1893-1966). Die Lehre basiert auf einer Reihe von Faktoren:

- wie viel weibliche (Yin) und männliche (Yang) Energie die Zutaten enthalten,
- die Jahreszeit,
- welche Lebensmittel in der eigenen Region wachsen.

Die Workshops waren sehr spannend und höchst inspirierend. Ich habe jede Menge über Algen, Miso, Quinoa, Buchweizen, Getreidemilch und Getreidesirups als Süßungsmittel gelernt. Eine fantastische Welt öffnete sich mir! Aber ich vermisste frisches Obst …

Obstdiät

Dann betrat **Patrick Geryl** unser Leben: Er lebt ausschließlich von **Gemüse, Obst, Nüssen und Eigelb**. Patrick hat unter anderem die Bücher „Slank en gezond" (1991) und „Vitaal door het leven" (1992) geschrieben. Mein Mann Bart hat dank dieser Ernährungsempfehlungen in weniger als einem Jahr 50 Kilogramm (!) Gewicht verloren. Und ich war endlich, nach jahrelangen Beschwerden, mein Asthma los.

Weil wir in jener Zeit so viel Obst und Gemüse aßen, wurde uns schnell klar, dass wir diese Produkte auf jeden Fall in **Bioqualität** kaufen mussten. Sonst hätten wir zweifellos enorme Mengen an Giftstoffen geschluckt.

Das war auch die Phase, in der bei uns das **vegetarische Zeitalter** anbrach. Wir aßen kaum noch Fleisch oder Fisch und allmählich begriffen wir, dass wir genauso gut auch ganz darauf verzichten konnten. Stärker noch: Wir fühlten uns beide wesentlich besser ohne diese tierischen Fette und Proteine.

Auch heute essen wir jeden Morgen eine Portion Obst. Damit starten wir gemeinsam in den Tag und haben haufenweise Energie!

Ayurveda

Auf nach Indien! In Indien machten wir Bekanntschaft mit Ayurveda und es eröffnete sich uns ein komplett neue Welt! Der Begriff „Ayurveda" bedeutet in etwa **„das Wissen vom Leben"**.

Dabei handelt es sich in erster Linie nicht um eine Heilkunst, sondern um eine jahrhundertealte Lebensphilosophie. **Allerdings empfiehlt Ayurveda eine bestimmte Lebensweise, eine Grundhaltung dem Leben gegenüber, die heilende Kräfte hat.** Und ganz davon abgesehen hat diese Lebensweise auch ihre leckeren Seiten: Ich habe mich in Indien rettungslos in den „Chai", den indischen Tee, verliebt. Während meines Aufenthalts in Indien hat sich die nationale Küche einen ganz besonderen Platz in meinem Herzen erobert.

Wieder zurück in Belgien, begegneten wir **Lies Ameeuw**, die im Jahr 1999 ihre Ayurveda-Schule gründete. Dort werden eine Reihe von sehr interessanten Ayurveda-Workshops, -Kochkursen und Ausbildungen angeboten. Im Jahr 2003 bot sie erstmals eine zweijährige Therapeutenausbildung an.

Ich hatte das Vergnügen, Lies bei der Herausgabe ihres Ayurveda-Kochbuchs zu unterstützen. Mir oblag es, die Gerichte zur arrangieren und ins rechte Licht zu rücken und den Fotograf zu begleiten.

Meine Mitbringsel aus jener Phase sind vor allem Kräuter und Gewürze, wie z. B. Zimt, Sternanis, Kurkuma, Ingwer, Kardamom, Kreuzkümmelsamen und viele andere mehr! In diesem Buch möchte ich dir gerne meine Rezepte für wärmenden Ingwertee, himmlischen Kitchari, einen ayurvedischen Kuchen und den gehaltvollen Getreidebrei mitgeben.

Raw Food

Schließlich schlugen wir das Kapitel „Raw Food" auf. Die Begegnung mit **Hèlen Beliën**, der Gründerin des Raw-Food-Unternehmens „Unlimited Health", war eine echte Offenbarung für mich! Die Begeisterung, mit der sie von den Vorteilen einer Ernährung mit ausschließlich rohen Lebensmitteln erzählte, war ansteckend. Und so war es keineswegs ein Opfer, wochenlang jeden Sonntagmorgen um 10:00 Uhr bei ihr in Amsterdam zu einem ihrer spannenden Workshops zu erscheinen.

Frische Obst- und Gemüsesäfte, Salate, Desserts, Crackers ... **bei der Raw-Food-Methode werden Speisen nie über 45°C erhitzt, damit alle darin enthaltenen und für die Verdauung wichtigen Enzyme erhalten bleiben.** Zu starke Hitze vertragen diese Enzyme nicht. Spannend!

Raw Food und Makrobiotik sind eigentlich einander widersprechende Ernährungslehren, aber ich bin überzeugt davon, dass sie sich in positiver Weise ergänzen.

Superfoods ... der neue Hype

Ich glaube an die Wirkung der sogenannten „Superfoods". **Eigentlich kann alles, was die Natur uns bietet, zum Superfood werden:** jede Menge natürliche Rohstoffe, Beeren, Kerne und Saaten, Kräuter usw. – zu viele, um sie alle zu nennen! Und alle sind wegen ihrer ganz spezifischen Inhaltsstoffe gut für unsere Gesundheit.

Solange wir die Grundnahrungsmittel nicht aus dem Blick verlieren, sind Superfoods eine Bereicherung für jede Mahlzeit.

SICH MIT AUSGEGLICHENER LEBENSKRAFT ERNÄHREN

Aus den Begegnungen mit all diesen Menschen, aus den über hundert Büchern und aufgrund unserer eigenen Lebenserfahrung habe ich das folgende Fazit gezogen:

Die Reise durch die verschiedenen Ernährungslehren ließ mich erkennen, dass es eine Art „Duden für die Gesundheit", so wie wir ihn für unsere Sprache haben, eigentlich nicht gibt. Auch eine „Bibel über gesunde Ernährung" ist mir noch nicht über den Weg gelaufen.

Deshalb habe ich mir aus jeder Welt das Beste herausgeholt und lebe heute nach dem Motto: „Von allem ein bisschen." Meine felsenfeste Überzeugung ist, dass „zu viel" immer schädlich ist.

Durch die Art und Weise, wie ich jetzt lebe, bin ich unglaublich viel glücklicher und gesünder geworden. Deshalb möchte ich gerne mit dir unsere **goldenen Grundregeln** teilen:

- Nutze die gesamte Palette an Obst und Gemüse
- Trinke reichlich frisches Wasser aus Glasflaschen
- Bereichere deinen Speiseplan mit Kräutern und Gewürzen, Algen und ursprünglichen Getreidesorten (z. B. Quinoa und Buchweizen), Nüssen und Hülsenfrüchten
- Vermeide Weißmehl und weißen Zucker
- Verwende gesunde, unraffinierte Fette und Öle, denn Fett braucht der Körper
- Greife lieber zu gesunden Zuckerarten, wie z. B. Kokosblütenzucker
- Iss kein oder weniger Fleisch und Fisch (heutzutage ist Fisch keine gesunde Alternative mehr für Fleisch) und iss stattdessen gesunde, pflanzliche Proteine
- Wirf deine Mikrowelle und deine Antihaftpfanne auf den Müll
- Iss keine Margarine, sondern echte Butter oder Kokosöl
- Lass deiner Kreativität freien Lauf und genieße das Leben
- Iss deine Mahlzeiten in geselliger Runde
- Achte darauf, dass du dich täglich mindestens eine halbe Stunde an der frischen Luft bewegst

GESUND ESSEN, BEWEGEN UND ENTSPANNEN

Jede Menge frische Luft, tief einatmen, einen Superfood-Smoothie und ein Lächeln ... Häufig braucht der Mensch nichts mehr als das!

Das dauernde Gedudel von Handys, Fernsehern, endlos lange Aufgabenlisten – Auszeiten sind wichtig, auch kurze. Ich persönlich lade meine Batterien wieder auf, indem ich regelmäßig mit meiner Freundin Lies eine Runde durch den Wald jogge, mit meinem Mann Bart ein Stündchen Fahrrad fahre oder mich bei einer entspannenden Yogastunde mit meiner Freundin Karin wieder „erde".

YOGA UND ESSEN: WAS VERBINDET DIESE BEIDEN?

Zwei Schlüsselbegriffe: **Bewusstheit** und **Anti-Aging**. Östlichen Traditionen zufolge ist es nicht die Zahl der Kerzen auf der Geburtstagstorte, die das Alter bestimmt, sondern die Gelenkigkeit der Wirbelsäule.

Was ist die wichtigste Lehre im Yoga? Die richtige Atmung. Deine Atmung beeinflusst dein Leben. In Stresssituationen halte ich inne und konzentriere mich auf meinen Atem. Das beruhigt und entspannt.

Ist Yoga nicht dein Ding? Kein Problem. Fahre dann Fahrrad, jogge, spiele Tennis oder gehe Schwimmen – Hauptsache, du bleibst in Bewegung und zwar vorzugsweise in der Natur.

Alle diese Grundregeln sind wie das Fundament eines Hauses. Wie das Endprodukt aussehen soll, bestimmst du selbst!

Achte auf deinen Körper. Was dem Einen gut tut, funktioniert beim Anderen nicht und andersherum. Suche deinen individuellen Weg und finde heraus, was für dich das Richtige ist. Ich selbst habe mit meinen Rezepten stets die „ausgeglichene Lebenskraft" (also das „Amanprana") im Hinterkopf. Ich hoffe von Herzen, dass du Lust darauf bekommen hast, selbst die Welt der gesunden Ernährung zu erforschen. In deinem eigenen Tempo, auf deinem eigenen Weg. Hoffentlich kann ich dich mit meinen Rezepten inspirieren.

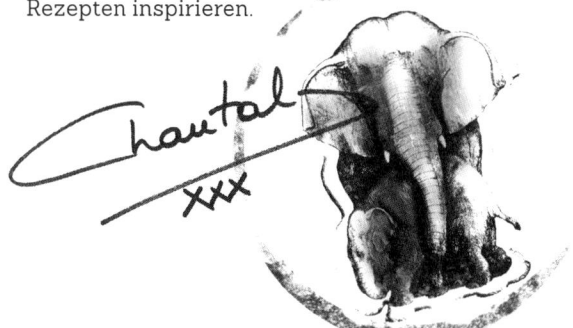

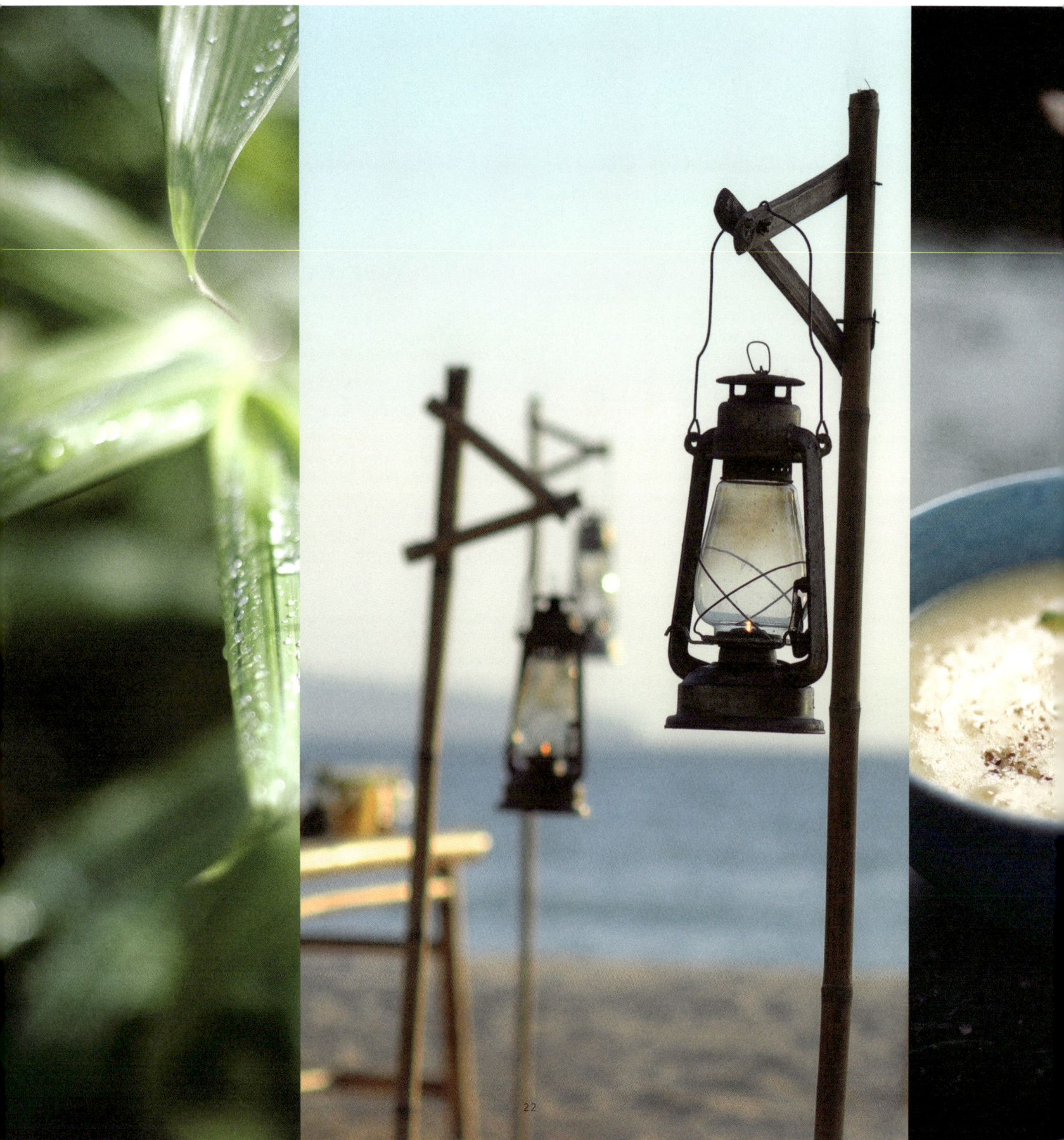

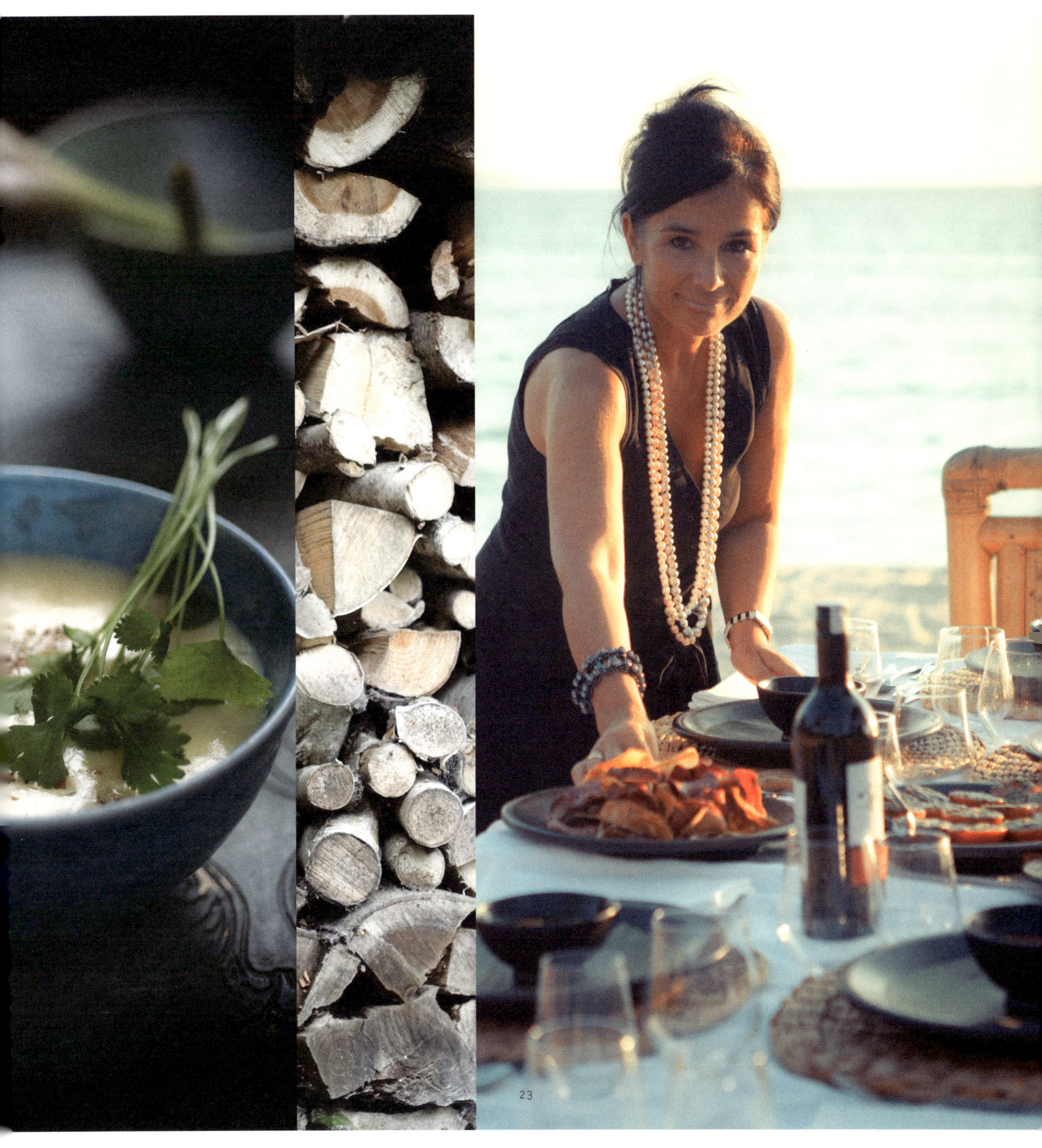

GESUNDE ERNÄHRUNG + AMANPRANA SUPERFOODS = GESUNDE SUPERERNÄHRUNG!

BESTIMME DEINEN ORAC-WERT!

O-was? ORAC!
Der ORAC-Wert (kurz für Oxygen Radical Absorbance Capacity) erfasst die Kapazität an Absorption der freien Sauerstoffradikale bestimmter Substanzen (Antioxidantien). Antioxidantien spielen eine wichtige Rolle in unserem Stoffwechsel: Sie neutralisieren schädliche Substanzen, bevor diese ihre alternde Wirkung (durch Oxidation) auf Geist und Körper ausüben können. Also sollte dein Einkaufszettel ab sofort eine gehörige Anzahl von Antioxidantien enthalten!

AMANPRANA WEIZENKEIME

Alpin Blond Light, das erste kohlenhydratarme Müsli von Amanprana mit der Kraft von Weizenkeimen. Weizenkeime tragen die Lebensessenz des Weizenkorns in sich. Aus dem Keim entsteht die neue Pflanze. Er enthält sämtliche Vitamine, Spurenelemente, Eiweiße, gesunde Omega-Fettsäuren (3, 6 und 9), Ballaststoffe und noch viele weitere Nährstoffe und Antioxidantien, wie z. B. Lecithin und Alpha-Liponsäure.

Alpin Blond Light besteht aus unbehandelten Weizenkeimen aus den Schweizer Alpen. Das in ihnen enthaltene Öl wird durch ein schonendes, kaltes Verfahren entzogen. Das Ergebnis? Verglichen mit anderen Weizenkeimen enthalten sie 30 Prozent weniger Kalorien (deshalb „Light"), sind „blonder" und schmecken weicher und süßer. Mehr Spurenelemente pro Kalorie (kcal) und super lecker. Eine echte Nährstoffbombe, ein Superfood für dein Müsli!

AMANPRANA KOKOSMEHL

Kokosfasern reinigen den Darm und sorgen so für eine verbesserte Immunabwehr und mehr Vitalität. Kokosfasern sorgen ebenfalls dafür, dass Giftstoffe und Cholesterin zugunsten unserer Gesundheit schneller aus dem Körper abgeführt werden. Kokosfasern enthalten zudem die acht essenziellen Eiweiße und gesunden mittelkettigen Triglyceride (MCT), welche die Aufnahme von Spurenelementen fördern.

Darüber hinaus ist **Kokosmehl glutenfrei**. Das bedeutet, dass du durchaus die leckeren Kekse oder Pfannkuchen essen darfst, auch wenn du eine Glutenunverträglichkeit hast oder Gluten lieber vermeidest. Was auch lecker ist: glutenfreies Gebäck aus mit Reismehl oder Buchweizenmehl vermischtem Kokosmehl. Danach leckst du dir garantiert sämtliche Finger ab!

Wusstest du schon?

- 1 Esslöffel bedeutet 10 Gramm Ballaststoffe pro Mahlzeit. Kokosfasern sind vollkommen natürlich, gesund, lecker und 100-prozentig pflanzlich: Ein Fest für deinen Teller!

Nahrung als Medizin

AMANPRANA KOTOBUKI MATCHA

Kotobuki bedeutet auf Japanisch „langes Leben". Bei Amanprana entscheiden wir uns bewusst für das allerbeste Verhältnis von Qualität, Geschmack und Nährwert.

Matcha ist ein grüner Tee aus Japan, der mit Steinmühlen aus Granit zu Pulver gemahlen wurde. Gepflückt werden die Blätter für den Matcha von der Teepflanze Camellia sinensis.

Aber was macht Matcha eigentlich so besonders? Antwort: die Herkunft und das Herstellungsverfahren dieses grünen Tees. Die Qualität des Tees hängt von den unterschiedlichen Behandlungsstadien ab, die diese grünen Teeblätter durchlaufen. Die frischen, jungen Blättchen der Camellia sinensis werden nur einmal pro Jahr geerntet, nämlich im Frühling. Einige Wochen vor der Ernte decken die japanischen Bauern die Teepflanzen zum Schutz gegen direktes Sonnenlicht ab (90-prozentiger Schutz), damit die Pflanze mehr Chlorophyll und Aminosäuren produziert, und pflücken die Blätter anschließend auch heute noch sorgfältig von Hand. Dadurch erhält der Matcha seinen hohen ORAC-Wert. Die Qualität von Matcha ist abhängig von der Intensität seiner grünen Farbe und der Milde seines Geschmacks.

Von den 30 000 Teebauern in Japan bauen lediglich dreihundert Tee für Matcha an. Um 150 g Matcha zu erhalten, benötigt man 1000 g Teeblätter.

Ich gebe meinen Smoothies regelmäßig den „Turbo" mit Superfoods: natürliche Nahrungsergänzungen mit besonders wirksamer Heilkraft.

Mehr als nur Tee

- Seine achthundertjährige Tradition macht aus Matcha ein Superfood.
- Matcha kann man nicht nur als Tee trinken, sondern beispielsweise auch in Smoothies, Café Latte, Gebäck und Kosmetik verarbeiten.
- Matcha besitzt besonders hohe ORAC-Werte: 1 Tasse Gula Java Matcha oder purer Kotobuki Matcha von Amanprana liefert wesentlich mehr Antioxidantien als eine Portion Broccoli, Goji-Beeren, pure Schokolade oder auch Algen, wie z. B. Spirulina und Chlorella. Je höher der ORAC-Wert, desto mehr Antioxidantien enthält ein Nahrungsmittel.
- Der ORAC-Wert von Amanprana Kotobuki Matcha beträgt 168.500/100 Gramm.
- Der ORAC-Wert von Gula Java Matcha beträgt 35.460/100 Gramm.

Zum Vergleich:

Kotobuki Earl Grey	204.300
Kotobuki Matcha	168.500
ORAC Botanico Kräuter spicy	118.900
Kotobuki Rotbusch	79.900
Gula Java Earl Grey	42.620
Gula Java Matcha	35.460
Gula Java Cacao	19.152
Gula Java Rooibos	17.740
Okinawa Happy Perilla Special	17.740
Walnüsse	13.541
Heidelbeeren	4.669
Goji-Beeren	3.290
Äpfel	2.670
Gula Java Kokosblütenzucker	2.200
Spinat	1.770
Broccoli	1.510
Alfalfa-Samen	930
Tomaten	400
Blumenkohl	385
Kartoffeln	300

Tipp!

Diese Variante des Earl Grey enthält mehr Antioxidantien als Matcha-Tee.

AMANPRANA KOTOBUKI EARL GREY

Earl Grey ist eine Mischung aus Darjeeling aus Indien, gemahlenem Assam aus Indien und Bergamotte aus Sizilien. Bei Amanprana enthält die gemahlene Variante der jungen Blätter haufenweise Antioxidantien (ORAC-Werte: 204.300 für Earl Grey gegenüber 168.500 für Matcha). Traditionell wird Tee aufgebrüht, indem man die Blätter in heißem Wasser ziehen lässt und dieses anschließend trinkt. Beim Kotobuki Earl Grey trinkt man auch das vollständige, zu Pulver gemahlene Blatt, dadurch geht nichts von seiner Wirkkraft verloren.

Das Aroma und der Geschmack von Earl Grey entführen mich noch heute an weit entfernte Orte. Ganz klar, dass diese klassische Teesorte einer meiner Favoriten ist und bleibt!

AMANPRANA KOTOBUKI ROOIBOS

Ein einzigartiges Geschenk aus Südafrika. Der Gebirgszug Zederberge in Clanwilliam ist ein ursprüngliches, wunderbares Stück Wildnis und die Heimat des tausendfach verwendbaren Rotbuschstrauchs. Wenn eine Pflanze in einer solchen Umgebung gedeihen kann, muss sie etwas ganz Besonderes sein.
Die Wirkstoffe der Rotbuschpflanze sitzen in den nadelartigen Blättchen des Strauchs. Bei Amanprana achten wir darauf, dass der Nadelextrakt möglichst hoch konzentriert ist. Rotbuschtee kann in Rezepten auch vielfach die angegebene Wasser- oder Milchmenge ersetzen. Er enthält kein Koffein, dafür großen Mengen Antioxidantien.

Jeden Abend vor dem Schlafengehen trinke ich eine Tasse Rotbuschtee und schlafe danach wie ein Baby!

AMANPRANA GULA JAVA KOKOSBLÜTENZUCKER

„Gula" bedeutet „Zucker" und Java ist das Herkunftsland, „Gula Java" ist also der indonesische Name für Kokosblütenzucker.

Der Saft bzw. Nektar der Kokosblüten wird durch sogenannte „Zapfer" hoch oben in den Bäumen aufgefangen.
Direkt nach der Ernte wird der Nektar in einem großen Kessel über einem Holzfeuer unter langsamem Rühren zu einem köstlichen, unraffinierten, nährstoffreichen Zucker verkocht.
Gula Lava ist eine gesunde Alternative zu raffiniertem, weißem Zucker, ersetzt aber auch prima Rohrzucker, Rübenzucker und künstliche Süßungsmittel.

Gula Java ist Süße ohne Schuldgefühl und gibt langfristig Energie, ohne den typischen Leistungsabfall nach normalem Zucker oder extremen Schwankungen des Blutzuckerspiegels. Je niedriger der glykämische Index, desto stabiler der Blutzuckerspiegel. Gula Java enthält haufenweise Spurenelemente, die keinen Raubbau am Körper treiben.

Amanprana Gula Java Fin: der erste unraffinierte Kokosblütenpuderzucker der Welt.

Amanprana Gula Java Brut: feiner, mineralreicher Kokosblütenkandis.

Amanprana Gula Java Blocs: grobér Kokosblütenkandis für Kaffee oder andere Heißgetränke oder als gesunde Süßigkeit zwischendurch für nachhaltige Energie!

AMANPRANA GULA JAVA SAFRAN

Ah, Safran ... **Das Superfood unter den Superfoods!** Geerntet wird diese goldgelbe Köstlichkeit von der Krokuspflanze Crocus sativus, denn es handelt sich dabei um die Stempel (die weiblichen Staubfäden) der Blüte. Durch die Jahrhunderte fand Safran vielfältige Anwendung. In Persien verwendete man die Fäden als Aphrodisiakum und mischte sie unter diverse Speisen, um den Geist zu erweitern und Melancholie und Schwermut zu vertreiben. Die Perser schätzten auch die betäubenden Eigenschaften von Safran (hierzu besonders lesenswert: „Secrets of Saffron, the vagabond life of the world's most seductive spice" von Pat Willard, S. 41 und 105). Auch bei schwerer Diarrhoe (Dysenterie) und Mandelentzündungen griff man zu Safran. Und Kleopatra badete in Milch und – Safran!

Safran ist in unterschiedlichen Qualitäten erhältlich. Auch in diesem Fall geben wir uns nur mit der besten zufrieden.
Safranmilch ist ein beruhigendes und leckeres Getränk. Eine ideale Einschlafhilfe! Safran bessert übrigens auch die Stimmung auf und enthält eine unglaubliche Menge an Antioxidantien.

Tipp!

Wenn man die Fäden im Mörser stampft, löst sich Safran besser in Wasser auf.

AMANPRANA GULA JAVA CACAO

Die unterschiedlichen Nährstoffe in diesem Gula Java Cacao befinden sich in einem optimal ausgewogenen Verhältnis, was ihn zu einem perfekten Getränk bei sportlichen Leistungen macht: Er liefert nämlich sowohl viele Kohlenhydrate als auch wenig (aber ausreichend viel!) Eiweiß.

An der Universität von Virginia (Harrisonburg) haben Wissenschaftler Folgendes herausgefunden: Wenn man einem kohlenhydratreichen Sportgetränk Eiweiß hinzufügt, erhöht das die maximal abrufbare Leistung um nicht weniger als 29 Prozent. Bei schweren Kraftanstrengungen kann dieser Wert sogar auf 40 Prozent ansteigen!

Der Gula Java Cacao enthält schwach entölten Kakao und Kokosblütenzucker mit vielen Spurenelementen (Elektrolyten) sowie einer Extrazugabe von Zimt und Vanille. Er ist kohlenhydratreich und enthält Eiweiß in ausreichender Menge, das schnell vom Stoffwechsel aufgenommen wird. Gula Java Cacao verfügt zudem über einen niedrigen GI (glykämischer Index) von nur 30, wodurch er seine Energie über einen längeren Zeitraum abgibt, sowie viele Antioxidantien (ORAC-Wert: 19.152/100 Gramm), um Sportler während und nach ihrer Kraftanstrengung besser gegen den sogenannten oxidativen Stress zu schützen.

Tipp!

Ideales Sportgetränk für Ausdauersportler! Ein gesundes Getränk für deine Kinder, daheim oder unterwegs!

Das einzig Wahre!
100% natives Öl

AMANPRANA NACHHALTIGES ROTE PALMÖL

Rotes Palmöl verleiht afrikanischen, asiatischen und mittelamerikanischen Gerichten ihren typischen Geschmack. Und obwohl allein dieser leckere Geschmack für viele Liebhaber ein ausreichender Grund ist, sich einen Vorrat zuzulegen, empfehle ich die Verwendung von rotem Palmöl in erster Linie aus gesundheitlichen Gründen. Das rote Palmöl in „Extra Vergine"-Qualität enthält zehnmal mehr Carotin als Möhren und dreißigmal mehr Lycopin-Carotinoide als Tomaten. (Übrigens auch ein toller Weg, wie du von innen heraus eine gesunde Haut aufbauen kannst!)

Darüber hinaus ist es reich an Vitamin E (acht Typen, sowohl Tocopherole als auch Tocotrienole). Rotes Palmöl ist nicht zuletzt die ergiebigste Quelle für Tocotrienole, eine spezielle Vitamin-E-Variante, die den Alterungsprozess der Augen und der Haut durch Sonneneinwirkung dreißigmal besser auffängt als andere Vitamin-E-Varianten. Vitamin E und Carotin sind natürliche Antioxidantien, die Körper, Geist und Haut gegen vorzeitige Alterung schützen. Weißes Palmöl hingegen ist ungesund, weil alle gesundheitlich vorteilhaften Inhaltsstoffe, also die Carotinoide und die diversen Vitamin-E-Varianten, durch Raffinieren entfernt wurden.

Das Carotin ist es, das dem Palmöl in flüssigem Zustand seine rote und in festem Zustand seine orangene Farbe verleiht. Mit dem roten Palmöl von Amanprana erhältst du 100 Prozent reines, natives rotes Palmöl. Und weiter? Nichts weiter! Pure Natur!

Dieses Öl sollte man lieber nicht für wiederholtes Frittieren verwenden, für einmaliges Frittieren aber durchaus.

Ich verwende dieses hochwertige rote Palmöl nicht nur zum Braten, sondern auch in meinen Hautkosmetikprodukten als zusätzlichen Schutzfaktor.

AMANPRANA NATIVES KOKOSÖL

Kokosöl ist unter den Naturprodukten mein absoluter Liebling! Wegen seines köstlich süßen Duftes eignet es sich ideal zum Kochen, Braten, Frittieren, Bestreichen u. v. a. m.
Auf Brot schmeckt man den Kokosgeschmack heraus, nicht aber beim Kochen. Im Gegenteil: Die Gerichte werden lediglich um eine weiche, subtile Note bereichert.

Kokosöl enthält gesättigte Fettsäuren und hatte deshalb jahrelang einen schlechten Ruf. Aber mittlerweile ist es eine gesicherte Erkenntnis, dass Kokosöl vorwiegend die mittelkettigen Triglyceride (MCT) enthält, die gerade besonders gesund sind. Diese mittelkettigen Fettsäuren werden von unserem Körper nicht in Fett umgewandelt (das spezielle Problem langkettiger Fettsäuren), stattdessen wird die in ihnen gespeicherte Energie sofort umgewandelt. Kokosöl lässt den inneren Thermostat ansteigen, wodurch der Stoffwechsel angekurbelt wird. Es handelt sich um ein sehr leicht verdauliches Fett, das die Leber nicht belastet.

Kokosöl in Bioqualität enthält sehr wenige mehrfach ungesättigten Fettsäuren (MUF), weshalb sich dieses Öl beim Erhitzen als am stabilsten erweist (im Gegensatz zu Sonnenblumen-, Soja- und Erdnussöl, die nicht erhitzt werden dürfen).

Amanprana setzt auf die beste Qualität und bietet 100 Prozent reines, natives Kokosöl an, was absolut nicht mit einem geruchlosen, gebleichten und raffinierten Kokosöl zu vergleichen ist.

Kokosöl von Amanprana wird aus frischen Kokosnüssen hergestellt, deshalb erhält es von uns auch die „48-Stunden-Frischer-als-Frisch-Garantie".

Wir sind sehr stolz darauf, dass wir die Ersten waren, die in Europa Kokosol in Bio-, Fair-Trade-

Nahrung als Medizin

und 100-prozentig nativer Qualität auf den Markt gebracht haben. Amanprana Kokosöl ist zudem sehr ergiebig und lange haltbar (zwei bis drei Jahre bei Zimmertemperatur), weil wir es durch Trockenpressung gewinnen.

Zu viel Feuchtigkeit lässt Kokosöl verseifen und ranzig werden. Mit Amanprana-Kokosöl kann das nicht passieren.

COCOS+OLIVE+RED PALM DIE GESUNDE, NATÜRLICHE MARGARINE!

Was ist dreimal gesünder als natives Kokosöl? Als Amanprana 2005 das erste 100-prozentig reine, native Kokosöl auf dem europäischen Markt einführte, wusste man noch wenig über die gesundheitlichen Vorteile von hochwertigem Kokosöl, die heute allgemein bekannt und akzeptiert sind. Aber Amanprana ging noch weiter. Zehn Jahre später steht fest, dass die native Ölmischung Cocos+Olive+Red Palm von Amanprana dreimal gesünder für die Pfanne und aufs Brot ist als andere Fette.

Zusammensetzung	Kokosöl	Cocos+Olive+Red Palm
Vorteile Kokosöl	JA	JA: natives Kokosöl
Reich an gesunden Omega-9-Fettsäuren	NEIN	JA: Olivenöl Extra Vergine
Reich an Chlorophyll	NEIN	JA: Olivenöl Extra Vergine
Reich an Polyphenolen	NEIN	JA: Olivenöl Extra Vergine
Reich an Vitamin E	NEIN	JA: nachhaltiges rote Palmöl
Reich an Carotin	NEIN	JA: nachhaltiges rote Palmöl
Aus dem Kühlschrank streichfähig	NEIN	JA: Cocos+Olive+Red Palm

Mit Cocos+Olive+Red Palm erhältst du das Beste aus drei Welten: kaltgepresstes Kokosöl aus Sri Lanka, Olivenöl Extra Vergine aus Spanien und unraffiniertes, nachhaltiges rotes Palmöl aus Kolumbien.

Auch frisch aus dem Kühlschrank lässt sich Cocos+Olive+Red Palm sofort aufs Brot streichen. Vergiss Margarine (auch Bio-), dabei handelt es sich um kein natürliches Produkt, denn Margarine besteht aus raffinierten Ölen und Fetten.

Ursprünglich stellte man Margarine für die Anwendung in der Tiermast her. Ihre Entstehung geht auf das Jahr 1869 zurück, ihr Entstehungsort war ein Labor. Margarine ist also nichts, was man in der Natur findet. Ich nenne sie „Plastikbutter".

ORAC BOTANICO-MIX

Dies ist meine Bio-Kräutermischung für die praktische Anwendung und enthält u. a. Khoisan Fleur de sel, Algen und Sumakbeere. Zudem steckt sie voller natürlicher Antioxidantien, dazu achtzig Spurenelemente und tausend Mikronährstoffe. Darüber hinaus hat diese Kräutermischung eine überaus entsäuernde und reinigende Wirkung, die den Körper gesund hält und strahlen lässt!

Dieser Supermix aus neun Kräutern mit dem höchsten Gehalt an Antioxidantien, vier mineralreichen Meeresalgen, dem lebenskräftigen Meersalz Khoisan Fleur de sel und der kräftigen Sumakbeere, bietet dir eine Geschmacksexplosion mit weniger Salz.

Mit dem ORAC Botanico-Mix kannst du sämtlichen Gerichten im Handumdrehen viel mehr Geschmack, Duft und Gesundheit verleihen als mit der herkömmlichen Pfeffer-Salz-Mischung. Ob mild oder scharf (Chili), vermahlen oder im Mörser zerkleinert, verwende den Mix reichlich in Suppen, Saucen, Vinaigretten, frischen Säften, Smoothies, Obstsalaten und Desserts oder als Bouillon oder im Fond.

AMANPRANA
OKINAWA OMEGA 3/6/9

Okinawa ist eine Insel vor der japanischen Südküste. Dort leben die meisten aktiven und glücklichen 100-Jährigen der Welt.

Eine über 25 Jahre laufende wissenschaftliche Studie (das Okinawa-Programm) hat gezeigt, dass auch dank ihrer gesunden Ernährung und eines ausreichend hohen Anteils an Omega-Fettsäuren 3, 6 und 9 diese Hochbetagten jung, aktiv und geistig voll auf der Höhe geblieben sind. Für Amanprana Grund genug, die Okinawa-Lehren aufzugreifen und eine Omega-3/6/9-Ölmischung von sehr hoher Qualität zu komponieren, die mit Sorgfalt gepresst wurde. Dadurch enthält Okinawa Omega wenig Peroxidation.
Darüber hinaus ist dieses Amanprana-Öl von Natur aus reich an Carotinoiden und Vitamin E. Diese Antioxidantien schützen das Öl gegen die schädlichen Einflüsse von Sonnenlicht, Sauerstoff und Hitze. Sowohl in der Flasche als auch in unserem Körper. Amanprana kombiniert als einziges Unternehmen der Welt acht Vitamin-E-Varianten und Carotinoide mit essenziellen Fettsäuren (Alpha-Linolensäure (ALA) und Linolsäure (LA)).

Okinawa Omega ist kein Nahrungsergänzungsmittel, sondern ein intelligentes Nahrungsmittel. Omega-Fettsäuren benötigt unser Körper um die Akkus in jeder einzelnen Zelle aufzuladen, sie sorgen für die gute Weiterleitung elektrischer Signale. Damit deine Zellwände elastisch und durchlässig werden, sodass sie Nährstoffe besser aufnehmen können. Verfügt der Körper über zu wenig Omega-3/6-Fettsäuren, ermüden wir geistig und körperlich schneller.

Mit 1 Teelöffel dieses Öls nimmt man viel Alpha-Linolensäure und ausreichend Linolsäure auf.

Dieses Öl darfst du nicht erhitzen!

Immer kühl und dunkel aufbewahren, denn Omega-Fettsäuren sind sehr lichtempfindlich und können sehr schnell ranzig werden und oxidieren!

Happy Delight: Unsere erste Ölmischung für unsere älteste Tochter: Eine Mischung aus Omega-3/6/9-Fettsäuren mit einem Öl aus der Schale von biodynamisch erzeugten Limonen, Zitronen und Orangen. Für eine geschmeidige Haut. Sein frischer Geschmack ist ideal für Kinder.

Happy Perilla Special: Unser Flaggschiff unter den Omega-Ölen. Eine Mischung aus Hanf-, Nigella-, Nachtkerzen-, Kürbiskern und Perillaöl. Warum verwenden wir Perillaöl? Dieses Öl enthält etwas mehr Alpha-Linolensäure als Linolsäure, hat einen milderen Geschmack und kommt schon seit Jahrhunderten in der traditionellen chinesischen, ayurvedischen und japanischen Heilkunst zur Anwendung.

Eicosan Perilla: Warum verwenden wir hier zusätzlich chinesische, ayurvedische (indische) und mediterrane Kräuter? Weil wir einen holistischen Ansatz vertreten und auf diesem Wege die günstige Wirkung von LA- und ALA-Fettsäuren unterstützen wollen.

Balance Delight: Warum verwenden wir Hanföl in Balance Delight? Weil Hanföl über ein einzigartiges Verhältnis von Fettsäuren verfügt. In Hanföl steckt zudem ein hoher Anteil (fast 90 Prozent) an ungesättigten Fettsäuren.

„Gesundheit hat ihren Preis …", und das gilt nicht nur für unsere Ernährung.

Dies sind meine Amanprana-Superfoods, die ich täglich verwende. Für mich zählen frisches Obst und Gemüse in große Mengen, Nüsse, Kerne und Saaten sowie Öle auch zu den Superfoods. Denke beispielsweise nur an schwarze Johannisbeeren, Ingwer, Knoblauch, Broccoli, Thymian, Sumakbeeren, Propolis, Inkabeere, Chiasamen, Hanfsamen, Walnussöl und Olivenöl. Eine unendliche Liste aus dem Reich der Pflanzen, ein wunderbares Geschenk von Mutter Natur!

Chantal
xxx

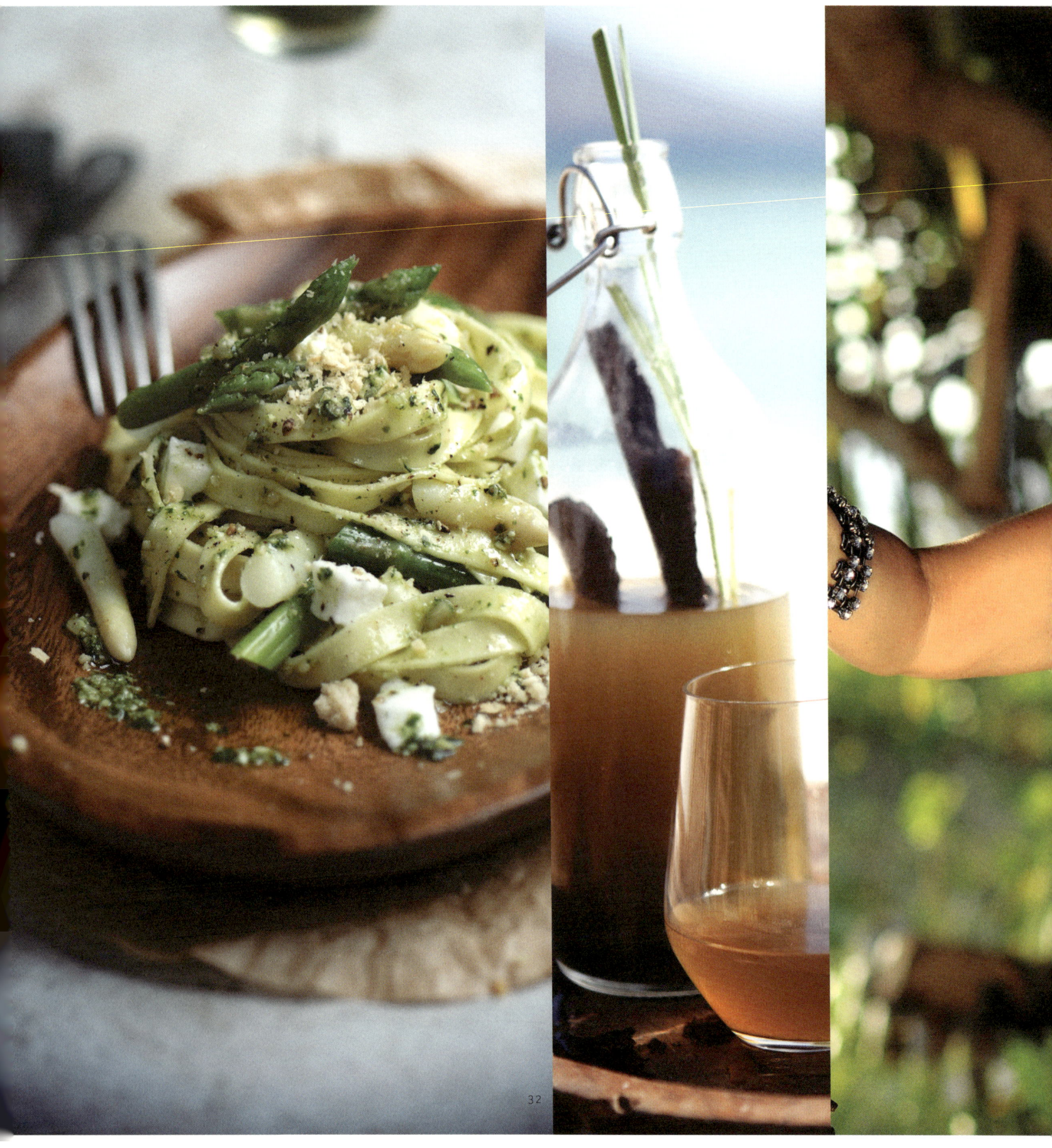

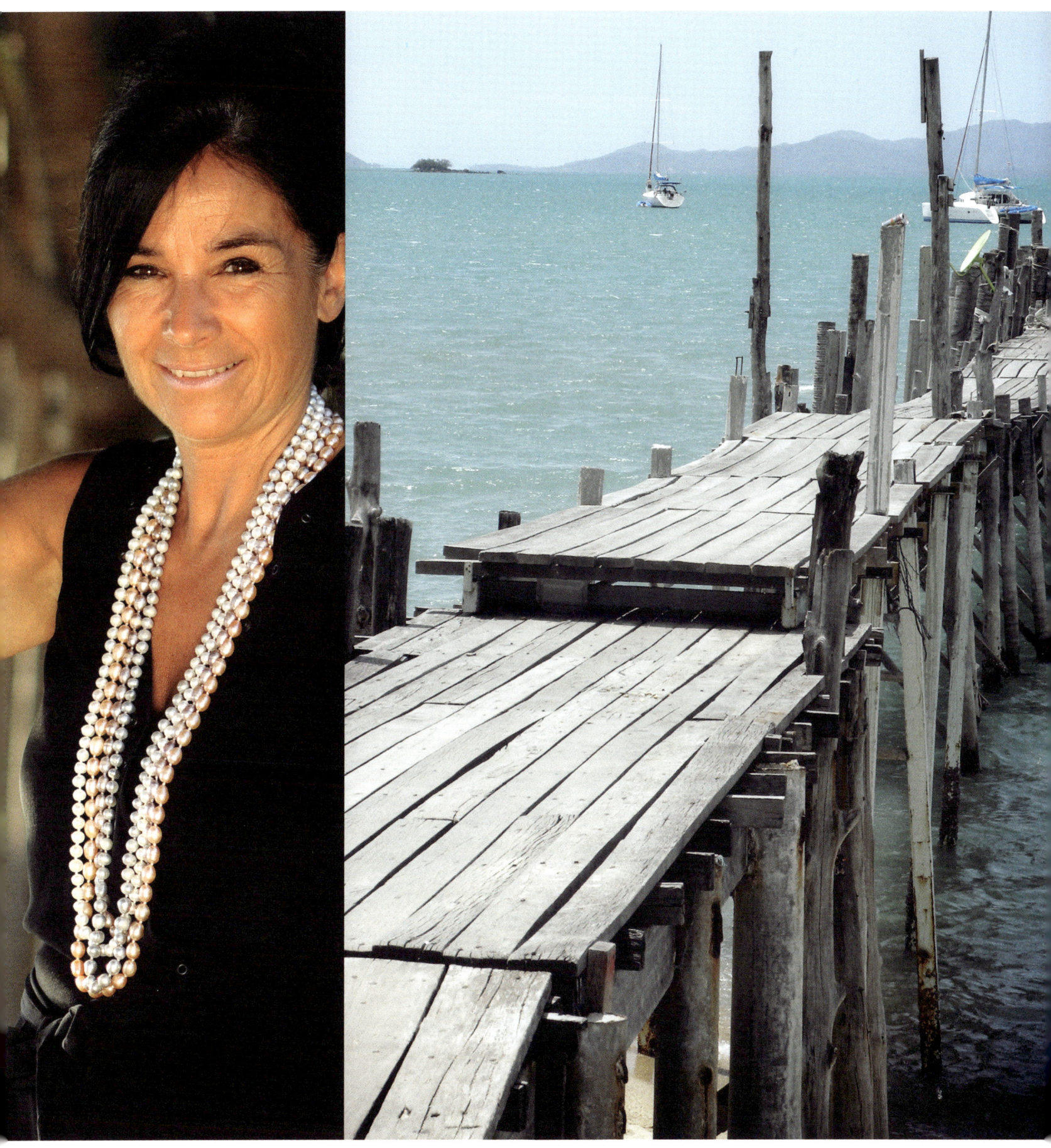

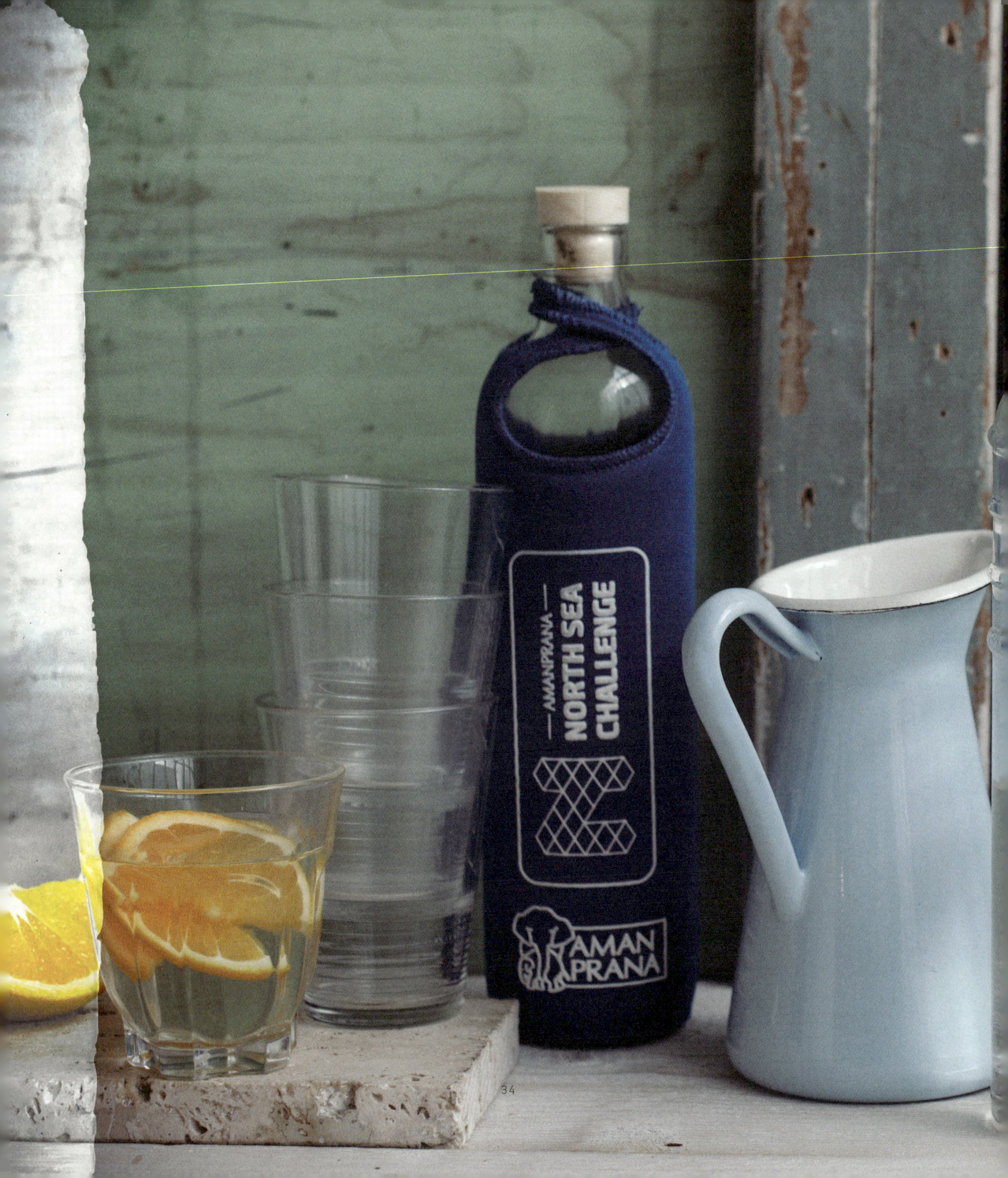

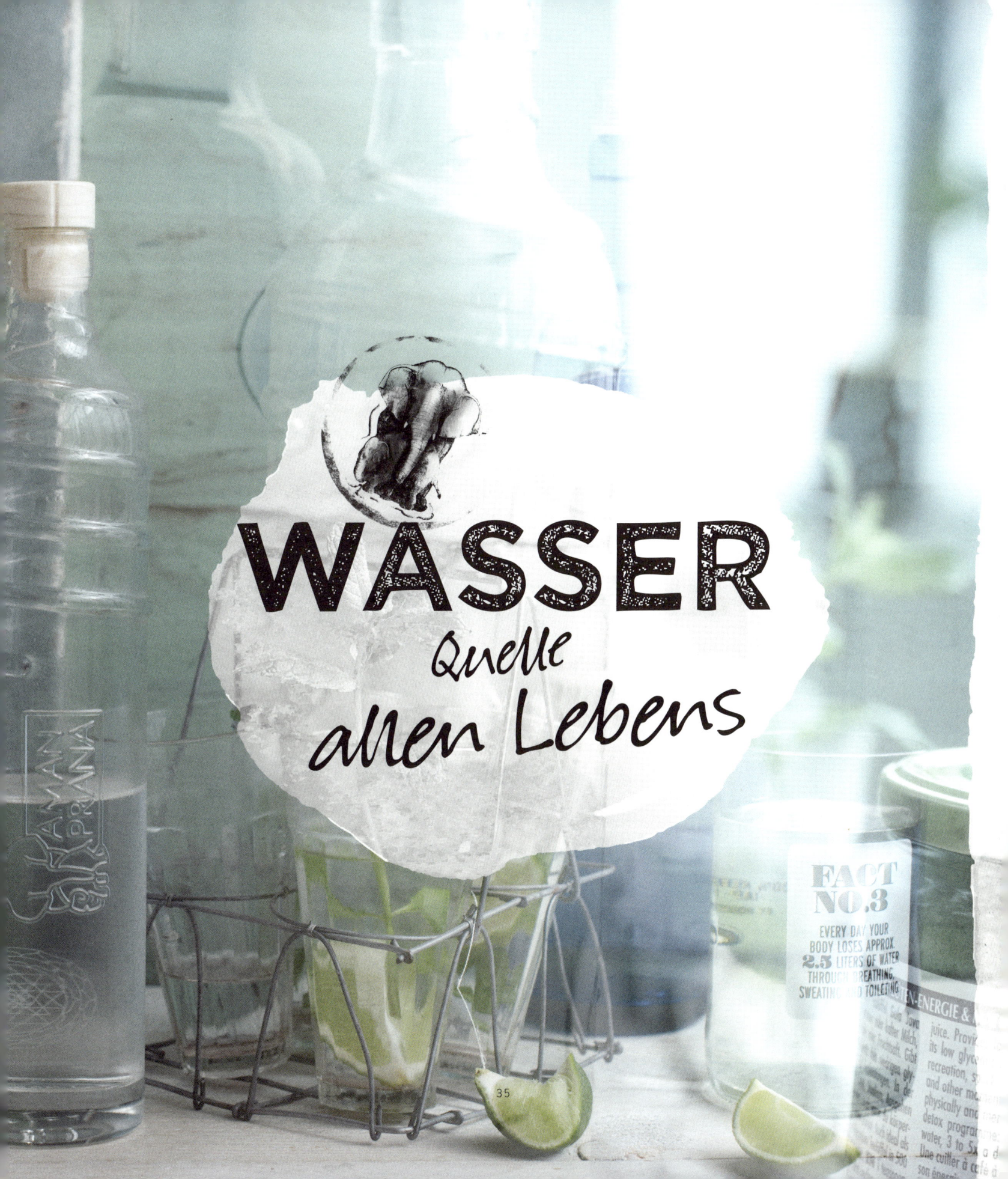

DAS LEBEN AUF UNSERER ERDE

entwickelte sich im Meer. Als ungeborenes Kind im Mutterleib werden wir durch Fruchtwasser geschützt und den Rest unseres Lebens besteht unser Körper zu mindestens 70 Prozent aus Wasser. Kein Wunder, dass es in unserem Leben ein unverzichtbares Element ist: Wasser ist die günstigste Arznei für unsere Gesundheit!

> "ALLES IST AUS DEM WASSER ENTSPRUNGEN!
> ALLES WIRD DURCH DAS WASSER ERHALTEN!"
>
> J.W. von Goethe – Wissenschaftler, Dichter und Philosoph

ERFRISCHEN MIT KOHLENSÄURE

Limonade enthält jede Menge ungesunden raffinierten Zucker, Light-Getränke haufenweise chemische Austauschstoffe. Das nachstehende Erfrischungsgetränk ist pure Vitalität für Körper und Geist. Etwas mehr Süße verleiht Gula Java Kokosblütenzucker, Honig oder Ahornsirup: natürliche Zucker, die keinen Raubbau am Körper betreiben.

Für 4 Personen
1 Orange
1 Limette
1 Grapefruit
1 Apfel
1 Bündel frische Pfefferminze
1 Flasche Wasser, gekühlt

Die Früchte schälen und in kleine Stücke schneiden. Bio-Obst muss nicht unbedingt geschält werden. Gläser oder eine Kanne zur Hälfte mit Obststücken und Pfefferminze füllen. Gut vermengen und dabei die Mischung mit einem Löffel oder Rührstab zerdrücken.
Mit Wasser auffüllen.

Variationen

1. Erdbeeren oder Heidelbeeren (saisonbedingt)
2. Spritzer Orangenblütenwasser oder Rosenwasser
3. Gurkenstreifen
4. Pineo Mineralwasser verwenden

Tipp!

Pineo Mineralwasser kommt aus den Pyrenäen und hat einen köstlichen, weichen Geschmack. Es ist unbehandelt (weder thermisch, noch chemisch) und stammt aus einer selbstentspringenden Quelle hoch in den Bergen in einem Naturschutzgebiet. Das bedeutet: Es wird nicht hochgepumpt und ist deshalb besonders sauber. Pineo Mineralwasser ist in verschiedenen Sorten erhältlich. Eine Sorte wird beispielsweise nur bei zunehmendem Mond in Flaschen abgefüllt, eine andere Sorte nur bei Vollmond. Pineo ist lebendiges Mineralwasser mit wenig Natrium (1,5mg/l), Chlor (1,4mg/l) und Nitraten (1,6 mg/l). Dafür ist es reich an Hydrogencarbonaten, die gut für die Verdauung sind. Dieses Wasser wird nur in Glasflaschen abgefüllt. Denn wusstest du, dass Wasser die negativen Schwingungen von Plastik aufnimmt?

Wasser, Quelle allen Lebens

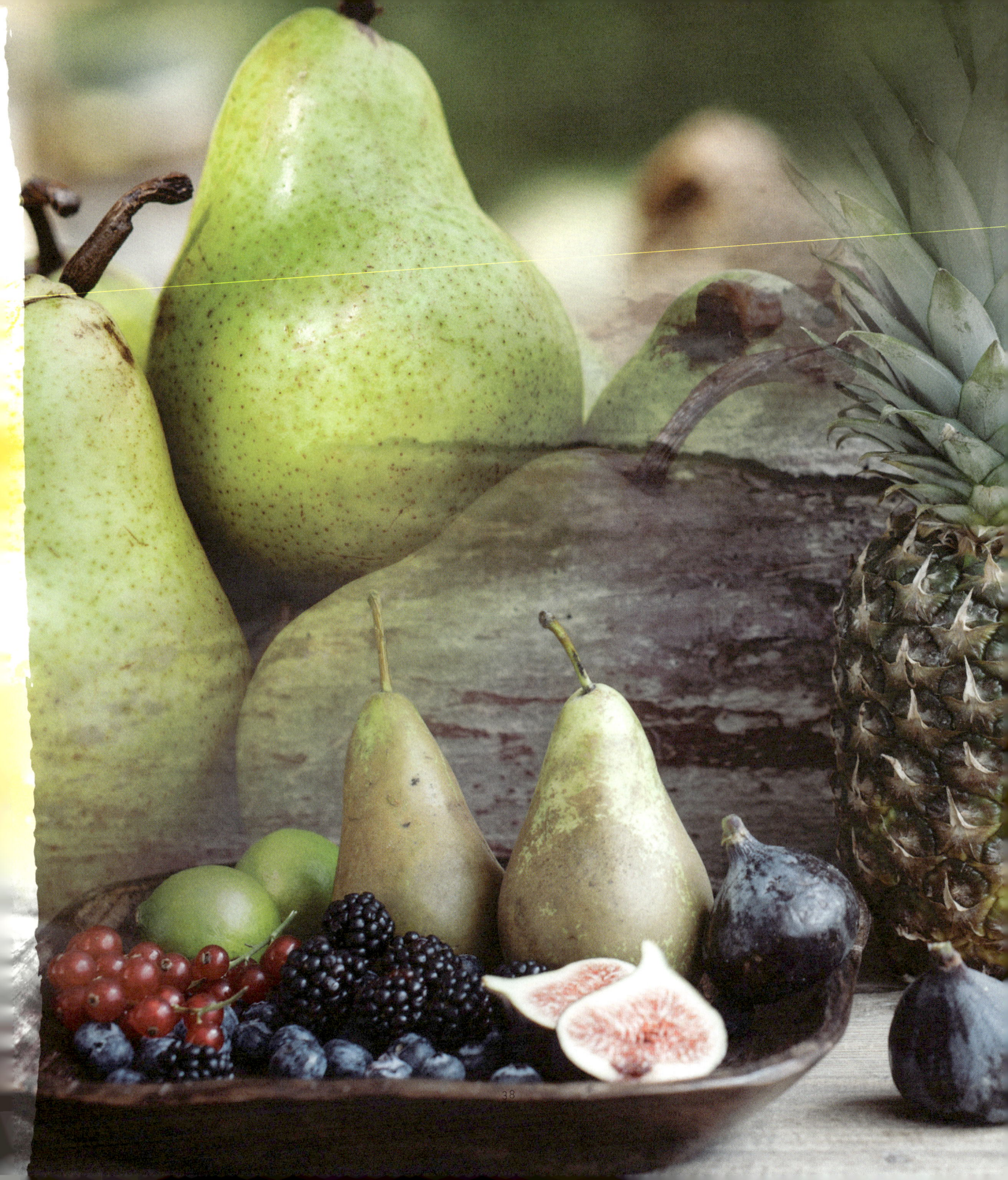

BEGINNE DEINEN TAG MIT OBST

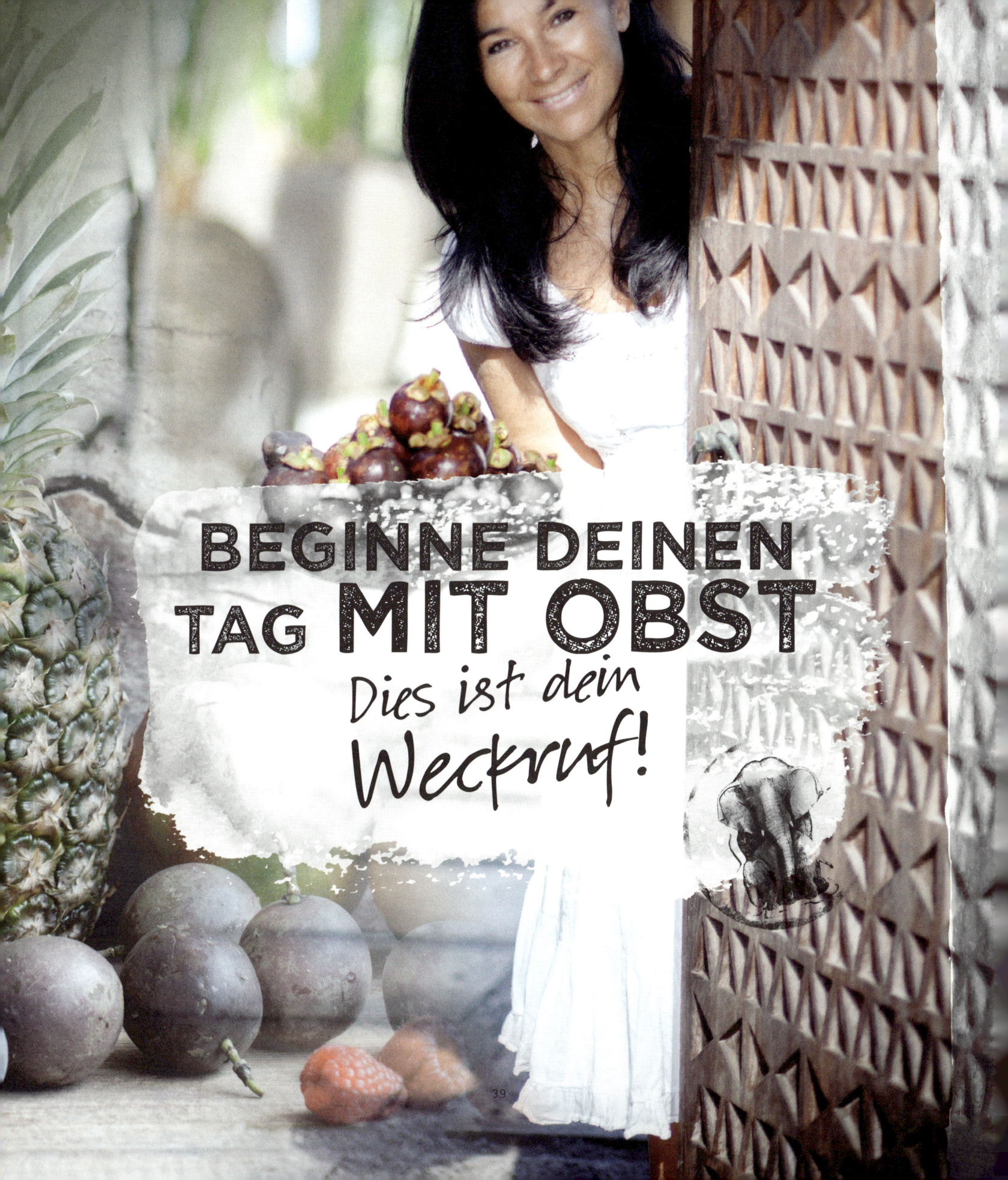

Dies ist dein Weckruf!

DEN TAG MIT FRISCHEM OBST BEGINNEN

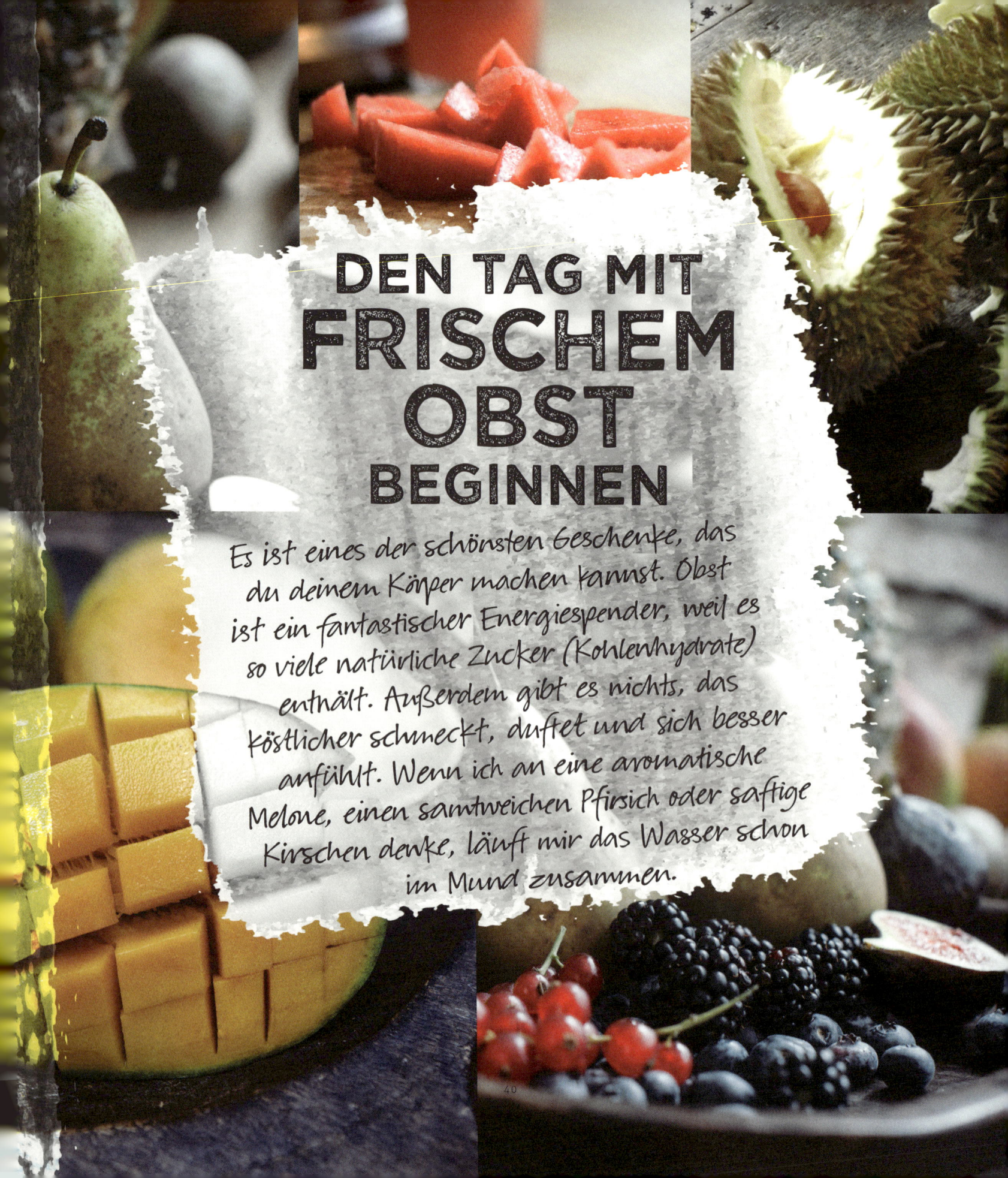

Es ist eines der schönsten Geschenke, das du deinem Körper machen kannst. Obst ist ein fantastischer Energiespender, weil es so viele natürliche Zucker (Kohlenhydrate) enthält. Außerdem gibt es nichts, das köstlicher schmeckt, duftet und sich besser anfühlt. Wenn ich an eine aromatische Melone, einen samtweichen Pfirsich oder saftige Kirschen denke, läuft mir das Wasser schon im Mund zusammen.

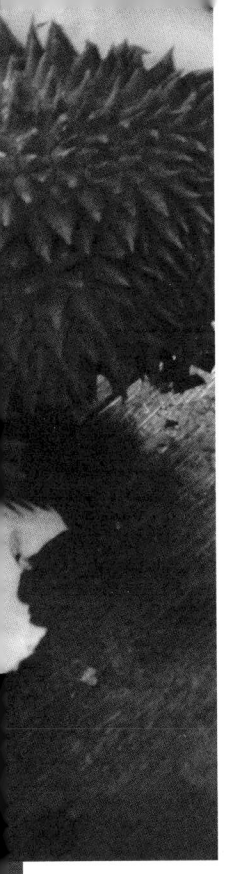

BEFRUCHTE DEINEN TAG!

Nur reifes Obst nehmen. Das ist besser verdaulich, weil es mehr Fruchtzucker enthält. Je einfacher die Kombinationen, desto besser verdaulich sind sie. Nur bei einer gut funktionierenden Verdauung können die Nährstoffe optimal aufgenommen werden. Dein Magen und Darm verdienen also liebevolle Aufmerksamkeit. Seitdem ich kein Fleisch und keinen Fisch mehr esse und ich mich überwiegend pflanzlich ernähre, geht es meiner Verdauung besser. (Ein weiterer Grund, sich vegetarisch zu ernähren!)

Obst leistet einen direkten Beitrag **für mehr Energie und eine bessere Abwehr.** Es ist randvoll mit der Kraft der Sonne, Antioxidantien, Enzymen, Mikronährstoffen und Bioflavonoiden. Das fördert die Ausscheidung von Stoffwechselprodukten wie Schlacken und reinigt den Körper.

Obst hat eine kühlende Wirkung, was im Sommer eine feine Sache ist. Allerdings kann es im Winter eher unerwünscht sein. Erhitze dann Äpfel beispielsweise mit etwas Zimt im Backofen oder dünste Bananen mit Kokosraspeln. Auch wärmt eine Tasse Ingwertee warmt, nach dem Genuss von Obst. Ebenfalls unmittelbar wärmend wirkt eine über das Obst gestreute Prise Cayennepfeffer. Und wenn das für dich funktioniert, warum nicht? Ich kannte mal jemanden, der sich im Winter sogar Cayennepfeffer in die Strümpfe streute, um seine Zehen warm zu halten!

OBST?! VERTRAGE ICH NICHT ...

Durchaus möglich! Häufig liegt der Fehler darin, dass Obst zu einem falschen Zeitpunkt gegessen wird, was Gärung und Völlegefühl zur Folge hat. Im Grunde lässt sich Obst ziemlich schnell verdauen, allerdings darf es nicht mit anderen Lebensmitteln kombiniert werden. Warte also nach einer Obstmahlzeit eine (halbe) Stunde – was folglich bedeutet, dass du auf ein Fruchtdessert nach dem Abendessen verzichten musst! Auch wenn du bisher nur sehr selten Obst gegessen hast und das jetzt in verstärktem Maße tust, muss sich dein Verdauungssystem erst langsam anpassen. Gib dir etwas Zeit dafür. Es lohnt sich, die Regeln, nach denen unser Verdauungssystem funktioniert, zu respektieren. Dann wirst auch du bald die Früchte ernten!

Möchtest du gerne mehr wissen über Obst- und Gemüsekombinationen, dann kann ich dir die Bücher von Patrick Geryl sehr ans Herz legen.

Welches Geheimnis steckt hinter einer schlanken Figur und unbändiger Energie?
Smoothies und Säfte!

Dies ist dein Weckruf!

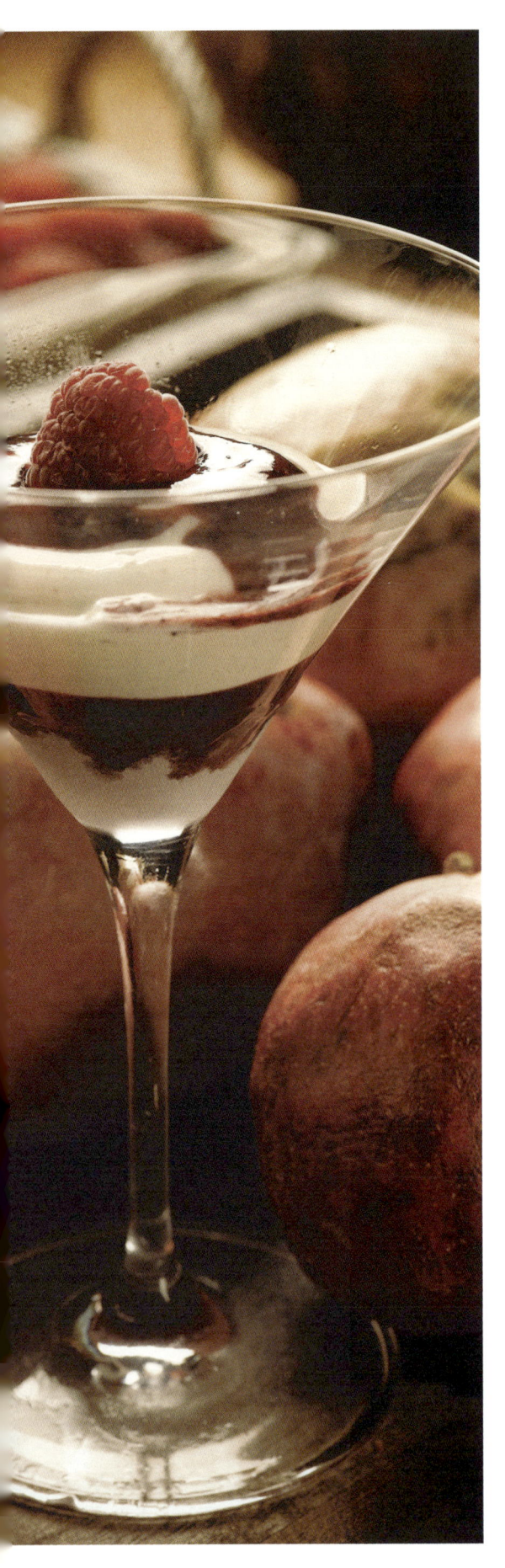

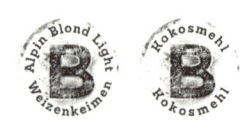

GRANATAPFEL-SPASS

Schneide den Granatapfel in 4 Stücke und löse die Kerne vorsichtig aus dem Fruchtfleisch. Reibe die Kerne durch ein Sieb und fange den Saft in einer Schüssel auf. Schäle die reifen Mangos, löse den Kern aus und schneide das Fruchtfleisch in Stücke. Püriere es mit dem Stabmixer oder im Standmixer. Gieße den Granatapfelsaft zum Mangopüree. Gib die schwarzen Johannisbeeren (oder die Kirschen) hinzu und püriere auch diese.

Stelle die Mischung eine halbe Stunde in den Gefrierschrank. Verrühre das Kokosmehl mit dem Joghurt. Gebe einen Löffel des Fruchtpürees in jedes Glas und verteile darauf den Kokosjoghurt. Runde das Ganze mit Weizenkeimen und Himbeeren ab.

Für 4 Personen
1 Granatapfel
2 große reife Mangos
200 g schwarze Johannisbeeren (oder Kirschen)
2 EL Kokosmehl
Bio-Joghurt mit Lebendkulturen und rechtsdrehender Milchsäure
1 TL Rohe Weizenkeime (oder Alpin Blond)
4 Himbeeren

Wusstest du schon?

Dass Weizenkeime viel Vitamin B enthalten?
Dass Granatäpfel eine Quelle für Kalium und Vitamin C sind und drei bis viermal mehr Polyphenole (entzündungshemmend, blutdrucksenkend und krebsabwehrend) enthalten als Rotwein, Traubensaft und grüner Tee?
Zu viel Granatapfel Speisen erdig schmecken lässt?

INGWER-TEMPERAMENT

Super einfach und herrlich erfrischend: die beste Kombi an einem heißen Sommertag.

Alle Zutaten pürieren.
Fertig!

Für 4 Gläser
25 g frische Ingwerwurzel, sehr fein
¼ große Wassermelone, kühlschrankkalt

Nahrung als Medizin

43

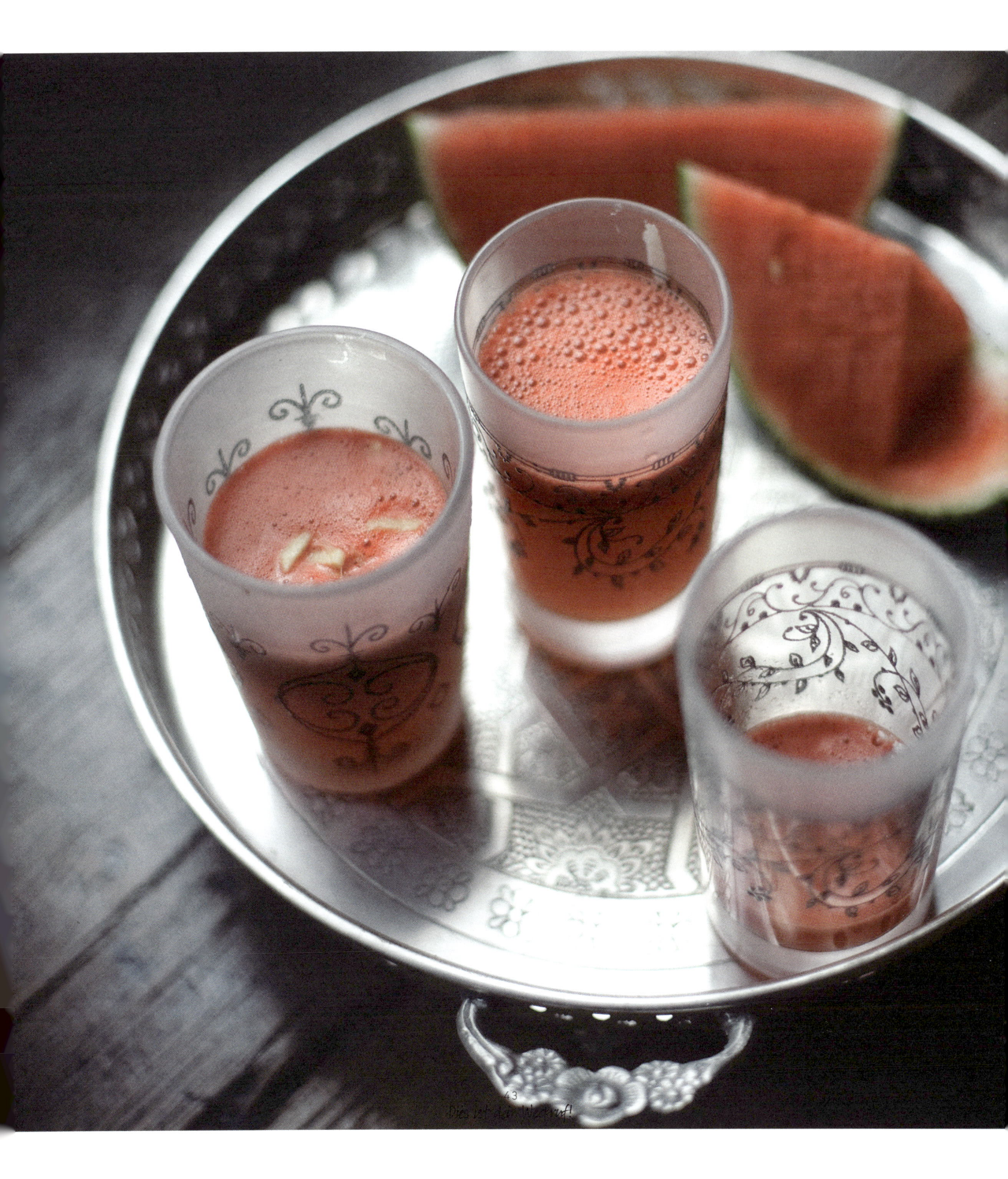

SUPERSMOOTHIE FÜR JEDEN TAG!

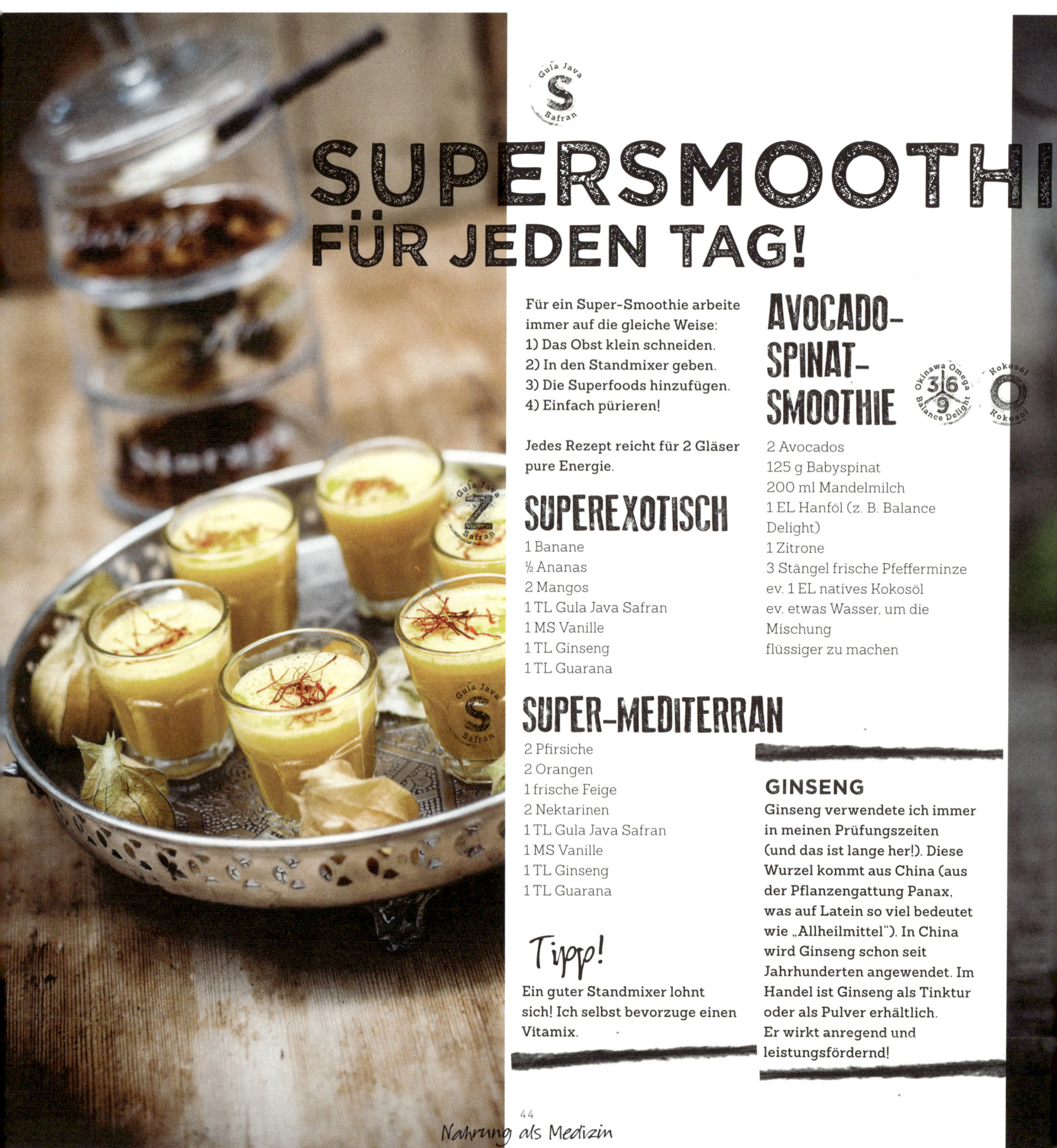

Für ein Super-Smoothie arbeite immer auf die gleiche Weise:
1) Das Obst klein schneiden.
2) In den Standmixer geben.
3) Die Superfoods hinzufügen.
4) Einfach pürieren!

Jedes Rezept reicht für 2 Gläser pure Energie.

SUPEREXOTISCH

1 Banane
½ Ananas
2 Mangos
1 TL Gula Java Safran
1 MS Vanille
1 TL Ginseng
1 TL Guarana

SUPER-MEDITERRAN

2 Pfirsiche
2 Orangen
1 frische Feige
2 Nektarinen
1 TL Gula Java Safran
1 MS Vanille
1 TL Ginseng
1 TL Guarana

Tipp!
Ein guter Standmixer lohnt sich! Ich selbst bevorzuge einen Vitamix.

AVOCADO-SPINAT-SMOOTHIE

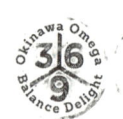

2 Avocados
125 g Babyspinat
200 ml Mandelmilch
1 EL Hanföl (z. B. Balance Delight)
1 Zitrone
3 Stängel frische Pfefferminze
ev. 1 EL natives Kokosöl
ev. etwas Wasser, um die Mischung flüssiger zu machen

GINSENG
Ginseng verwendete ich immer in meinen Prüfungszeiten (und das ist lange her!). Diese Wurzel kommt aus China (aus der Pflanzengattung Panax, was auf Latein so viel bedeutet wie „Allheilmittel"). In China wird Ginseng schon seit Jahrhunderten angewendet. Im Handel ist Ginseng als Tinktur oder als Pulver erhältlich. Er wirkt anregend und leistungsfördernd!

Nahrung als Medizin

GUT GESÄTTIGT DANK GESUNDER FETTE UND ÖLE

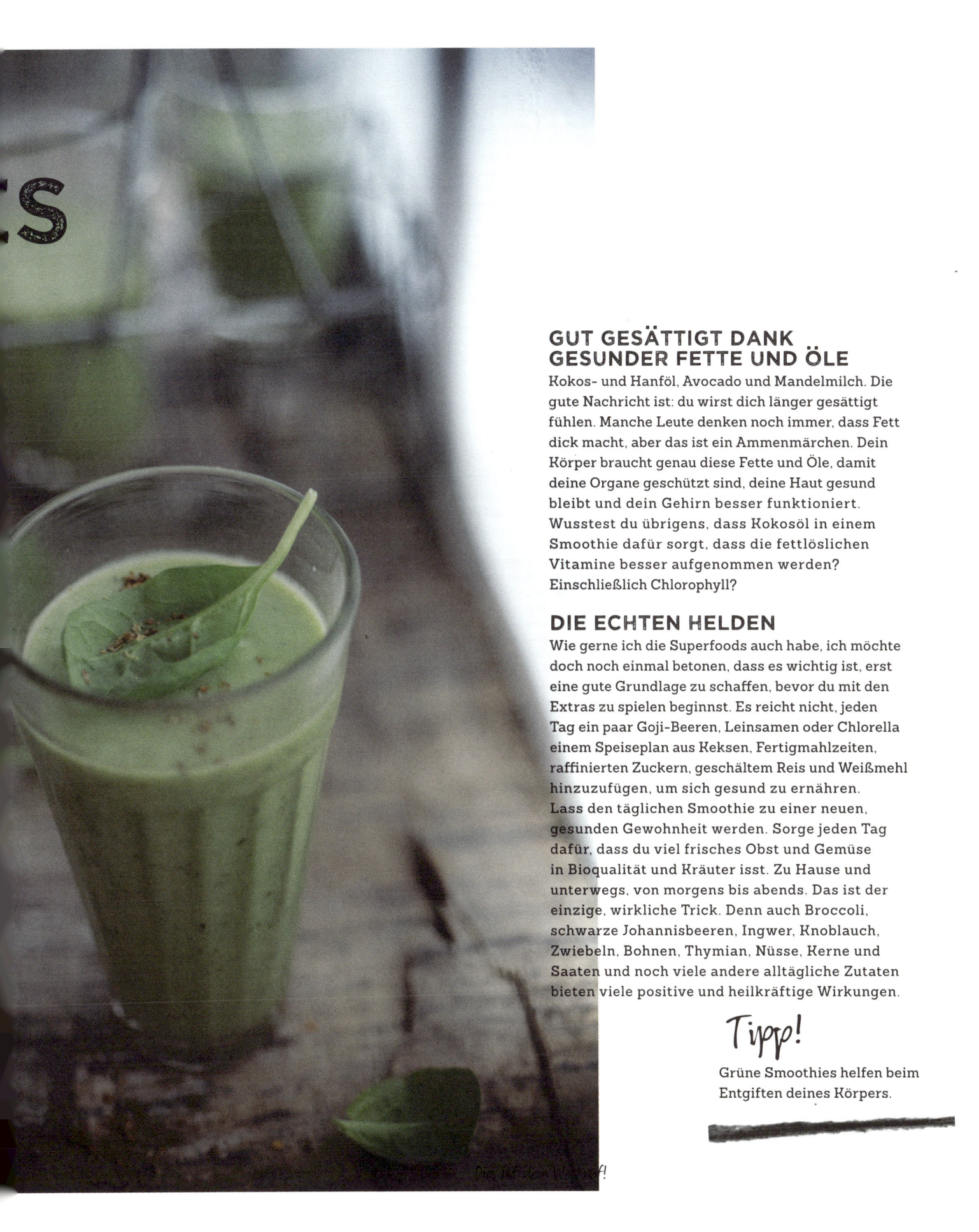

Kokos- und Hanföl, Avocado und Mandelmilch. Die gute Nachricht ist: du wirst dich länger gesättigt fühlen. Manche Leute denken noch immer, dass Fett dick macht, aber das ist ein Ammenmärchen. Dein Körper braucht genau diese Fette und Öle, damit deine Organe geschützt sind, deine Haut gesund bleibt und dein Gehirn besser funktioniert. Wusstest du übrigens, dass Kokosöl in einem Smoothie dafür sorgt, dass die fettlöslichen Vitamine besser aufgenommen werden? Einschließlich Chlorophyll?

DIE ECHTEN HELDEN

Wie gerne ich die Superfoods auch habe, ich möchte doch noch einmal betonen, dass es wichtig ist, erst eine gute Grundlage zu schaffen, bevor du mit den Extras zu spielen beginnst. Es reicht nicht, jeden Tag ein paar Goji-Beeren, Leinsamen oder Chlorella einem Speiseplan aus Keksen, Fertigmahlzeiten, raffinierten Zuckern, geschältem Reis und Weißmehl hinzuzufügen, um sich gesund zu ernähren. Lass den täglichen Smoothie zu einer neuen, gesunden Gewohnheit werden. Sorge jeden Tag dafür, dass du viel frisches Obst und Gemüse in Bioqualität und Kräuter isst. Zu Hause und unterwegs, von morgens bis abends. Das ist der einzige, wirkliche Trick. Denn auch Broccoli, schwarze Johannisbeeren, Ingwer, Knoblauch, Zwiebeln, Bohnen, Thymian, Nüsse, Kerne und Saaten und noch viele andere alltägliche Zutaten bieten viele positive und heilkräftige Wirkungen.

Tipp!

Grüne Smoothies helfen beim Entgiften deines Körpers.

SUPER-SÄFTE FÜR EINEN HEKTISCHEN TAG!

Mit einem (Slow-) Juicer stellst du im Handumdrehen leckere und gesunde Säfte her – so kannst du schnell große Mengen Obst und Gemüse verzehren, die noch sämtliche Antioxidantien und Enzyme enthalten, die beim Kochen, Braten oder Grillen verloren gehen.

Ich bevorzuge einen Slowjuicer, weil dieser erst das zerstückelte Obst und Gemüse zerreibt. Dadurch werden die Zellwände aufgebrochen und so können die Körperzellen die enthaltenen Nährstoffe aus dem Obst und Gemüse (besonders aus den dunkelgrünen Sorten) besser aufnehmen. Dabei gilt: je weniger Umdrehungen pro Minute, desto weniger Oxidation! Dein Körper wird es dir danken!

1) Alles Obst und Gemüse gründlich waschen bzw. schälen.
1) Obst und Gemüse klein schneiden.
2) In den Juicer geben.
3) Die Superfoods hinzufügen.
4) Los geht's und guten Appetit!

Jedes Rezept reicht für 2 Gläser pure Energie.

MEIN FAVORIT

6 Äpfel
2 Fenchelknollen
2 TL Hanföl (z. B. Okinawa Balance Delight)

MANGO POWER

2 Mangos
2 Orangen
1 rosa Grapefruit
1 TL Guarana

BEAUTY BOOST

4 Möhren
2 Spargelstangen
½ Kopf Eisbergsalat
1 Handvoll Spinat
1 TL Maca

FEMME FATALE

4 süße Äpfel
4 Radieschen
200 g Portulak
1 Handvoll Alfalfa-Samen
1 EL Okinawa Happy Perilla Special

BRAIN POWER

3 Möhren
1 Apfel
1 frische Rote Bete, geschält
1 EL Okinawa Omega Happy Perilla Special

ENERGY BOOST

2 frische Rote Bete, geschält
½ Fenchelknolle
1 TL Gula Java Rooibos

Wusstest du schon?

Wusstest du, dass Rote Bete die optimale Wintermedizin ist? Rote Bete enthält viel Vitamin C, ist reich an Antioxidantien und Eisen, entgiftet die Leber und reinigt das Blut.

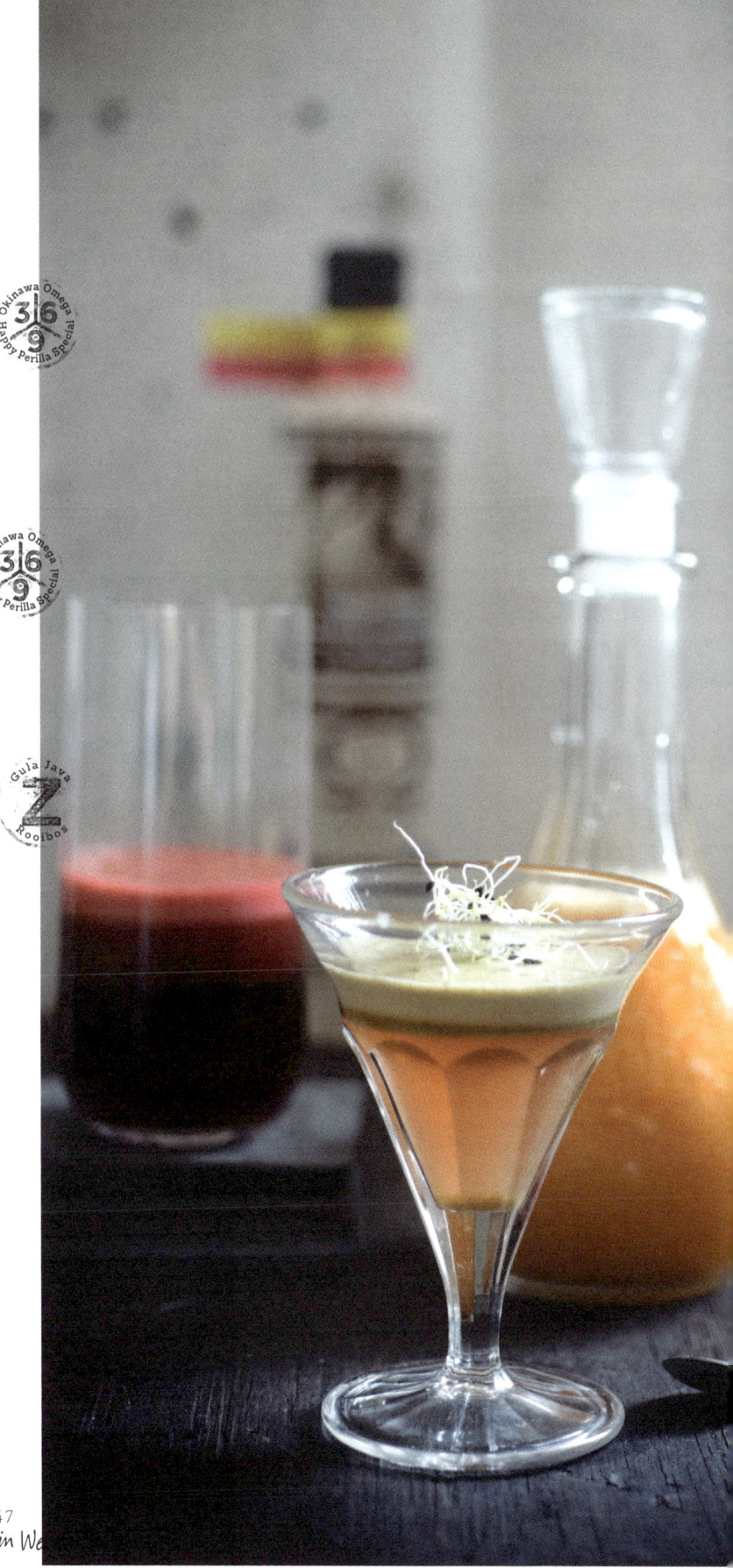

Jedes Rezept reicht für 1 Glas pure Energie.

NO-JITO

1 Handvoll frische Minze
1 Limette
Wasser mit Kohlensäure
1 TL Gula Java
Kokosblütenzucker
ev. Gula Java Matcha

MINTY LEMON

1 Handvoll Petersilie
1 Handvoll frische Minze
den Saft 1 Limette oder Zitrone
1 Salatgurke
1 TL Okinawa Happy
Delight

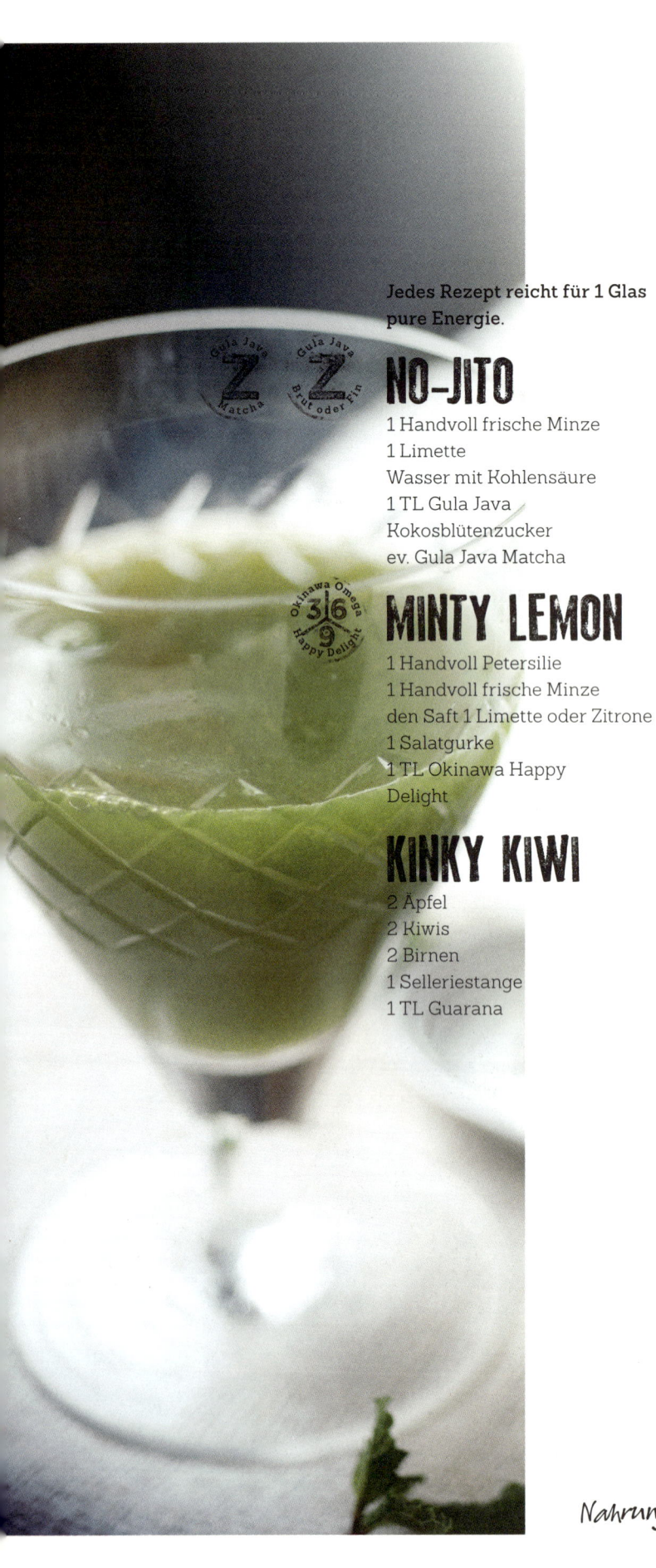

KINKY KIWI

2 Äpfel
2 Kiwis
2 Birnen
1 Selleriestange
1 TL Guarana

MACA

Maca kommt aus den peruanischen Anden. Für die indianischen Völker der Anden ist die süße, leicht scharfe getrocknete Maca-Knolle eine echte Delikatesse. Maca ist ein Adaptogen. Das bedeutet: Sie bringt wieder ins Lot, was aus dem Lot ist. Es ist so ziemlich die einzige Pflanze, die in dieser großen Höhe im Andenmassiv überleben kann. Tagsüber extreme Sonnenhitze, nachts beißende Kälte: die Maca-Knolle hält all das aus!

Maca lässt sich ganz leicht in Smoothies verarbeiten und schmeckt süßlich (1 TL/Glas). Gut für Energie, Konzentration und den weiblichen Hormonspiegel!

GUARANÁ

Stress am Horizont? Aufregende oder hektische Zeiten in Aussicht? Dann ist Guaraná dein Freund!

Guaraná (Paullinia cupana) ist der nussähnliche Samen der gleichnamigen Kletterpflanze im brasilianischen Amazonasbecken. Bei den Indios ist Guaraná schon seit Jahrhunderten als „Energiespender" bekannt. Die Samen der Guaraná-Pflanze sind so groß wie Kaffeebohnen, enthalten aber die doppelte (!) Menge an Koffein. Dennoch ist Guaraná viel weniger süchtig machend als Kaffee.
Und auch die Nebenwirkungen von Kaffee wie Nervenflattern und Schlaflosigkeit entfallen mit Guaraná! Guaraná ist mein bevorzugter Energiespender!

GREEN BEAUTY

1 Apfel
1 Limette
1 Scheibchen Ingwer
1 Selleriestange
1 Salatgurke
1 Handvoll Spinat
übrig gebliebener Salat
einige Stängel Petersilie
1 EL natives Kokosöl

Grüne Smoothies: gut für die Figur, aber auch zur Entgiftung!

IST DIR ETWAS ÜBER DIE LEBER GELAUFEN?

Dieser Gemüsesaft reinigt deine Leber: Stecke 3 gekochte Rote Bete, 2 Selleriestangen und 1 Stück (1 cm) frische Ingwerwurzel in einen Entsafter

Smoothies und Säfte sind hervorragende Begleiter durch einen hektischen Tag!

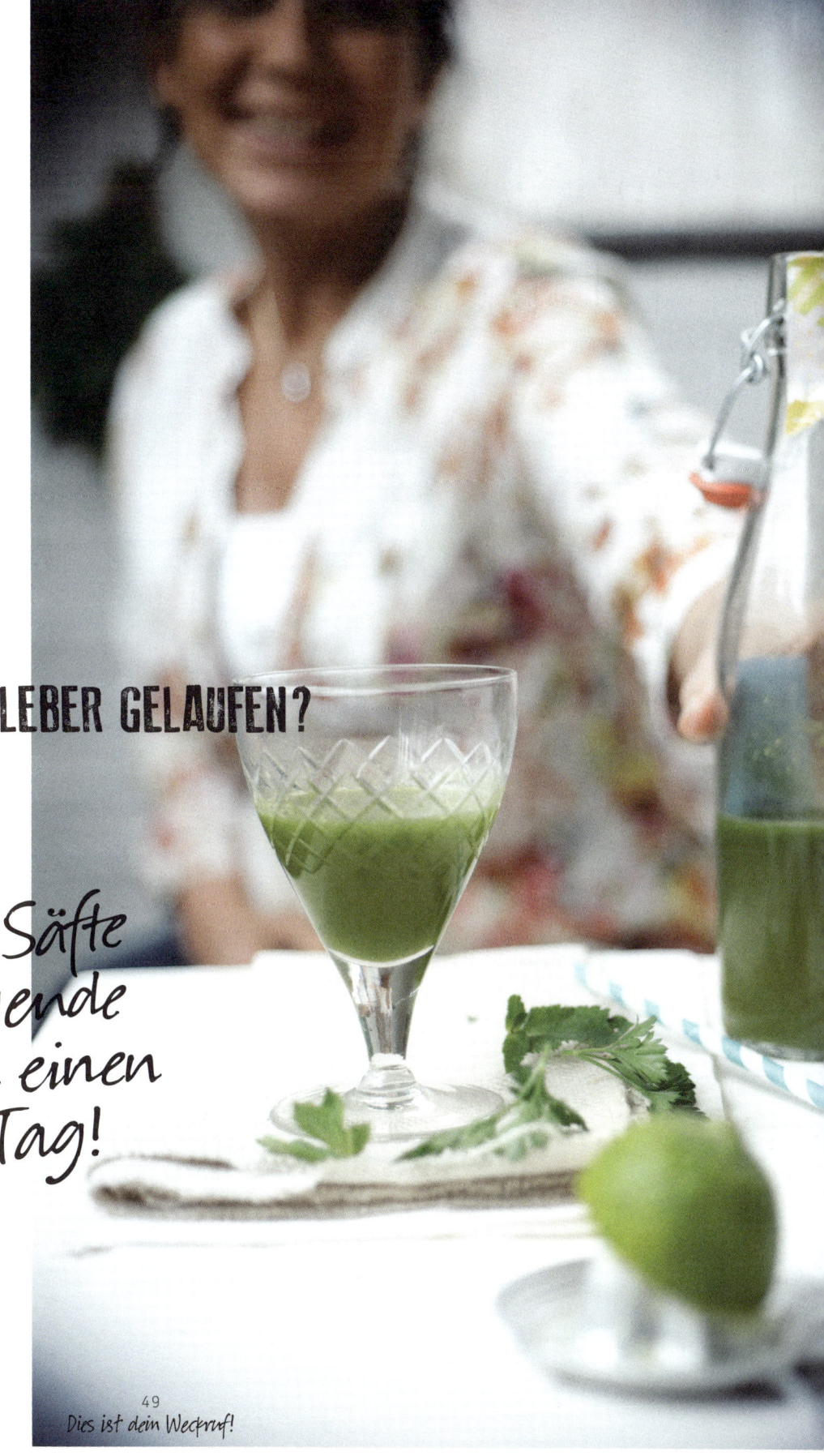

Dies ist dein Weckruf!

MÜSLI AUS WEIZENKEIMEN

Tipp!

Willst du im Winter deinem Obst oder deinem warmen Haferbrei einen Extraschub Energie hinzufügen? Dann ist dieses Siruprezept eine köstliche Empfehlung.

Lasse in einem kleinen Topf 100 ml Wasser bei mittlerer Hitze warm werden, gib 3 EL Gula Java Kokosblütenzucker, 3 Stücke Sternanis (setzen mehr Aroma frei, wenn man sie kurz mörsert) und eine Messerspitze Vanillepulver hinzu, Himmlische Aromen an einem kalten Wintertag!

Wusstest du schon?

Unbehandelte Haferflocken und Weizenkeime sind reich an Ballaststoffen und fördern das Sättigungsgefühl. So steckst du dir nicht zwischendurch ständig ungesundes Zeug in den Mund.

Für 1 Müslischüssel
4 EL Weizenkeime (z. B. Alpin Blond)
ein Schuss kalte Mandelmilch
1 EL Gula Java Safran, Matcha oder Cacao
1 Dattel oder ein paar schwarze Johannisbeeren, Goji-Beeren, Banane usw.
evtl. ergänzen mit anderen Getreidearten oder Kernen
1 EL Ahornsirup (über das fertige Müsli)

Je nach Jahreszeit kannst du Geschmack und Zutaten variieren:
Herbst: Apfel – Birne – Kakao
Winter: Nüsse – Safran
Frühling: Datteln – Rosinen – Matcha
Sommer: rote Johannisbeeren – Himbeeren – Rotbusch

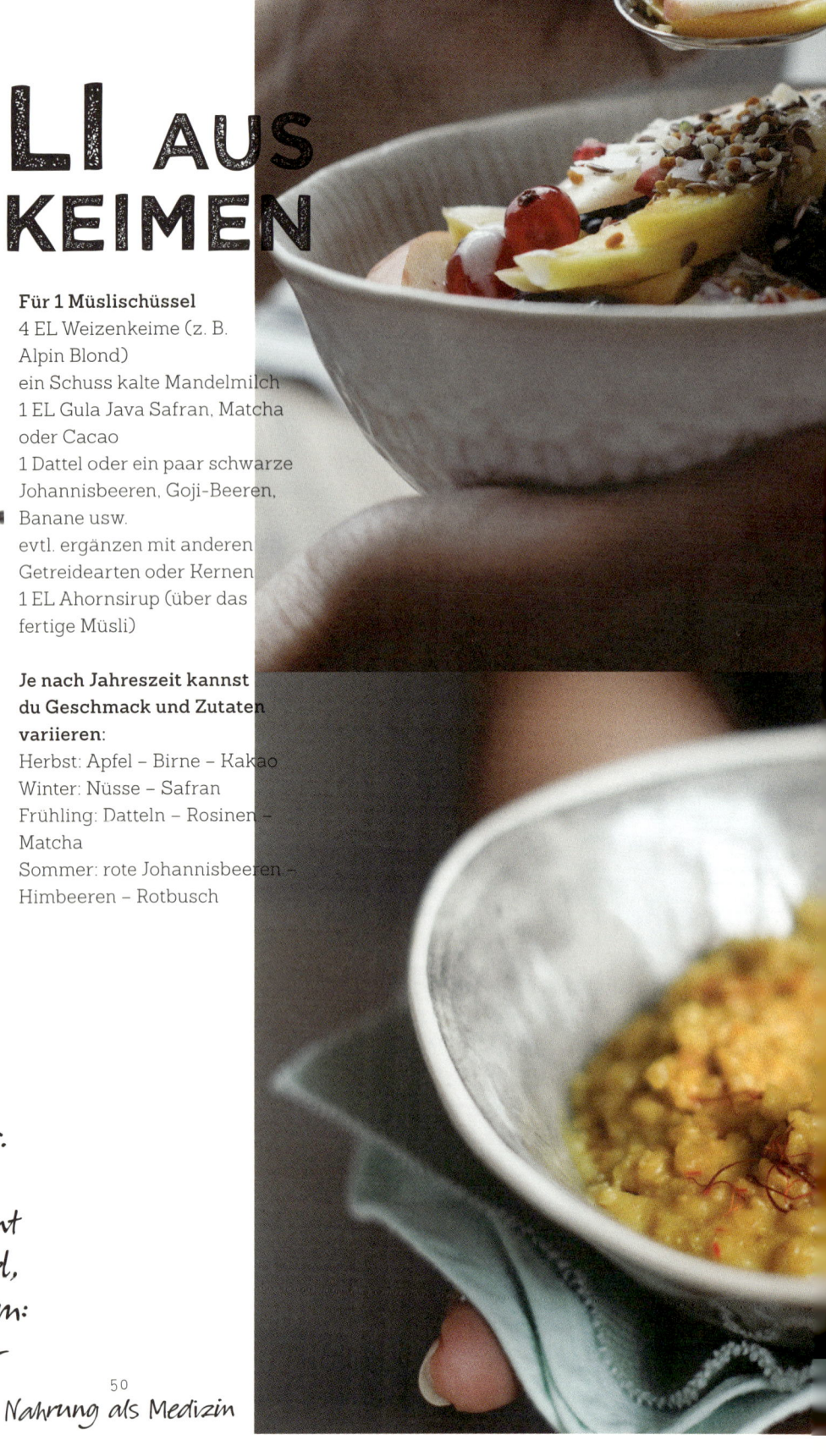

Ich bin kein Fan von Sojamilch. Mir schmeckt Reis-Mandel-Milch wegen des milden Aromas viel besser. Hafer ist ein gesundes Getreide, Safran wirkt anregend, Zimt wärmt und reguliert den Blutzuckerspiegel, Datteln sind Energiespender, kurzum: ein perfektes Frühstück für Kalte-Füße-Wetter!

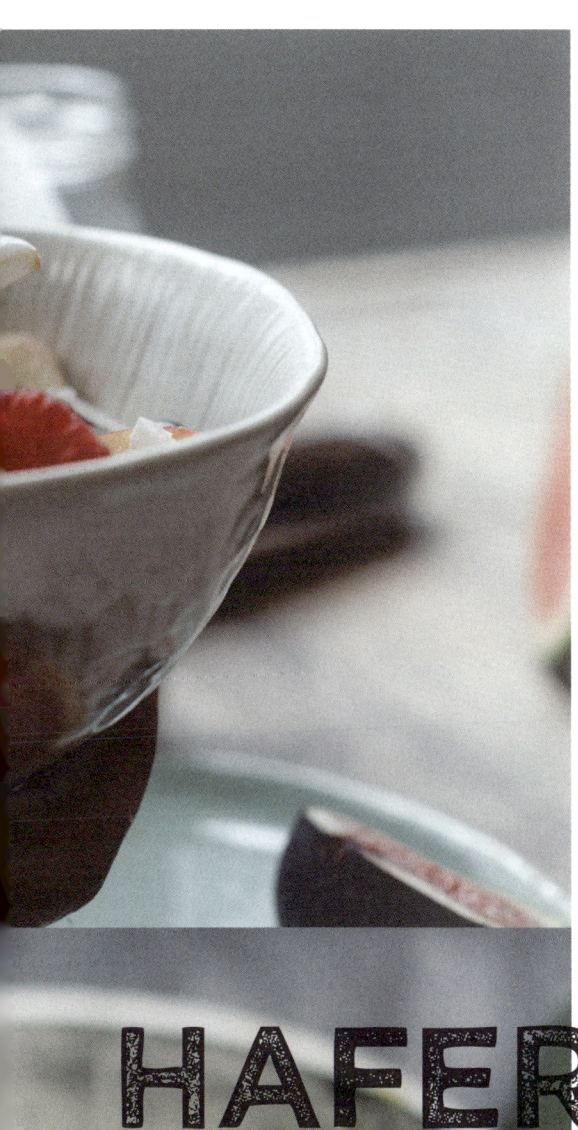

Winterzeit!

Wenn es draußen kälter wird und drinnen gemütlicher, dann will ich auch leckere, warme Dinge für mein Inneres. Beispielsweise die folgenden Leckereien mit all ihren Variationen:

- Extra Goji-Beeren, Medjool Datteln oder schwarze Johannisbeeren
- Herrlich erfrischend mit Limettenschalen
- Extra Aroma mit einer Prise gemahlenem Kardamom
- Oder eine Prise Kurkuma (Pulver)
- Ersetze Gula Java Safran auch einmal durch Gula Java Cacao – köstlich!
- Ein Löffel natives Kokosöl für die Abwehrkräfte, lecker cremig
- Diesen Brei kannst du noch zusätzlich aufpeppen mit Chia-Samen (Omega 3 und 6), Bienenpollen (haufenweise Antioxidantien, Enzyme und Eiweiß) oder leckerem Obst (Vitamine C)

Lasse deiner Fantasie freien Lauf!

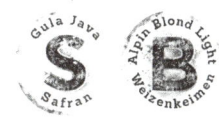

HAFERBREI-POWER
MIT GULA JAVA SAFRAN
UND WEIZENKEIMEN

Die Reis-Mandel-Milch zusammen mit den Haferflocken und Weizenkeimen aufkochen lassen und Gula Java Safran hinzufügen. Auf kleine Flamme herunter drehen. Eine zusätzliche Messerspitze Safran hinzufügen und die Mischung noch fünf Minuten köcheln und quellen lassen. Gelegentlich umrühren.
Den Herd ausstellen und den Brei kurz ruhen lassen, in Schüsselchen oder Dessertgläsern servieren und mit einer Prise Zimtpulver garnieren.

Für 2 Personen
300 ml Reis-Mandelmilch
50 g Haferflocken, zart
50 g Weizenkeime Alpin Blond (du kannst die Haferflocken auch weglassen und 100 g Weizenkeime nehmen)
1 EL Gula Java Safran
1 Messerspitze Safran (wenn du gerne mehr Safranaroma möchtest)
eine Prise Zimtpulver

Dies ist dein Weckruf!

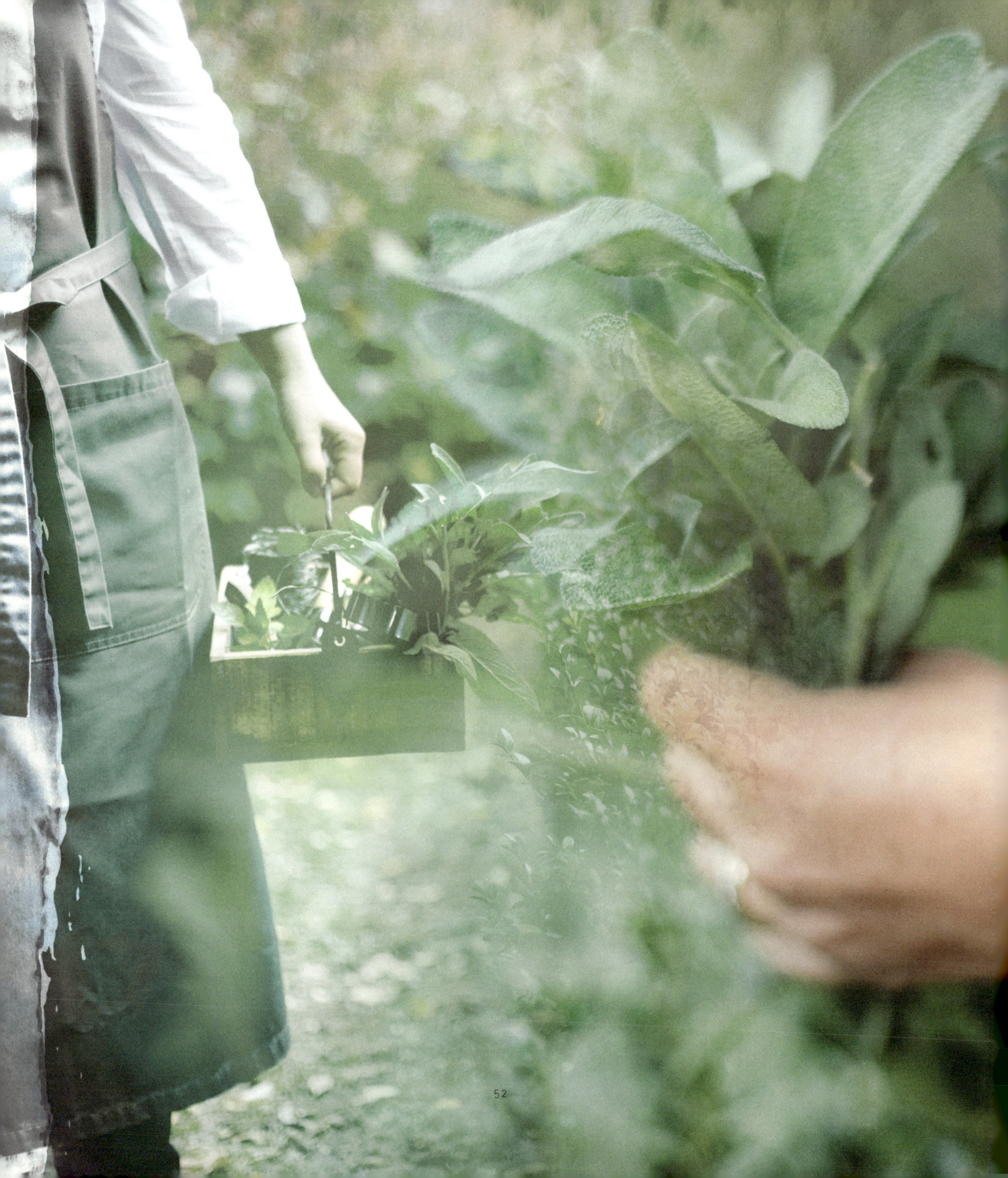

MIX & FIX
Die Magie der Kräuter und Gewürze

KÜCHEN-KRÄUTER

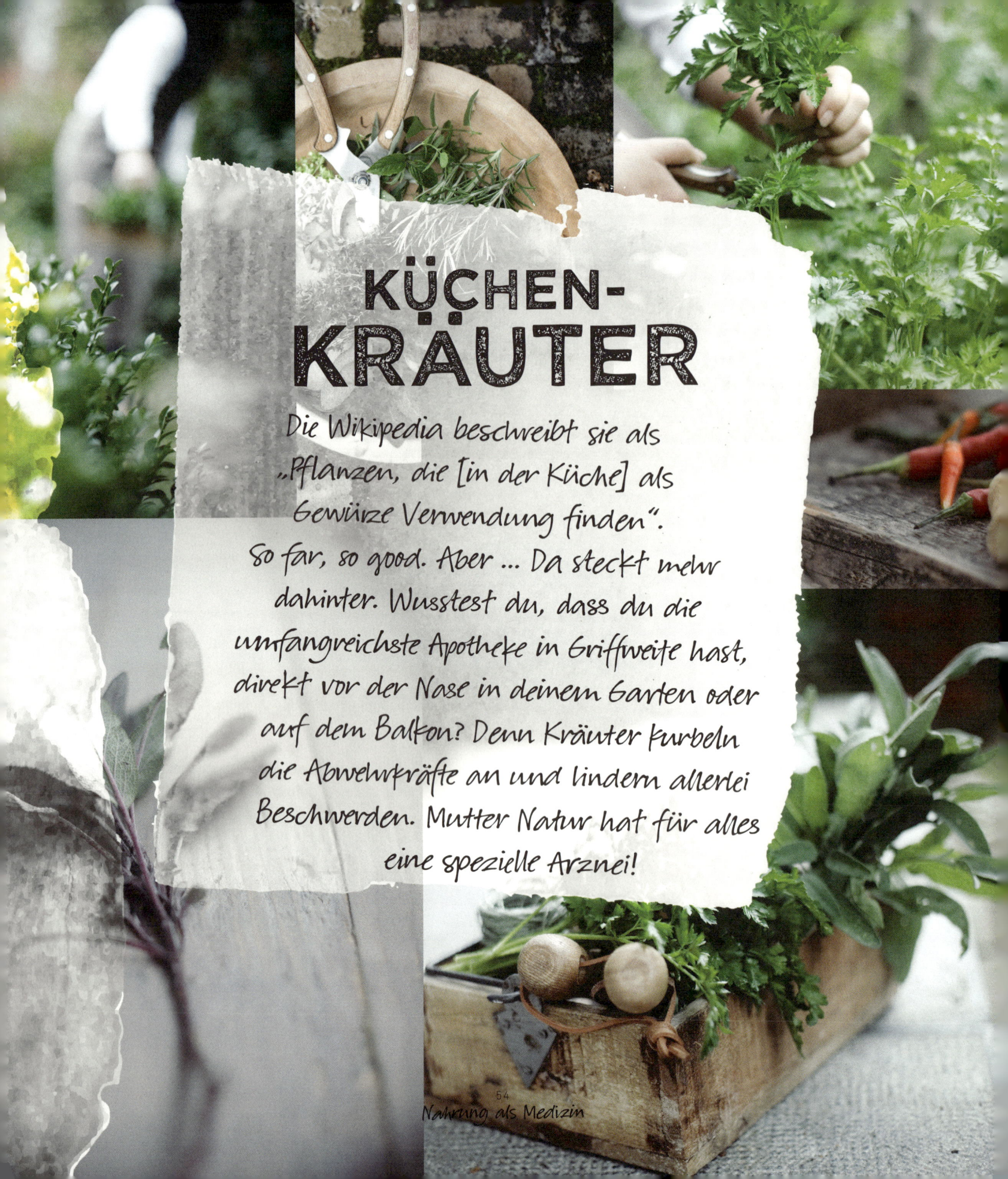

Die Wikipedia beschreibt sie als „Pflanzen, die [in der Küche] als Gewürze Verwendung finden".
So far, so good. Aber ... Da steckt mehr dahinter. Wusstest du, dass du die umfangreichste Apotheke in Griffweite hast, direkt vor der Nase in deinem Garten oder auf dem Balkon? Denn Kräuter kurbeln die Abwehrkräfte an und lindern allerlei Beschwerden. Mutter Natur hat für alles eine spezielle Arznei!

> "ALGEN, KRÄUTER UND MEERSALZ SIND EINE REICHE QUELLE FÜR SPURENELEMENTE UND DAS AUF GANZ NATÜRLICHE UND LEICHT VERDAULICHE ART UND WEISE. IN AUSGEWOGENEN MENGENVERHÄLTNISSEN, GENAU WIE DER KÖRPER ES BRAUCHT."
>
> Paul Bergner – Professor für klinische Ernährung und Kräuterheilkunde, Verfasser des Buches „Healing Minerals"

KLEINE KRÄUTERWUNDER

- **Basilikum** ist reich an Vitamin C und Calcium und unterstützt die Verdauung.

- **Cayennepfeffer** wirkt anregend, desinfizierend und schmerzstillend. Er unterstützt das Immunsystem bei einer beginnenden Erkältung und stabilisiert den Blutkreislauf. Ein hilfreicher Begleiter für Menschen, denen schnell kalt ist!

- **Zitronenmelisse** bringt Ruhe und Milderung bei Spannungskopfschmerzen und Stress.

- **Koriander** lindert rheumatische Beschwerden und Gelenkschmerzen.

- **Kurkuma** (auch: Gelbwurzel) spielt als wirkungsvolles Antioxidant eine aktive Rolle in diversen Stoffwechselprozessen, die unsere Zellen reparieren und schützen. Es bremst das Krebszellenwachstum und schützt gegen Demenz

- **Lavendel** wirkt beruhigend.

- **Pfefferminze** ist ein Wundermittel gegen Magenschmerzen und wirkt kühlend.

- **Oregano** bekämpft Darmparasiten und unterstützt die Rekonvaleszenz bei grippalen Infekten. Im Dampfbad wirkt er schleimlösend.

- **Petersilie** kurbelt das Immunsystem an und bringt den Kreislauf in Schwung.

- **Rosmarin** hilft bei kalten Füßen und Migräne und wirkt desinfizierend.

- **Salbei** desinfiziert die Mundhöhle und die Atemwege, fördert die Verdauung und wirkt lindernd bei Krämpfen.

- **Thymian** wirkt desinfizierend und ist ein wirkungsvolles Mittel gegen Infektionen. Gut für die Atemwege und bei Rachen- und Ohrenschmerzen. Darf in der Küchenapotheke nicht fehlen. Bei den ersten Anzeichen einer Erkältung ist Thymiantee die beste Medizin.

- **Nelke**: Nelkenöl kommt in der Zahnheilkunde als Anästhetikum zum Einsatz. Es ist ein typisch asiatisches Gewürz, das schmerzstillend und entzündungswehrend wirkt und das Wachstum von Pilzen und Bakterien hemmt.

- **Zimt** wirkt wärmend, ist gut bei Erkältungen und bei Übelkeit. Stabilisiert den Blutzuckerspiegel und hat antibakterielle Eigenschaften.

In der asiatischen Küche nehmen auch **Knoblauch, Ingwer, rote Zwiebel und Kurkuma** schon seit Jahrhunderten zentrale Plätze auf dem Speiseplan ein. Wo immer sie bei mir in ein Rezept passen, verwende auch ich regelmäßig diese „heilige Vierfaltigkeit". Den sie sind natürliche Antibiotika, die unseren Körper schützen. Worauf wartest du also noch?

Die Magie der Kräuter und Gewürze

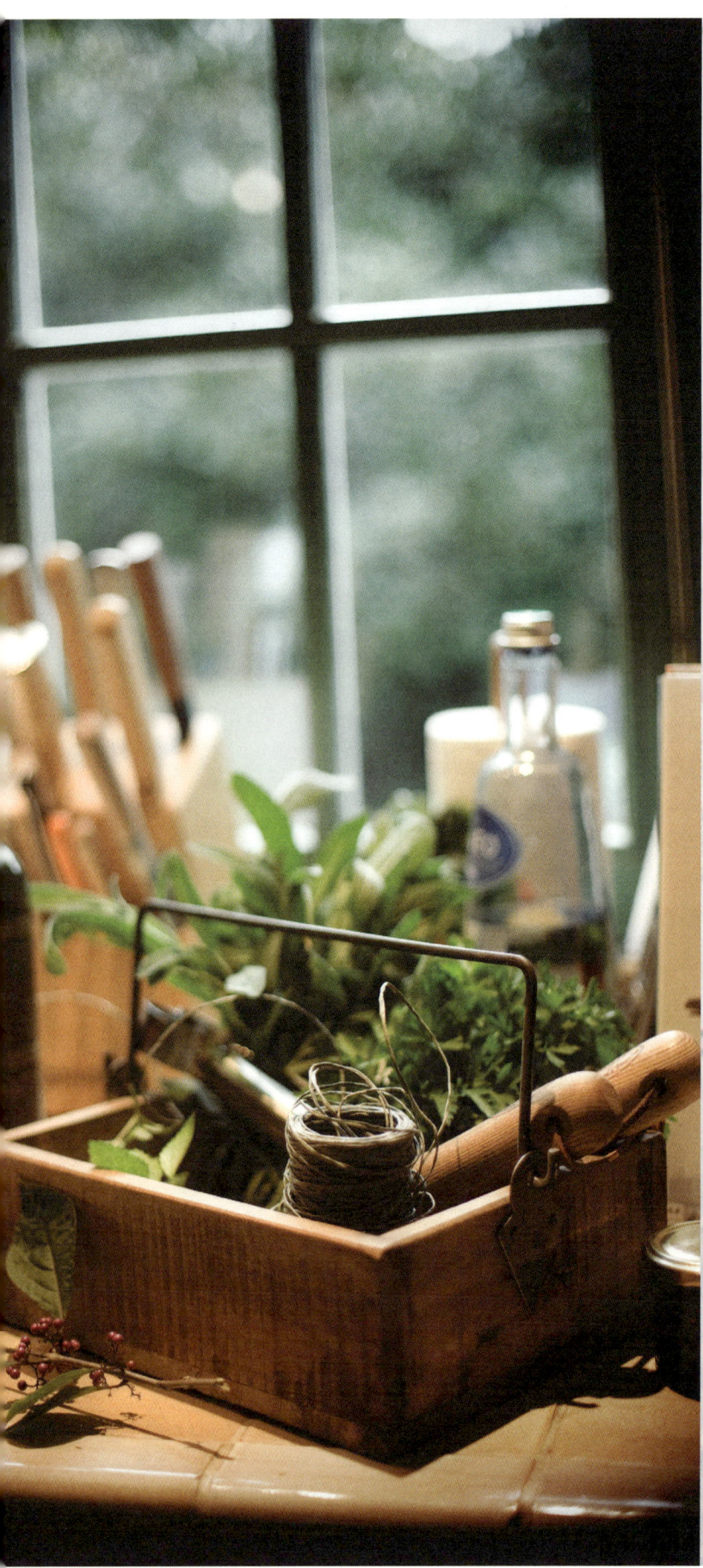

Kräuter, Gewürze, Beeren, Obst und Gemüse mit viel Farbe haben hohe Werte auf der ORAC-Skala. Nach dem Motto „mehr Antioxidantien, seltener zum Arzt" habe ich mir meine eigene Kräutermischung zusammengestellt, durch die ich schon beim Kochen haufenweise Antioxidantien aufnehmen kann. Ein himmlisch duftender Glücksgriff!
Ich mischte die acht Kräuter mit den höchsten ORAC-Werten:
- Thymian 157.380
- Oregano 200.129
- Rosmarin 165.280
- Nelke 314.446
- Zimt 267.536
- Kurkuma 159.277
- Salbei 119.929
- Vanille 122.400

Hierzu kommen noch mineralstoffreiche Algen, aromatisches Khoisan Fleur de sel und die spektakuläre Sumakbeere. Von allen Obstsorten weist die **Sumakbeere** den allerhöchsten ORAC-Wert auf (312.400) und, auch nicht unwichtig, sie verleiht allen Speisen eine frische Note. In den Küchen des Nahen Ostens ist diese Beere ein gern gesehener Gast.

Ich war super stolz, als mein ORAC Botanico-Mix (mild oder lecker scharf mit Chili) nach vielem Probieren, Verkosten und anderem Hin und Her im Laden stand! Eine gesunde „Aromabombe", die deinen Körper reinigt und entsäuert. Gut für den pH-Ausgleich.
Der ORAC Botanico-Mix enthält weniger Salz als die meisten Kräutermischungen. Hier der Vergleich:
- Standardkräutermischung: oft 90 % Salz, 10 % Kräuter und Gewürze
- ORAC Botanico-Mix spicy: 18 % Fleur de sel, 82 % Kräuter und Gewürze bzw. 27 % Fleur de sel

als Medizin

KEIN SALZ IST WIE DAS ANDERE

Deshalb habe ich mich auch bewusst für das **Khoisan Fleur de sel** entschieden. Dieses unraffinierte und mineralreiche, wirklich einzigartige Meersalz wird an der Westküste Südafrikas gewonnen. An genau diesem Ort bringt ein Golfstrom aus der Antarktis die Schönheit der südafrikanischen Flora und den mächtigen, sauerstoffreichen Atlantik zusammen. Der Atlantische Ozean speist die Salzpfannen durch eine unterirdische Quelle, von der aus das Meerwasser durch eine 2000 Meter dicke, mineralreiche Gesteinsschicht sickert, wodurch die Salzpfannen große Mengen Minerale enthalten. Meersalz von unübertroffener Reinheit, natürlich gefiltert durch 2000 Meter Kalkgestein, Lehm und Sand. Dadurch, dass es diesen natürlichen Filterprozess durchläuft, erhält das Khoisan Fleur de Sel auch seine reinweiße Farbe. Anderes Meersalz ist viel grauer.

Khoisan Fleur de Sel wird von Hand geschöpft und getrocknet. Es gehört offiziell zu den fünf besten Salzen der Welt. Ein besonderes Salz also, das im Handumdrehen deinen Speisen das gewisse Etwas verleiht!

Tipp!

Du kannst Kräuter und Gewürze auf drei Arten verwenden:
1. Einfach grob, so wie sie sind, beim Kochen einarbeiten oder über fertige Gerichte streuen.
2. Vor der Verarbeitung im Mörser zerkleinern. Der Mörser ist eines der ältesten Küchenutensilien und hebt das Aroma von Kräutern und Gewürzen besonders hervor.
3. Subtile Aromen fügst du am besten mit der Gewürzmühle hinzu, am besten eine aus Glas und Edelstahl mit einem Keramikmahlwerk, auf keinen Fall ein Kunststoffmahlwerk!

Fleur de sel, grobes Meersalz, Tafelsalz usw. Siehst auch du den Wald vor lauter Bäumen nicht? Über Salz lässt sich eine ganze Menge sagen.

MEERSALZ GEGENÜBER FLEUR DE SEL

95 % der Ernte aus Salzpfannen ist normales Meersalz und **nur 5 % ist Fleur de sel. Fleur de sel entsteht, indem Salzkristalle auf der Oberfläche auf natürliche Weise auskristallisieren. Von dort wird es sorgfältig von Hand abgeschöpft und enthält viele Spurenelemente.**

Ganz normales Tafelsalz enthält keine Spurenelemente mehr. Die während der Raffination hinzugefügten Chemikalien sollen u. a. verhindern, dass das Salz klumpt. Es ist wesentlich billiger, dadurch aber auch Welten entfernt von „naturbelassenem Salz". Tafelsalz wird mit dem Bulldozer geerntet. Es besteht aus raffiniertem Stein- oder Meersalz, dem die Mineralien weitestgehend entzogen wurden. Das Ergebnis: 97-99 % Natriumchlorid mit chemischen Zusätzen, die nicht auf der Verpackung angegeben werden müssen. Billig? Ja. Gesund? Nein. Deshalb findest du in allen meinen Rezepten Fleur de sel, denn ich will meinem Körper nur das Beste geben.

S. 59: Handgeschöpftes Fleur de sel in Südafrika
S. 60: Die beeindruckende Küste in Veldriff mit seinem „Fynbos"
S. 61: Amanpranas Qualitätskontrolle

Die Magie der Kräuter und Gewürze

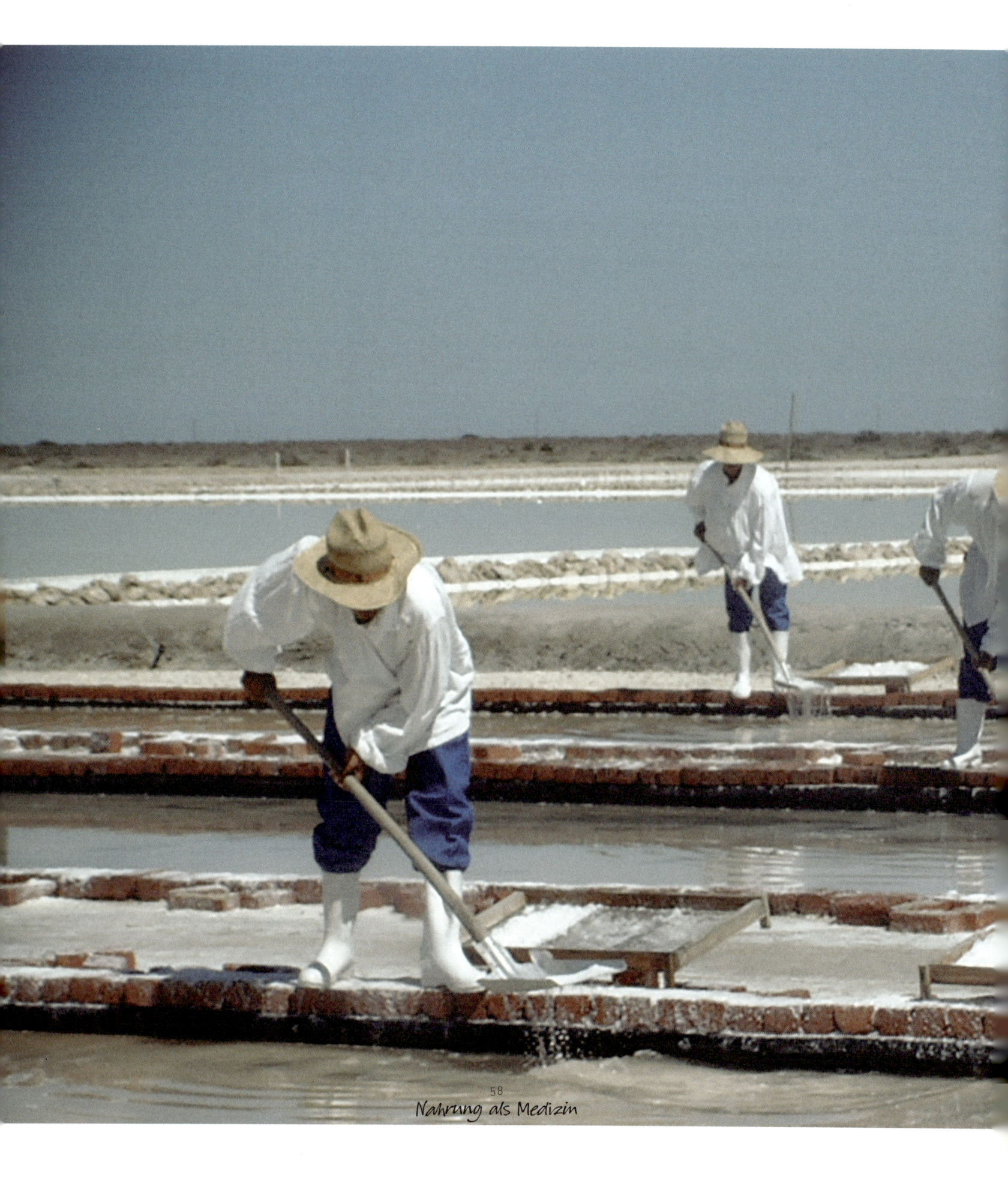

Wusstest du, dass Khoisan das einzige handgeschöpfte Fleur de sel Südafrikas ist? Es wird an der Westküste gewonnen, in der Kleinstadt Veldriff, zwischen dem Berg River und St. Helena Bay. Ein wirklich wunderschöner Ort, wo man u. a. segeln, angeln und – genau: Fleur de sel gewinnen kann!

Khoisan Fleur de Sel wird nur von Einheimischen gewonnen. Und das ist eine sehr gute Nachricht, denn die Arbeitslosigkeit in der Region stieg im Zusammenhang mit dem Rückgang der Fischerei stark an. Darüber hinaus trägt es auch noch ein Fair-Trade-Siegel.

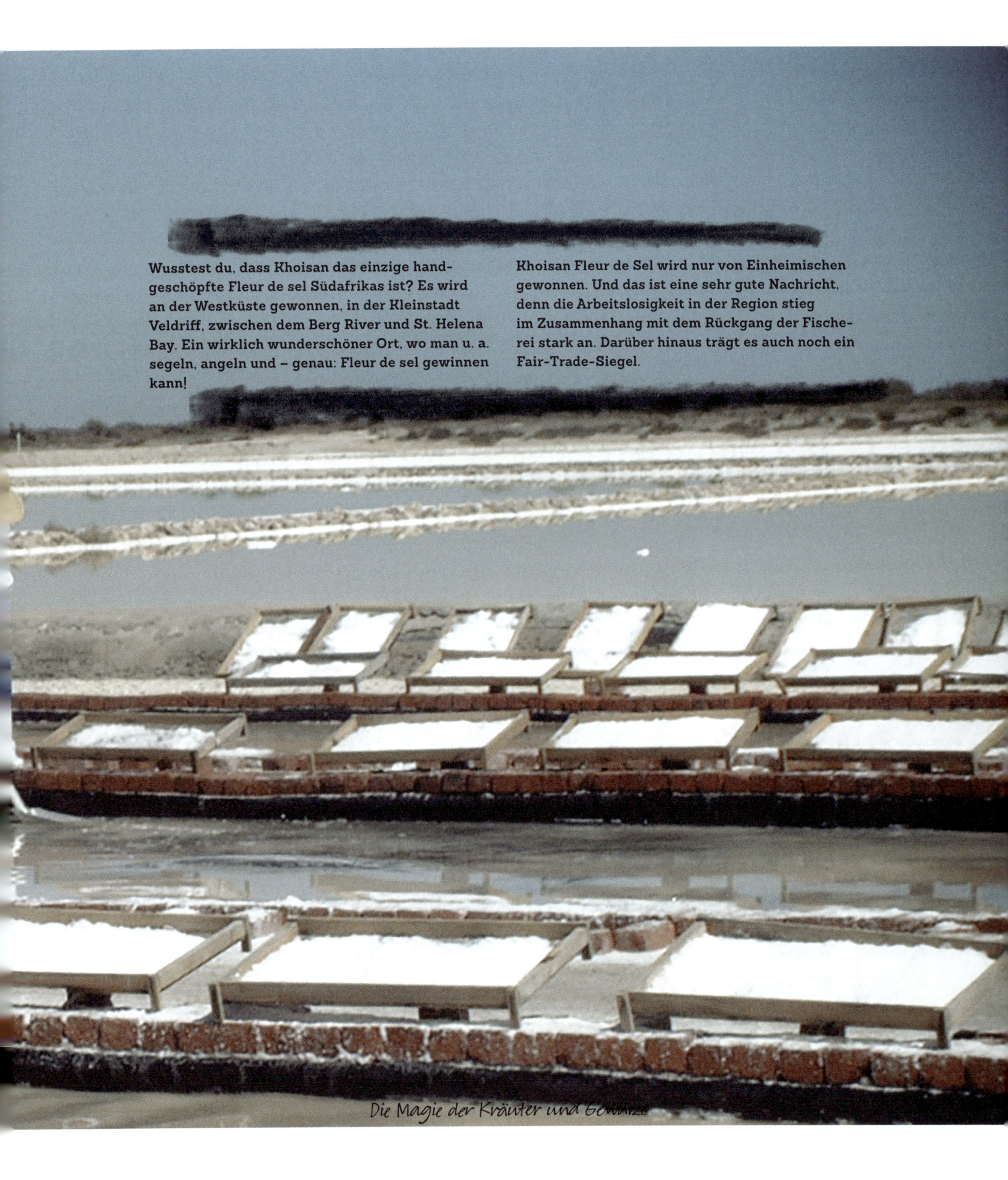

Die Magie der Kräuter und Gewürze

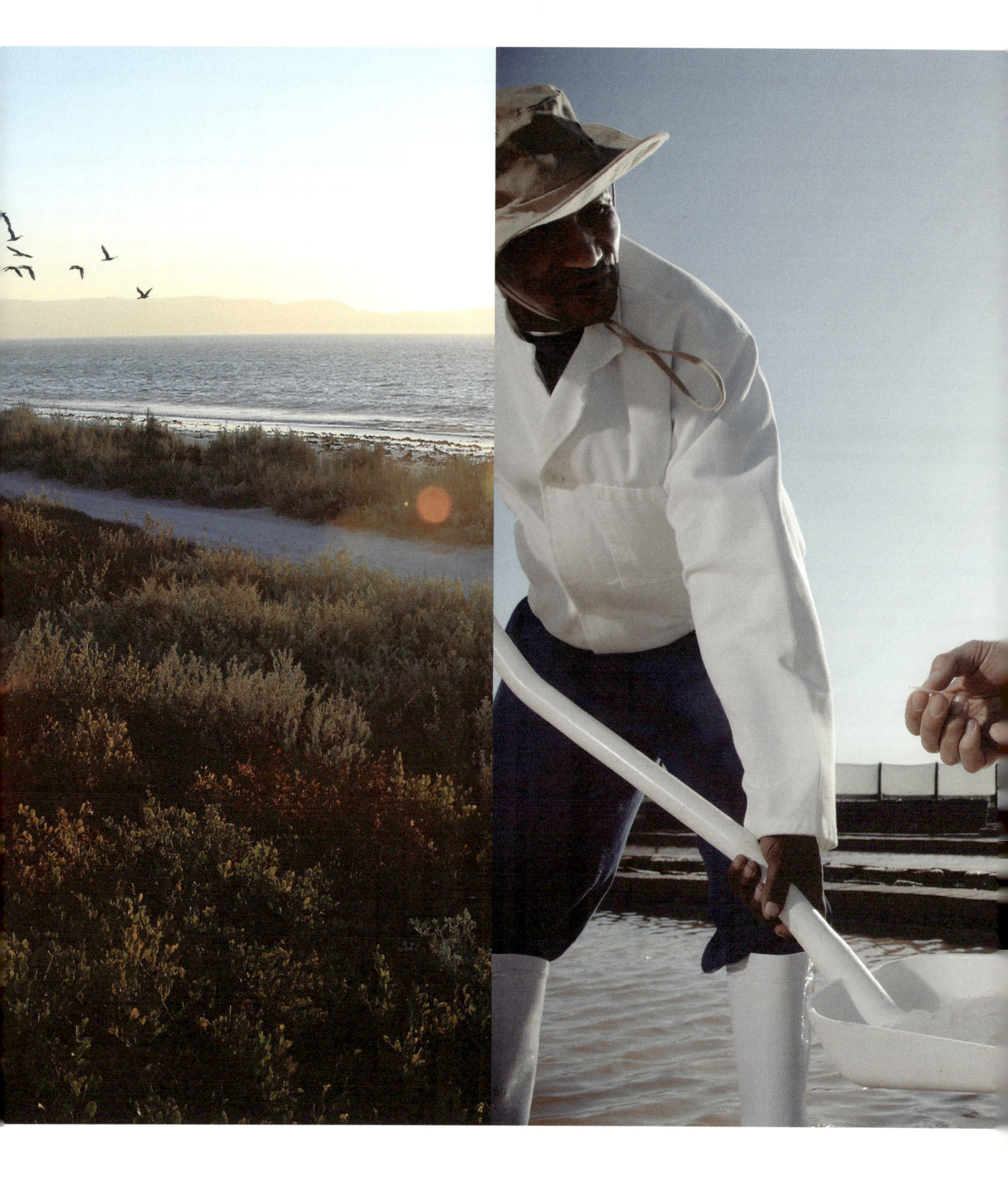

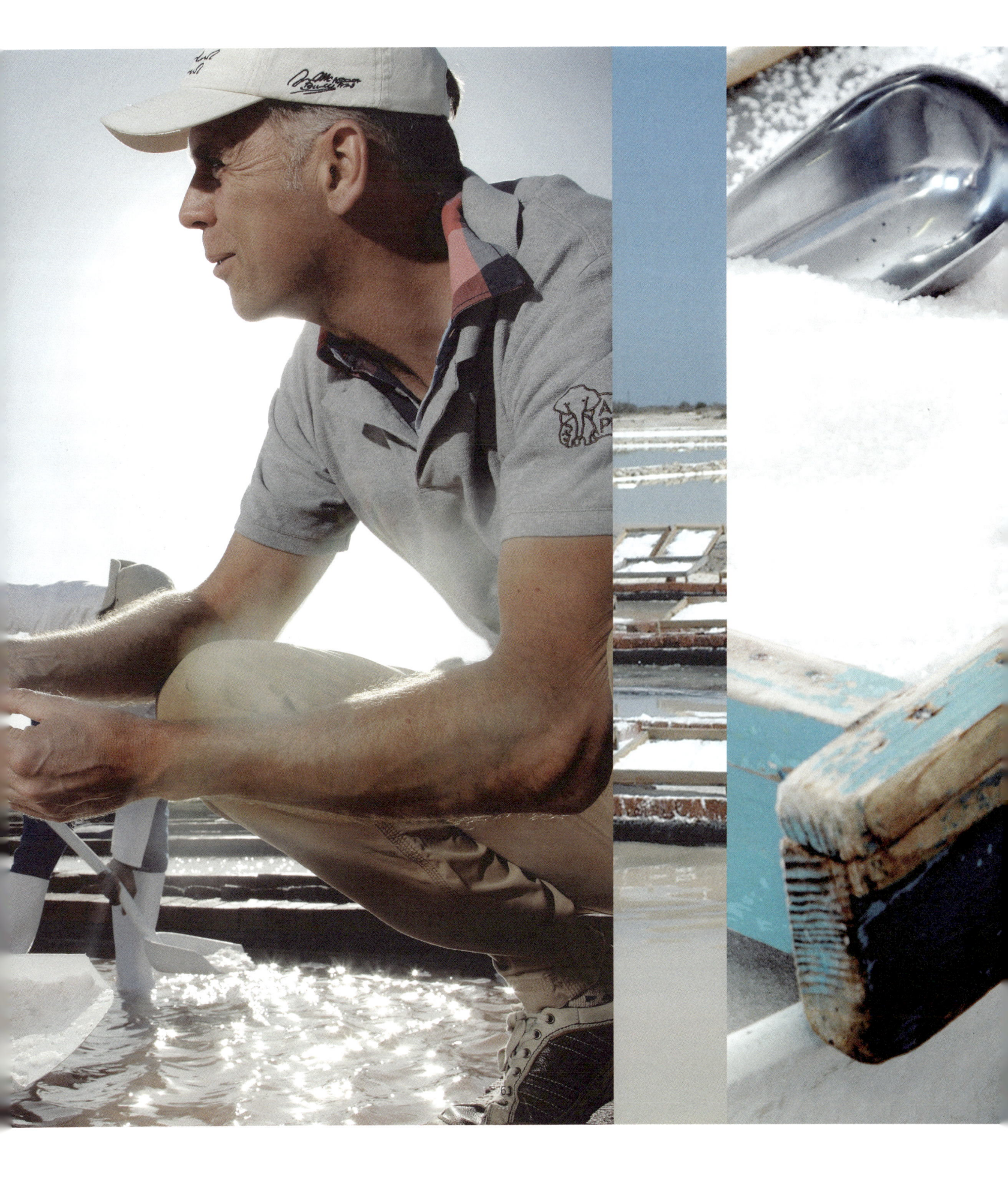

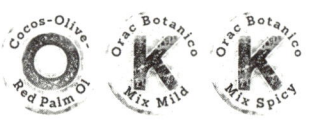

AROMATISCHER KRAUTERDIP

Alle Zutaten außer dem ORAC Botanico-Mix in eine Stielkasserolle auf niedriger Flamme erhitzen. Die Mischung darf auf keinen Fall kochen.
Gut umrühren, damit sich die Aromen vermischen.
Zum Schluss den ORAC Botanico-Mix dazugeben.

Ein köstlicher Dip für ein Stück Baguette oder zu Nudeln!

4 TL native Ölmischung Cocos+Olive+Red Palm
2 TL fein gehackte Zwiebeln
1 TL fein gehackten Knoblauch
½ TL, frisches, fein gehacktes Basilikum
½ TL frischen, fein gehackten Oregano
1-2 EL ORAC Botanico-Mix (mild oder spicy, fein gemörsert oder gemahlen)

Wusstest du schon?

Die native Ölmischung aus Kokosöl, Olivenöl und rotem Palmöl ist ein einzigartiges Rezept zum Ersetzen von Margarine. Auch direkt aus dem Kühlschrank ist sie sofort streichfähig. Und du bekommst drei gesundheitliche Vorteile in Einem: die leicht verdaulichen und antimikrobiellen Eigenschaften der Kokosnuss, das Chlorophyll des Olivenöls und die Vitamin-E-Varianten des roten Palmöls!

Grüne Daumen für alle!

Hast du keinen Garten und folglich keine frischen Küchenkräuter? Schwache Ausrede! Säen und aufziehen geht genauso gut in Blumentöpfen auf dem Balkon oder auf dem Fensterbrett. Man muss den Pflänzchen nur zu den richtigen Zeiten Wasser geben – und viel Liebe! Dann schmecken sie noch besser, wirklich!

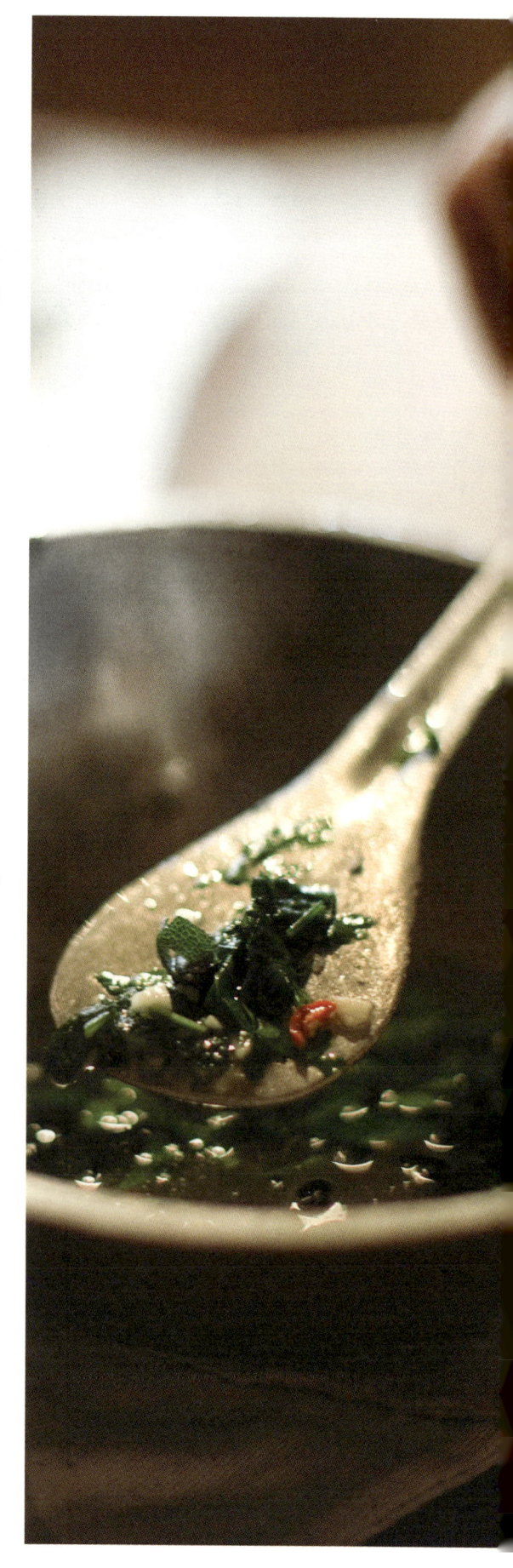

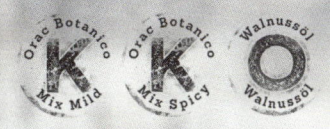

CREMIGES WALNUSS-PESTO

Die Pinienkerne in einem Topf rösten (achte darauf, dass sie nicht zu heiß werden, das passiert schnell!). Vollständig abkühlen lassen.
Mit den Walnüssen und dem Knoblauch in der Küchenmaschine oder im Standmixer zu einer grob krümeligen Masse pürieren.
Die Kräuter und den Essig hinzufügen.
Erneut pürieren und dabei das Öl in einem dünnen Strahl dazu gießen bis eine cremige Masse entsteht.
Nach Geschmack ORAC Botanico-Mix dazugeben.

100 g Pinienkerne
150 g frische Walnüsse
2 Knoblauchzehen
3 Stängel frische Petersilie, fein gehackt
3 Stängel frischen Thymian, fein gehackt
1 EL Bio-Apfelessig
3 dl Walnussöl
ORAC Botanico-Mix mild oder spicy

Auf geröstetem Baguette als Häppchen bzw. Vorspeise. Als originelles Dressing zum Salat. Oder denk dir deine eigene geniale Kombination aus!

Tipp!

Dieses Walnuss-Pesto bewahrst du am besten in kleinen, verschließbaren Gläsern auf. Oben auf das Pesto solltest du noch eine Schicht Olivenöl gießen, dann hält es länger. Walnussöl ist reich an Omega 3. Öle, die viele essenzielle Fettsäuren (Omega 3 und 6) enthalten, dürfen nicht erhitzt werden, sonst oxidieren sie. Sie sollten also nur kalt verwendet werden.

Die Magie der Kräuter und Gewürze

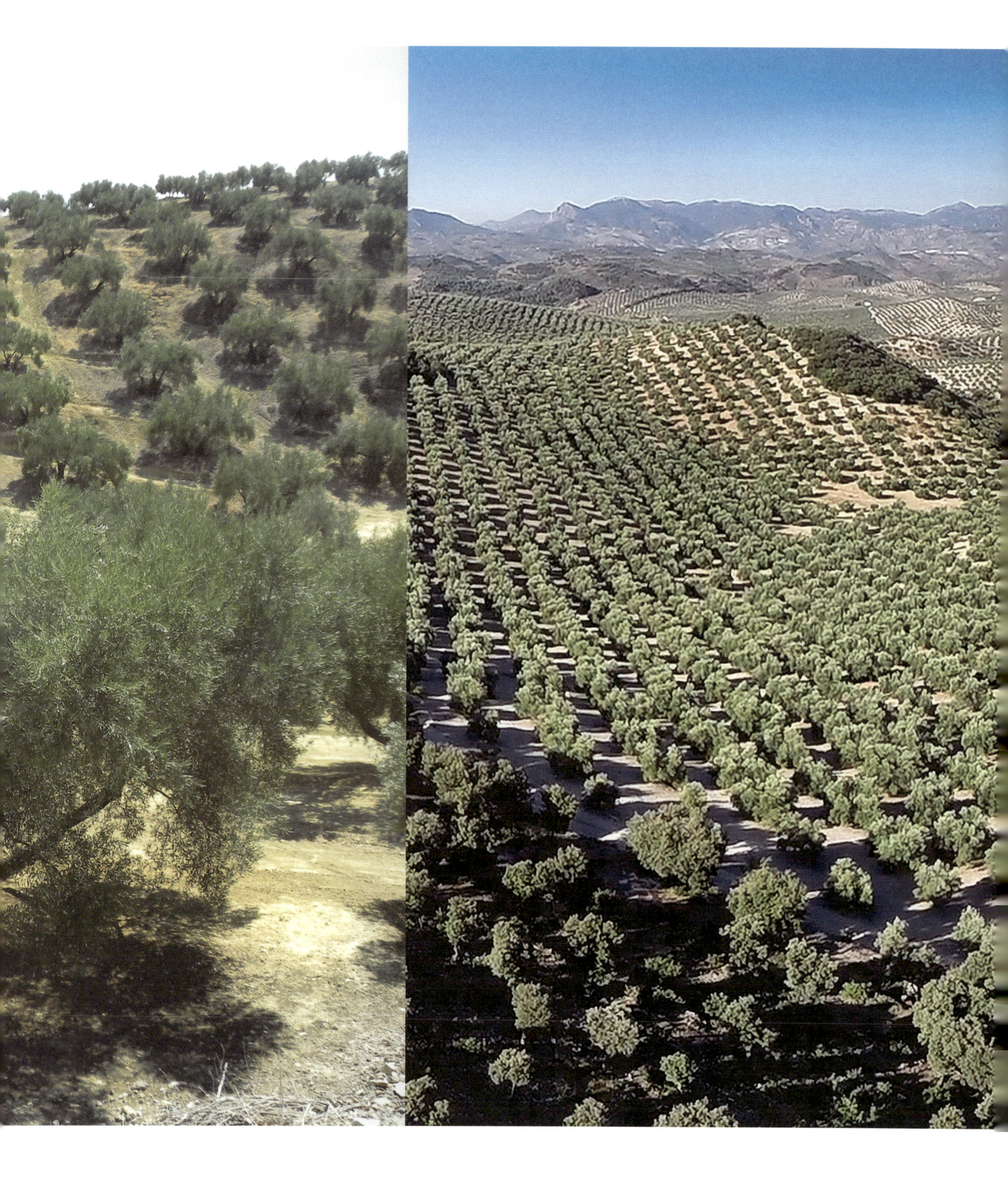

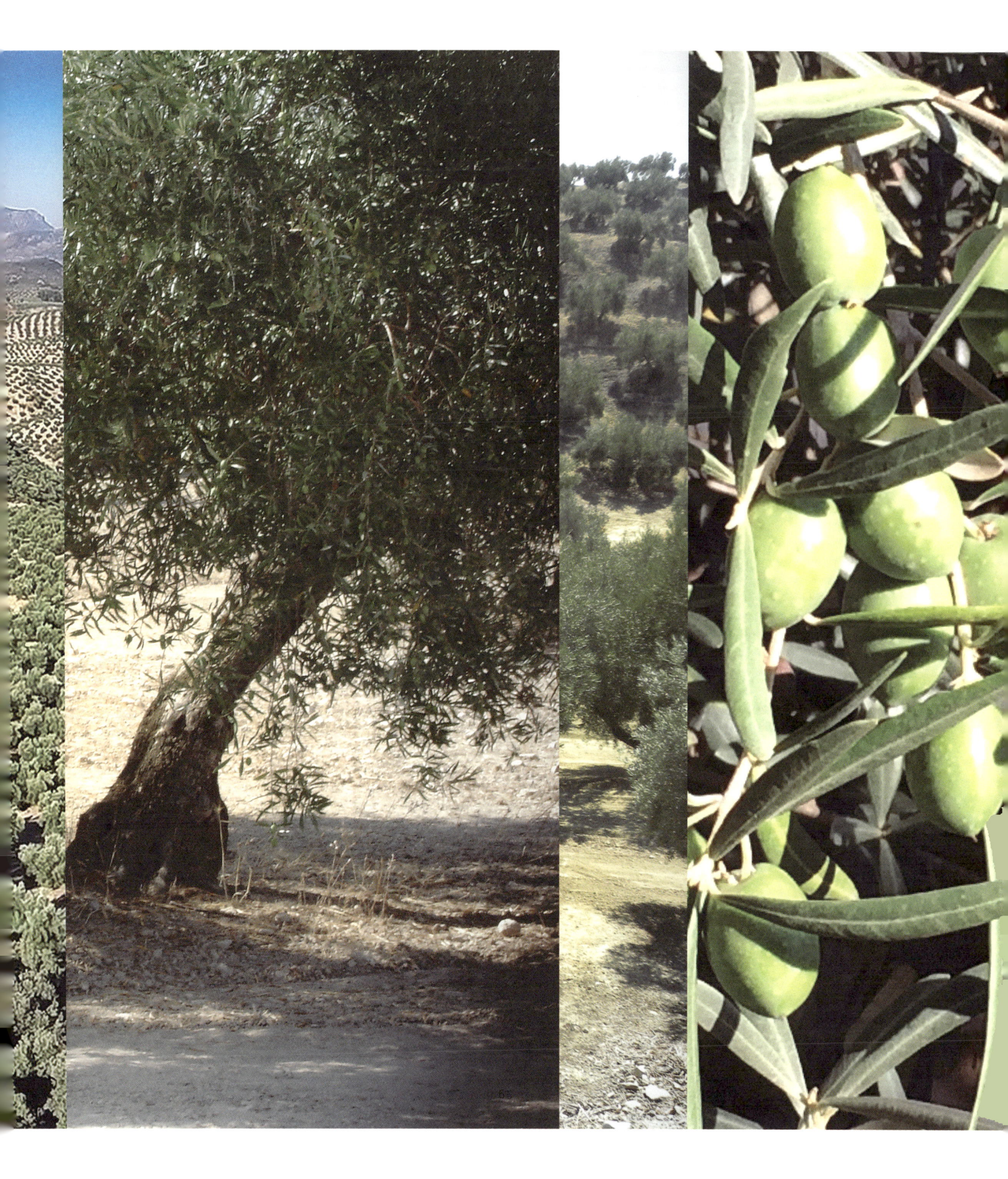

OLIVENÖL EXTRA VERGINE & VINAIGRETTE

OLIVENÖL EXTRA VERGINE, EIN KULINARISCHER GENUSS

Es stimmt schon: eine wirklich hervorragende Flasche Olivenöl kostet fast mehr als eine Flasche Champagner, aber sie ist jeden Cent wert. **Geschmack und Nährwert von Olivenöl Extra Vergine in Bioqualität sind unbezahlbar!**

Schon mehr als zweitausend Jahre lang sind Oliven und Olivenöl ein Hauptprodukt im Mittelmeerraum. Das „grüne Gold" verfügt über haufenweise ungesättigte Fettsäuren. Das Ergebnis? Einwohner der Mittelmeeranrainerstaaten leiden auffallend seltener unter Herz-Kreislauf-Erkrankungen. …

Jungfräuliches Öl
Welches Olivenöl ist das Richtige? Nur solches mit dem Qualitätssiegel „Extra Vergine". Das bedeutet so viel wie: einen Säuregrad (Azidität) von unter 0,8 Prozent. Die Luxusklasse unter den Olivenölen hat eine Azidität von weniger als 0,3 Prozent. Himmlisch! Liegt der Säuregrad über 0,8 Prozent, ist das Öl kein „Extra Vergine" mehr und darf gemäß den europäischen Richtlinien mit Lösungsmitteln und anderen Zusatzstoffen versetzt werden. Dann trägt es zwar noch die Bezeichnung „Olivenöl", ist aber kein reines Öl mehr! Und das heißt: Weniger gesund und weniger lecker. Kaufe also immer die beste Qualität, die du dir leisten kannst.

EIN OLIVENÖL EXTRA VERGINE, AN DAS ICH MEIN HERZ VERLOREN HABE:

Verde Salud
Dieses Bio-Olivenöl aus Picual-Oliven, erzeugt in den sonnigen Hügeln der spanischen Sierra Mágina (einem Naturschutzgebiet in Andalusien! Einzigartig! S. 64) haben wir speziell wegen seiner hohen Konzentration an Omega 9 und niedrigen Azidität ausgewählt. Kalt gepresst (maximal 27°C), scharfer Abgang, ideal zum Kochen und Braten (kann bis 200°C erhitzt werden). Und ist zudem köstlich im Geschmack!

Hermanos Catalán
Stell dir vor: eine ganze Plantage Arbequina-Olivenbäume in der spanischen Provinz Rioja. Jeder Baum hat 36 m² Platz zum Wachsen. Das ist nicht weniger als doppelt so viel wie in anderen Olivenhainen! Und mittendrin liegt: die Hacienda der Brüder Catalàn. Ergebnis: **Die von Hand gepflückten Oliven landen innerhalb von sechs Stunden nach der Ernte in der Presse (unter 25°C). Nach dem Dekantieren in Edelstahltanks wird das ungefilterte Olivenöl pro Bestellung auf dunkle Glasflaschen gezogen. So bleiben Aroma und Antioxidantien optimal bewahrt.** Kein Wunder, dass man so ein unglaublich samtweiches Olivenöl mit ureigenem Terroir-Aroma erhält, und dazu noch ungefiltert. Ein Gedicht zu Salaten!

UNGEFILTERTES OLIVENÖL EXTRA VERGINE

Solches Olivenöl spart einen Schritt im Herstellungsprozess aus. Dadurch ist es gelegentlich etwas trübe und folglich noch natürlicher. Ungefiltertes Olivenöl ist meine konkurrenzlose Nummer Eins in der Küche! Der Unterschied zwischen „lebendigem" und raffiniertem Öl ist enorm! Der Geschmack ist so viel intensiver… Leider sind viele Menschen mittlerweile nicht mehr an intensive Geschmäcker gewöhnt und greifen lieber zu einem raffinierten, faden Öl.

Olivenöl enthält u. a. Chlorophyll, Q10, Lecithin, Polyphenole, Sterolen und Squalen. Es ist also ein Superfood! Obwohl Olivenöl reich an Omega 9 ist, darf es einmalig erhitzt werden, solange die Temperatur nicht über den Rauchpunkt steigt (rund 160°C).

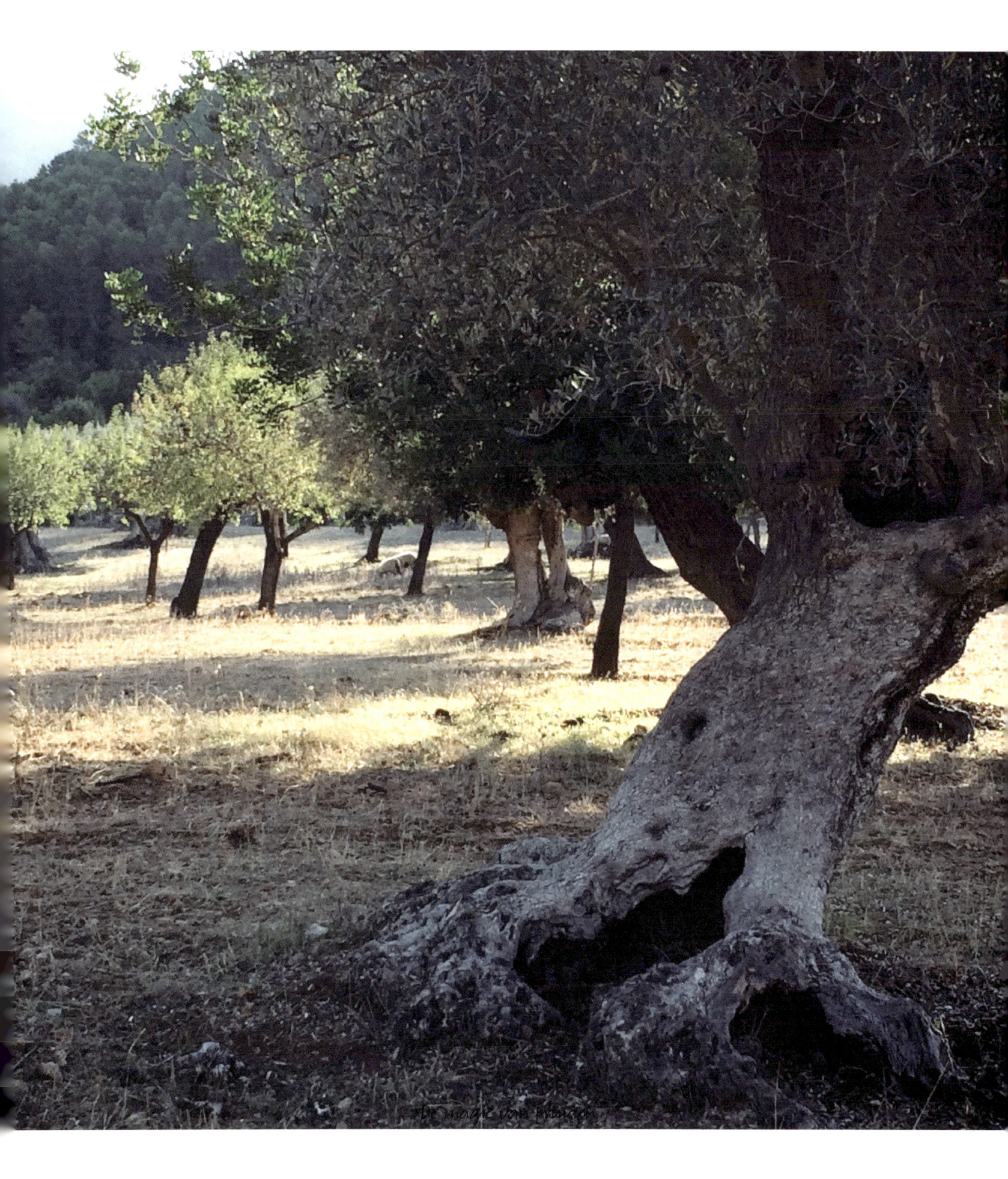

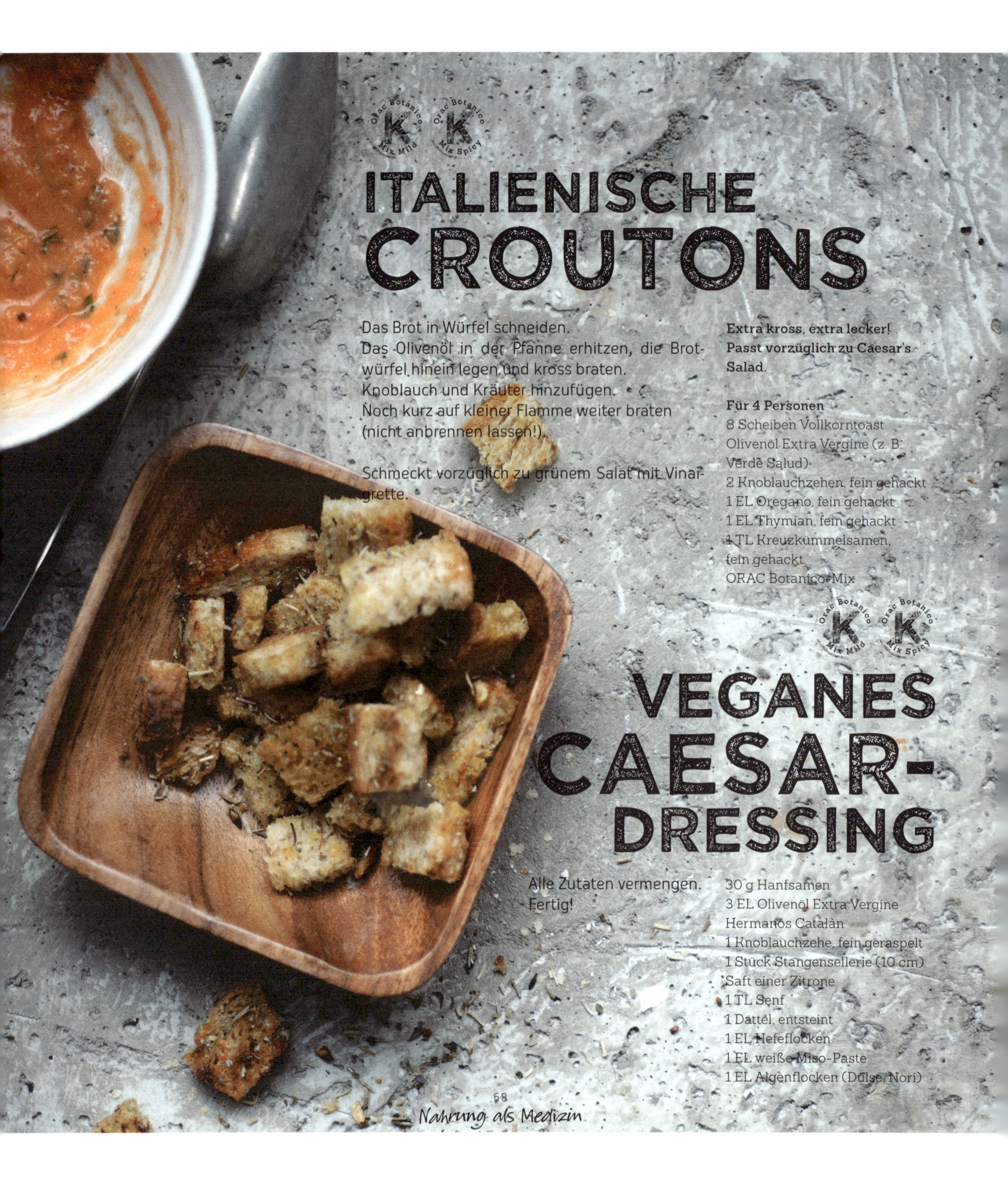

ITALIENISCHE CROUTONS

Das Brot in Würfel schneiden.
Das Olivenöl in der Pfanne erhitzen, die Brotwürfel hinein legen und kross braten.
Knoblauch und Kräuter hinzufügen.
Noch kurz auf kleiner Flamme weiter braten (nicht anbrennen lassen!).

Schmeckt vorzüglich zu grünem Salat mit Vinaigrette.

Extra kross, extra lecker!
Passt vorzüglich zu Caesar's Salad.

Für 4 Personen
8 Scheiben Vollkorntoast
Olivenöl Extra Vergine (z. B. Verde Salud)
2 Knoblauchzehen, fein gehackt
1 EL Oregano, fein gehackt
1 EL Thymian, fein gehackt
1 TL Kreuzkümmelsamen, fein gehackt
ORAC Botanico-Mix

VEGANES CAESAR-DRESSING

Alle Zutaten vermengen. Fertig!

30 g Hanfsamen
3 EL Olivenöl Extra Vergine Hermanos Catalàn
1 Knoblauchzehe, fein geraspelt
1 Stück Stangensellerie (10 cm)
Saft einer Zitrone
1 TL Senf
1 Dattel, entsteint
1 EL Hefeflocken
1 EL weiße Miso-Paste
1 EL Algenflocken (Dulse, Nori)

Nahrung als Medizin

ITALIENISCHES PESTO

Basilikum, Knoblauch und Pinienkerne zu einer glatten Masse pürieren. Das Olivenöl angießen, bis die Masse gut bedeckt ist. Gut schütteln.

Varianten: Statt Basilikum schmeckt dieses Pesto auch sehr lecker mit angerösteter gelber oder roter Paprika.

2 Bund frisches Basilikum
3 Knoblauchzehen
100 g Pinienkerne
Olivenöl Extra Vergine (z. B. Hermanos Catalán)

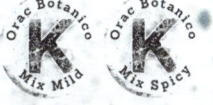

CAESAR'S SALAD
MIT KROSS GEBRATENEN SEITANSTREIFEN

Den Eisbergsalat in dünne Streifen schneiden und in eine Schüssel geben.
Etwas Caesar's-Dressing unterrühren. Den Seitan aus der Verpackung holen und in kleine Streifen schneiden.
Einen flachen Teller mit Buchweizenmehl bestäuben und die Seitanstreifen darin wenden. Den ORAC Botanico-Mix darüber streuen und alles gut vermengen.
Das Olivenöl in der Pfanne erhitzen, die Seitanstreifen hinein legen und kross braten.
Die Streifen zum Salat geben.
In derselben Pfanne die Spiegeleier zubereiten und mit diesen den Salat garnieren.

Ein wunderbar einfacher und sehr eiweißreicher Salat!

Für 2 Personen
1 Eisbergsalat
1 Packung Seitan Steak, Dinkel (z. B. von Bertyn)
3 EL Buchweizenmehl
ORAC Botanico-Mix spicy
Olivenöl Extra Vergine (z. B. Verde Salud)
4 Eier

Die Magie der Kräuter und Gewürze

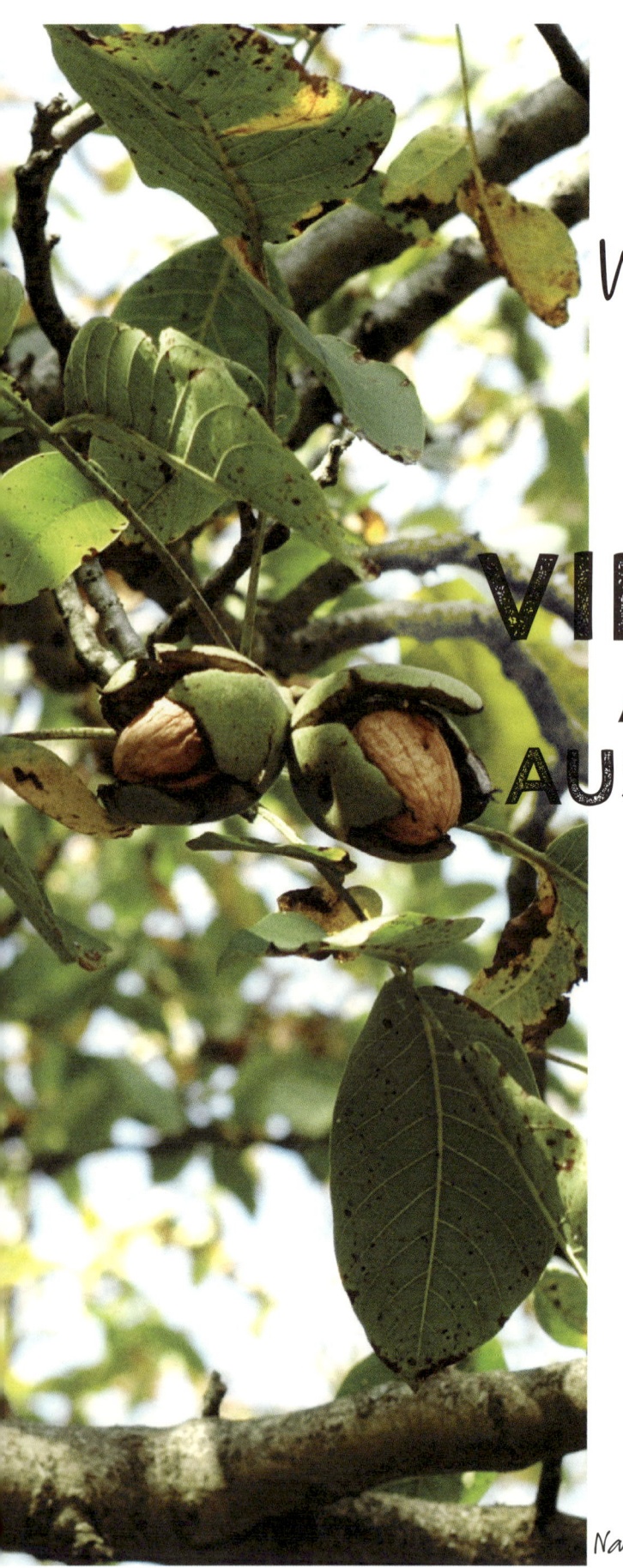

Willkommen im Périgord!

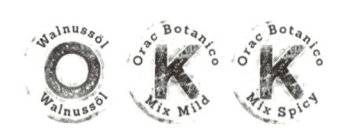

VINAIGRETTE AUS WALNÜSSEN AUS DEM PÉRIGORD

Alle Zutaten vermengen. Fertig!

1 EL Senf mit Meerrettich, erhältlich im Bioladen
1 TL Himbeeressig
1 EL Lavendel-Rosenblütensirup (z. B. von Gut zum Leben) oder Holunderblütensirup
8 EL natives Walnussöl
ORAC Botanico-Mix mild oder spicy

Ich entscheide mich bewusst für Qualität. Die Menge reduzieren, dafür absolut reine Produkte, das ist es, was ich liebe!

MONSIEUR MONSALLIER

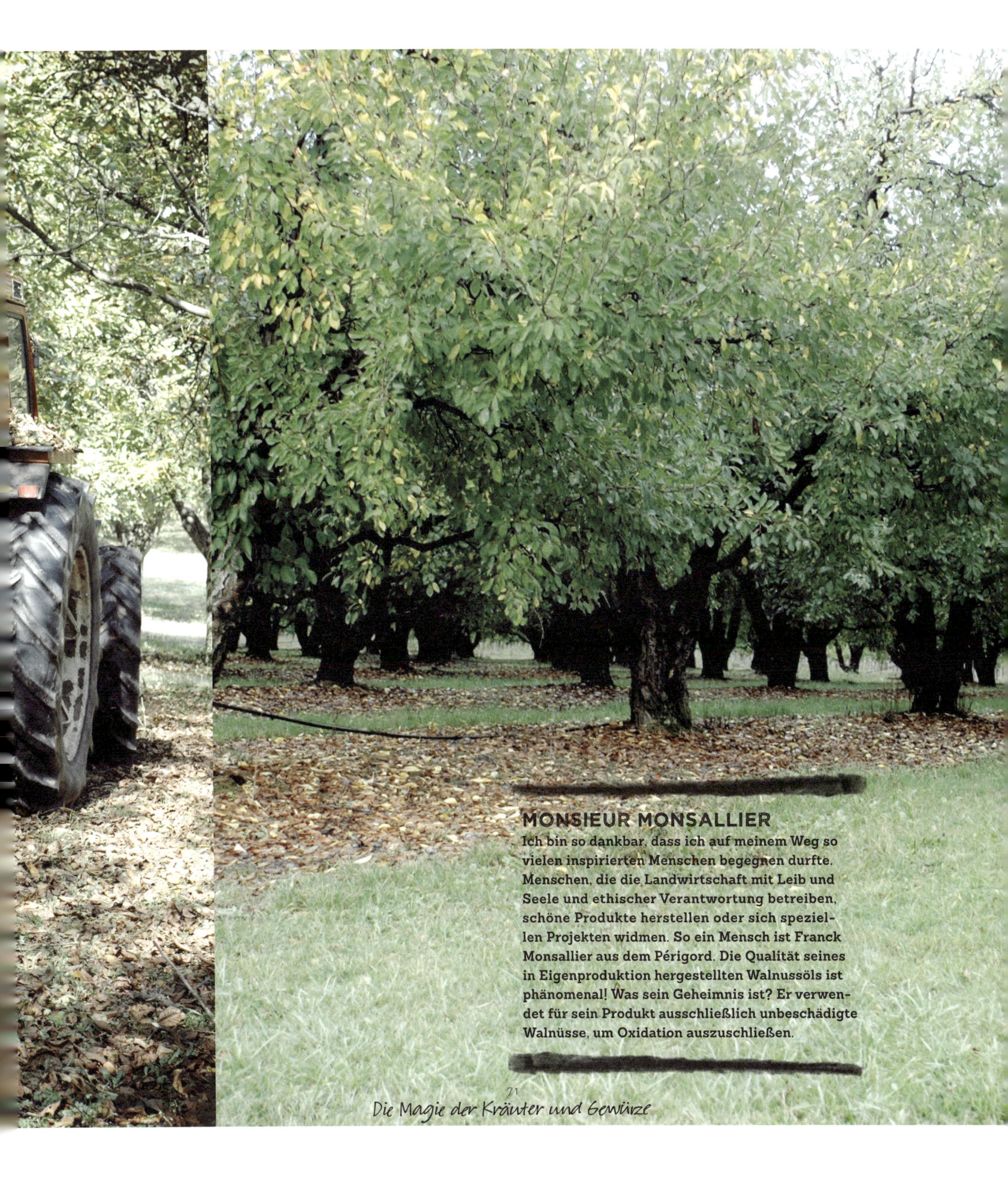

Ich bin so dankbar, dass ich auf meinem Weg so vielen inspirierten Menschen begegnen durfte. Menschen, die die Landwirtschaft mit Leib und Seele und ethischer Verantwortung betreiben, schöne Produkte herstellen oder sich speziellen Projekten widmen. So ein Mensch ist Franck Monsallier aus dem Périgord. Die Qualität seines in Eigenproduktion hergestellten Walnussöls ist phänomenal! Was sein Geheimnis ist? Er verwendet für sein Produkt ausschließlich unbeschädigte Walnüsse, um Oxidation auszuschließen.

Die Magie der Kräuter und Gewürze

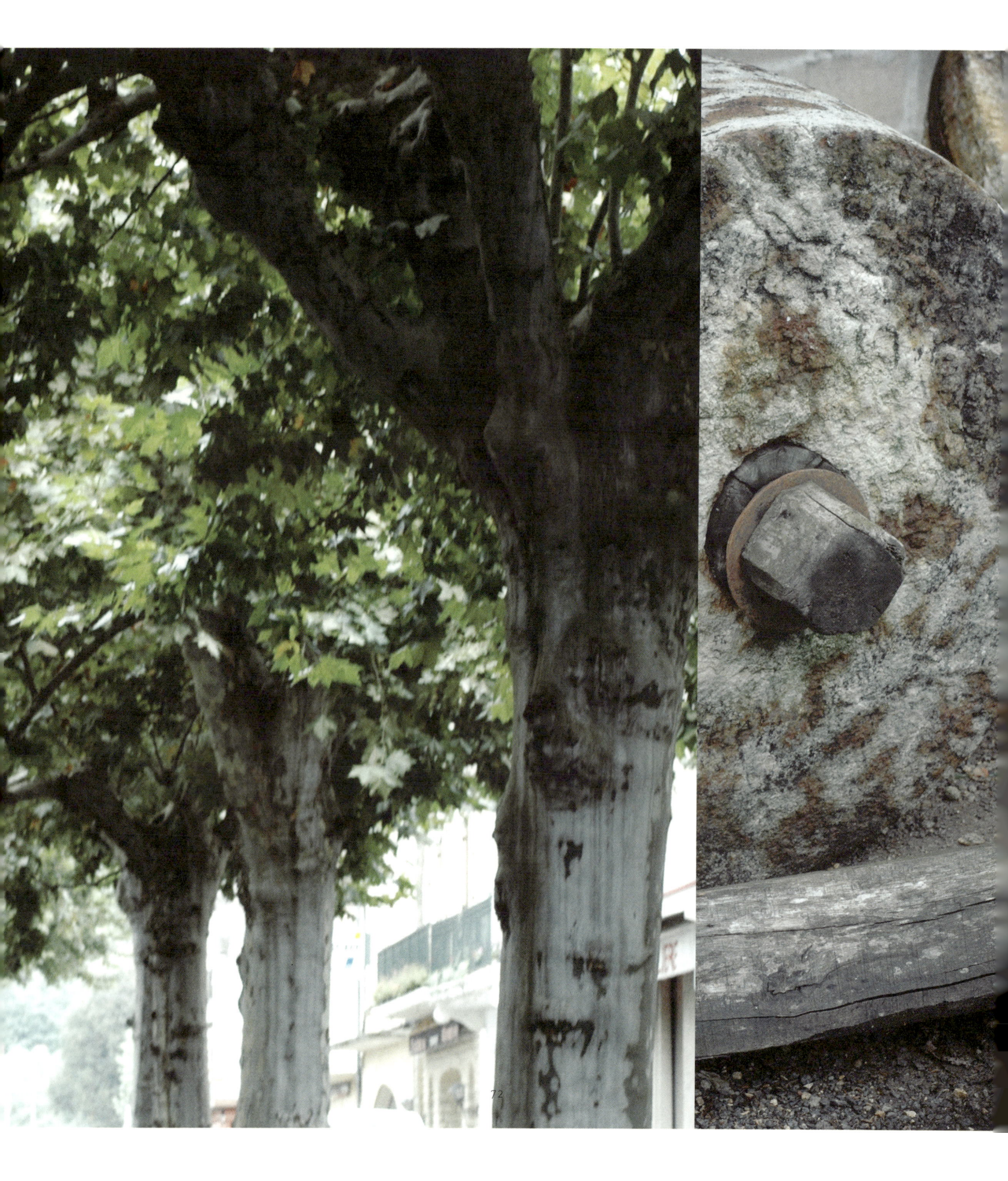

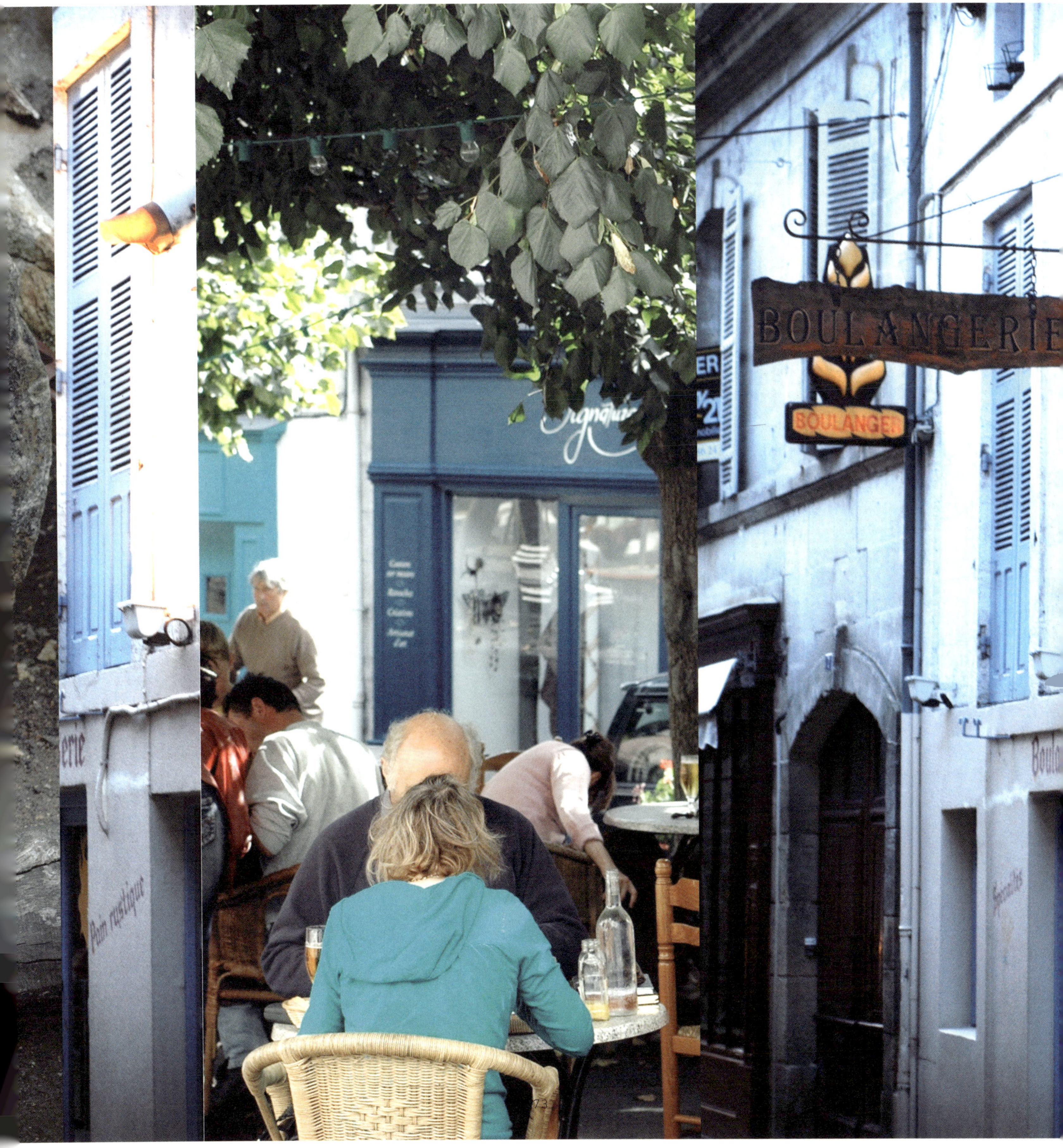
BOULANGERIE
BOULANGER
Pain rustique

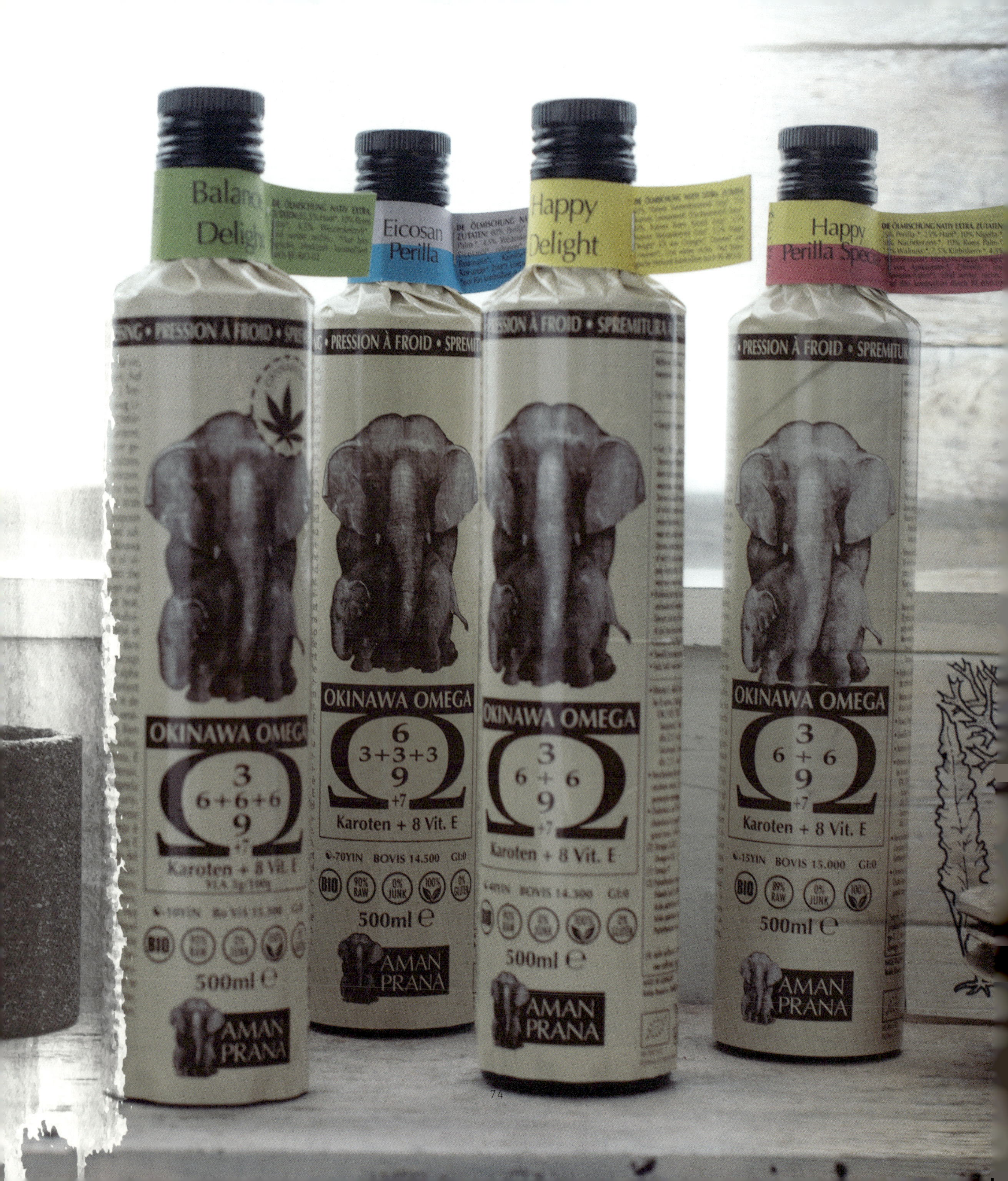
Balance Delight
Eicosan Perilla
Happy Delight
Happy Perilla Special
PRESSION À FROID
OKINAWA OMEGA
3 6+6+6 9 +7
6 3+3+3 9 +7
3 6+6 9 +7
Karoten + 8 Vit. E
BOVIS 14.500
BOVIS 15.000
500ml ℮
AMAN PRANA

FUTTER FÜR DEIN GEHIRN

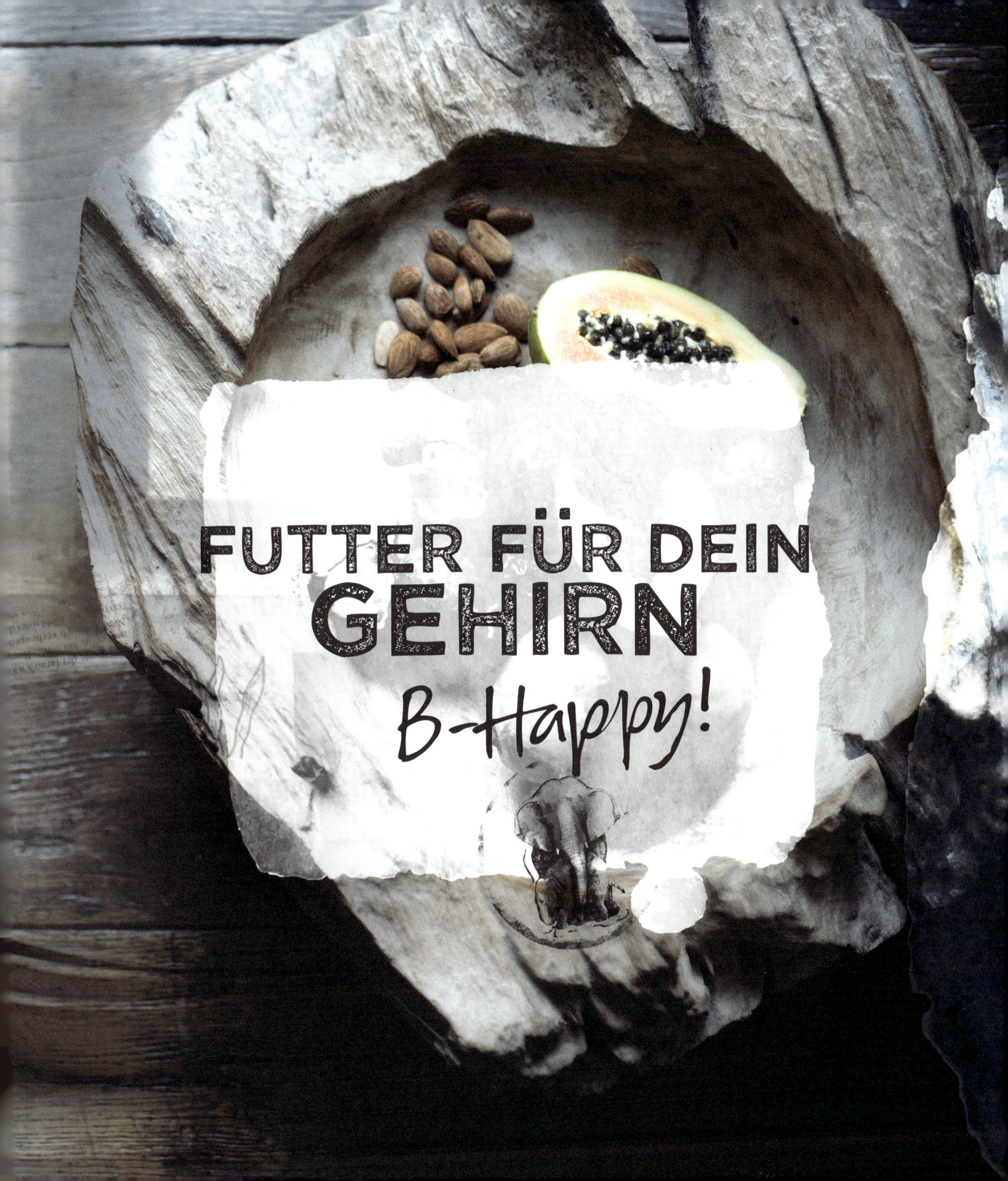

B-Happy!

DAS GLÜCK SITZT ZWISCHEN DEINEN OHREN

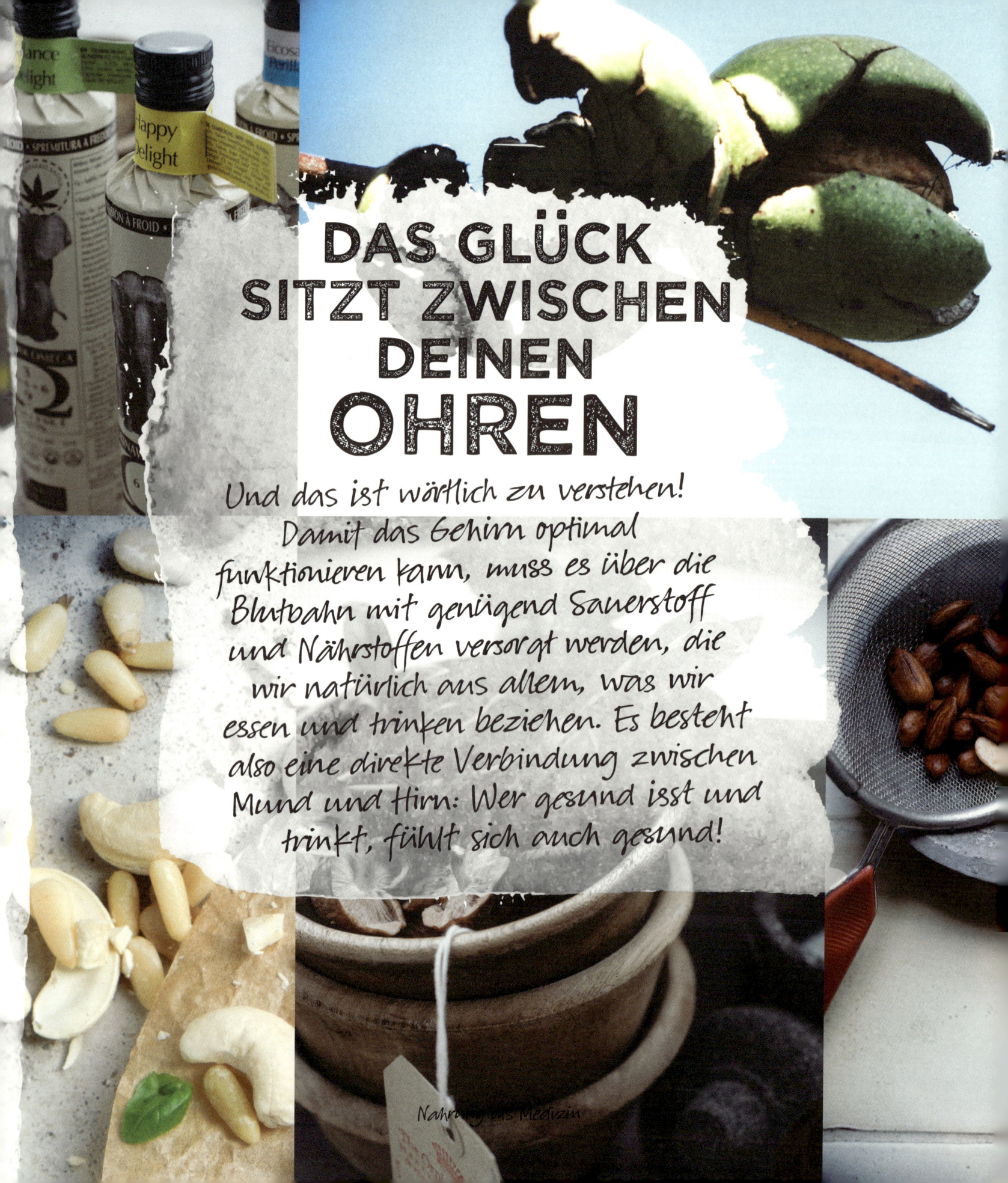

Und das ist wörtlich zu verstehen! Damit das Gehirn optimal funktionieren kann, muss es über die Blutbahn mit genügend Sauerstoff und Nährstoffen versorgt werden, die wir natürlich aus allem, was wir essen und trinken beziehen. Es besteht also eine direkte Verbindung zwischen Mund und Hirn: Wer gesund isst und trinkt, fühlt sich auch gesund!

Nahrung als Medizin

UNGESÄTTIGTE FETTSÄUREN MACHEN DIE HIRNZELLEN FROH

Hirnmasse besteht zu 60 Prozent aus Fett. Deshalb freuen sich deine Hirnzellen auch, wenn du darauf achtest, dass sie mit (den richtigen) Fetten versorgt werden. Mich braucht niemand mehr von den Superkräften pflanzlicher Omega 3-, 6- und 9-Fettsäuren zu überzeugen. Pflanzliche Omega-Fettsäuren sind schließlich die völlig naturbelassene Variante: Wir verdauen das Öl aus einer Vielfalt von Kernen, Nüssen und Samen und – voilà! Natürlicher geht's nicht.

Eine Mischung aus Leinsamen, Hanfsamen, Kürbiskernen, Sonnenblumenkernen und Nüssen ist die ideale Zwischenmahlzeit mit haufenweise Omega 3, 6 und 9.

GESUNDER FISCH ODER FISCHÖL?

Das Problem ist zum Einen, dass die europäische Gesetzgebung zwar vorschreibt, dass die zulässigen Grenzwerte von Dioxin, PCB, Methylquecksilber und anderen gefährlichen Stoffen angegeben werden müssen, aber dass niemand ein Wort verliert über die Wechselwirkungen zwischen diesen zugelassenen Stoffen. Wo es doch gerade diese Wechselwirkungen sind, die in vielen Fällen zu bestimmten Krebserkrankungen und anderen Zivilisationskrankheiten führen können. Das andere Problem sind die finanziellen Verstrickungen zwischen Regierungen und Fischerei: Die Grenzwerte für giftige Stoffe werden einfach so hoch angesetzt, dass der Fisch die festgesetzten Normen nicht überschreitet. Täte man dies nicht, wäre kein einziger Fisch mehr für den menschlichen Verzehr geeignet …

Und was ist dann mit den in Fisch und Fischöl enthaltenen Omega-3-Fettsäuren? Ein Liter Fischöl wird aus bis zu 120 Kilogramm Fisch hergestellt. Teures Fischöl ist zudem stark raffiniert (sprich: gereinigt). Durch diese chemische Behandlung befreit man das Öl zwar von eventuellen Giften, eliminiert aber gleichzeitig auch alle Stoffe, die eine natürliche Schutzfunktion haben. Es handelt sich um das wohl am intensivsten behandelte Öl der Welt.

Ein häufiges Missverständnis über Omega-Fettsäuren

Es gib zwei essenzielle Fettsäuren, die unser Körper benötigt, aber nicht selbst herstellen kann:
- 1. Alpha-Linolensäure (ALA) = Grundbaustein der Fettsäuren aus der Omega-3-Familie
- 2. Linolsäure (LA) = Grundbaustein der Fettsäuren aus der Omega-6-Familie

Verfügt unser Körper über ausreichend ALA und LA, kann er die Omega-Fettsäuren, z. B. 3 und 6, selbst synthetisieren. Fischöl enthält EPA und DHA, isolierte Omega 3 und 6, aber keine ALA und LA. Bei Fischölkapseln handelt es sich folglich um Isolate, nicht um ein Bioprodukt. In ihrer pflanzlichen Form weisen ALA und LA holistische Eigenschaften auf, die eine Aufnahme durch unseren Stoffwechsel fördern. Deshalb entscheiden wir von Amanprana uns für ein Gesamtprodukt, nämlich für das rein pflanzliche Okinawa Omega Öl, ein intelligentes Nahrungsmittel, aus dem sich der Körper selbst zusammenbauen kann, was er benötigt. Denn wenn Fische Plankton fressen, tun sie im Grunde nichts anderes.

Pflanzliche Omega-Fettsäuren sind besser:
- für die Fische
- als Gegenmaßnahme gegen die Versauerung der Ozeane
- für die Gesundheit von uns Menschen

Worauf wartest du also noch?

OKINAWA OMEGA

Wir von Amanprana haben drei unterschiedliche Ölmischungen entwickelt, randvoll mit Omega-3-Fettsäuren aber ohne die Nachteile des Fischöls: die Okinawa Omega Öle. Diese Öle werden kalt gepresst und nicht chemisch bearbeitet, sie enthalten die benötigten Vitamine-E-Varianten und Carotine, um die Omega-Fettsäuren in der Flasche und im Körper gegen Oxidation zu schützen.

Es geht hier nicht in erster Linie um das Verhältnis der Omega-Fettsäuren 3 zu 6, sondern um die Qualität dieser beiden Superfoods!

B-happy!

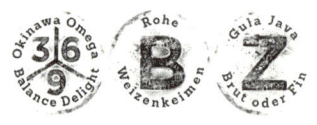

BUDWIG*
TRIFFT AMANPRANA

Alle Zutaten vermengen.

Als genussvolles und super gesundes Frühstück oder als Zwischenmahlzeit!

*Wer ist denn „Budwig"?

Dr. Johanna Budwig (geb. 1908) war eine deutsche Pharmakologin, Chemikerin und promovierte Physikerin. Diese energische Dame wurde nicht weniger als sieben Mal für den Nobelpreis nominiert. Weltberühmt wurde vor allem ihre Budwig-Diät, eine auf Eiweiß, Fettsäuren und Rohkost beruhende Ernährung. Und welches Öl empfahl Johanna Budwig vor allen anderen? Leinöl, das einen extrem hohen Anteil an Omega-3- und Omega-6-Fettsäuren hat! Dr. Budwig fand nämlich heraus, dass Fettsäuren in Kombination mit Eiweiß (schwefelhaltigen Aminosäuren) wasserlöslich werden.
Sie entdeckte, dass das Blut gesunder Menschen mehr Omega-3-Fettsäuren enthält als das kranker Menschen.

Auf Grundlage dieser Erkenntnis entwickelte sie ihre „Öl-Eiweiß-Kost". Sie dachte sich auch ein Rezept für eine Öl-Eiweiß-Creme aus. Die empfohlenen Mengenangaben: 1 Esslöffel Leinöl auf 4 Esslöffel Hüttenkäse. Und ich habe mittlerweile entdeckt, dass Hüttenkäse in Verbindung mit Okinawa Omega 3/6/9 (mit seinen natürlichen Vitamin-E-Varianten und Carotinen) noch bessere Wirkungen zeigt als lediglich mit Leinöl.
Sehr lecker!

Für 1 Person
1 TL Okinawa Omega 3/6/9 Balance Delight
ev. Weizenkeime (roh oder Alpin Blond)
125 g Quark oder Hüttenkäse
1 EL Gula Java Kokosblütenzucker
eine Prise Vanillepulver
eine Prise Zimtpulver

Warum sollten wir etwas anderes essen wollen als Nahrungsmittel, die so naturbelassen wie möglich sind? Alles steht mit allem in Verbindung, also auch das, was wir essen!

Nahrung als Medizin

BLUMENKOHL-COUSCOUS

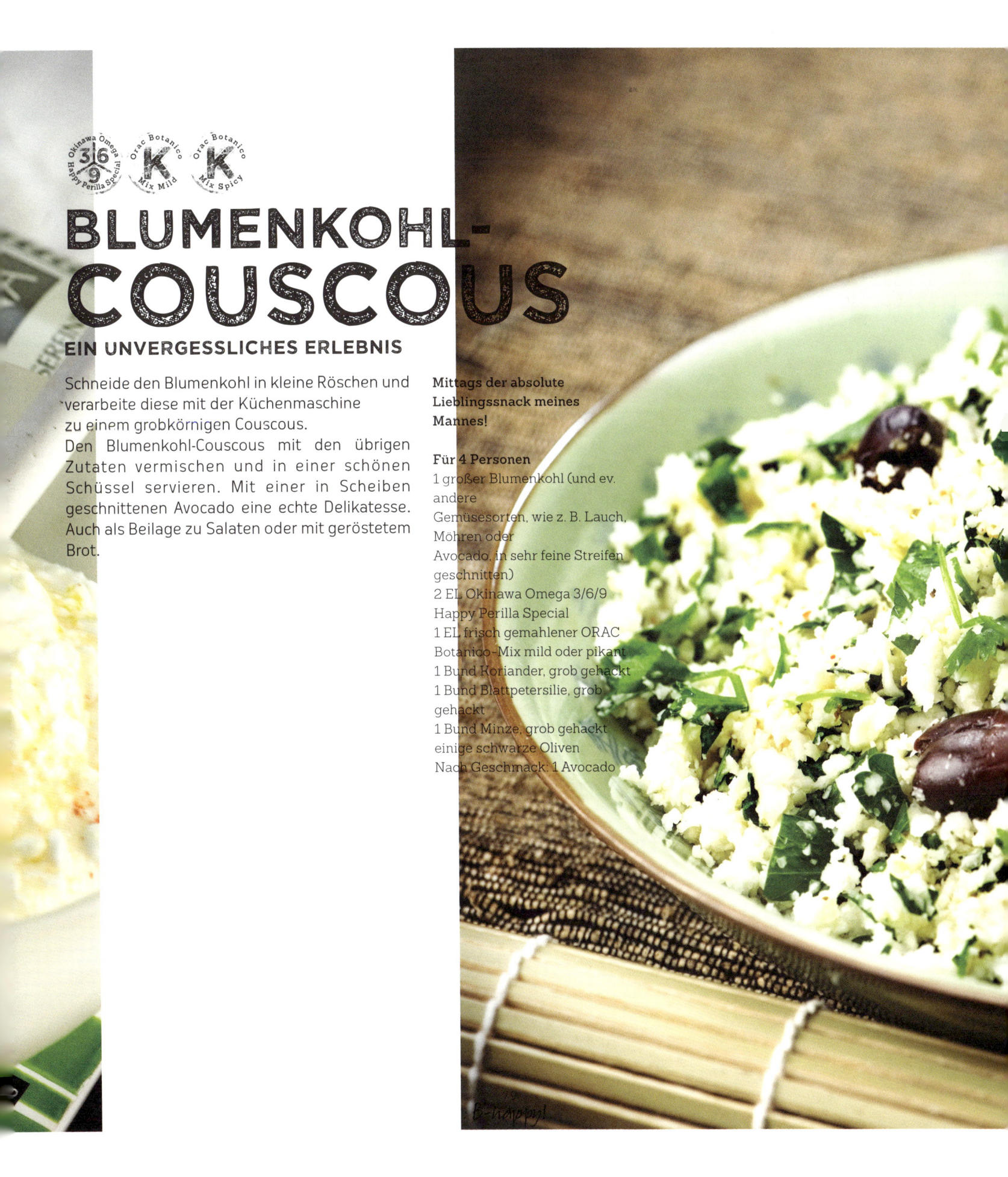

EIN UNVERGESSLICHES ERLEBNIS

Schneide den Blumenkohl in kleine Röschen und verarbeite diese mit der Küchenmaschine zu einem grobkörnigen Couscous.
Den Blumenkohl-Couscous mit den übrigen Zutaten vermischen und in einer schönen Schüssel servieren. Mit einer in Scheiben geschnittenen Avocado eine echte Delikatesse. Auch als Beilage zu Salaten oder mit geröstetem Brot.

Mittags der absolute Lieblingssnack meines Mannes!

Für 4 Personen
1 großer Blumenkohl (und ev. andere
Gemüsesorten, wie z. B. Lauch, Möhren oder
Avocado, in sehr feine Streifen geschnitten)
2 EL Okinawa Omega 3/6/9 Happy Perilla Special
1 EL frisch gemahlener ORAC Botanico-Mix mild oder pikant
1 Bund Koriander, grob gehackt
1 Bund Blattpetersilie, grob gehackt
1 Bund Minze, grob gehackt
einige schwarze Oliven
Nach Geschmack: 1 Avocado

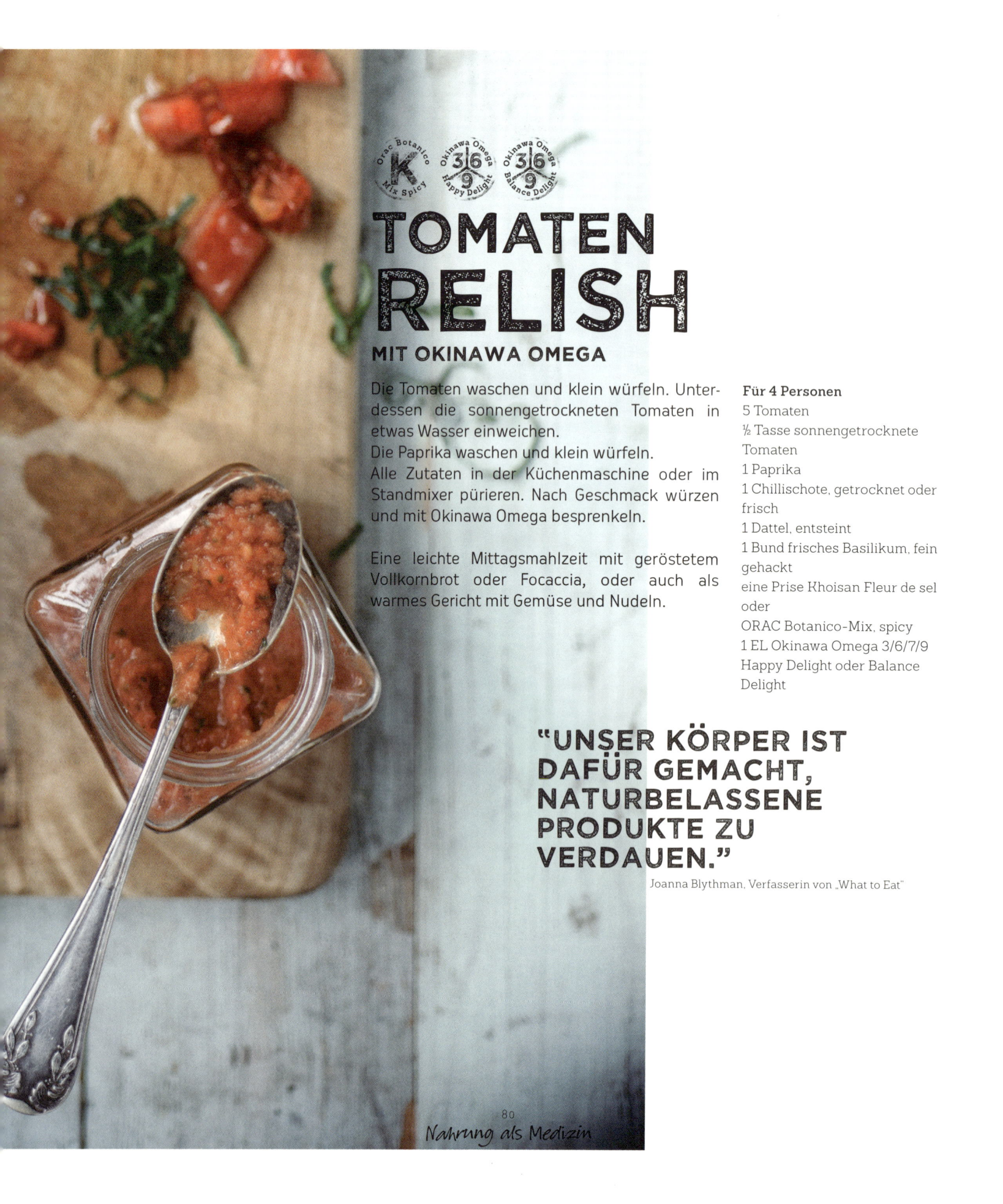

TOMATEN RELISH
MIT OKINAWA OMEGA

Die Tomaten waschen und klein würfeln. Unterdessen die sonnengetrockneten Tomaten in etwas Wasser einweichen.
Die Paprika waschen und klein würfeln.
Alle Zutaten in der Küchenmaschine oder im Standmixer pürieren. Nach Geschmack würzen und mit Okinawa Omega besprenkeln.

Eine leichte Mittagsmahlzeit mit geröstetem Vollkornbrot oder Focaccia, oder auch als warmes Gericht mit Gemüse und Nudeln.

Für 4 Personen
5 Tomaten
½ Tasse sonnengetrocknete Tomaten
1 Paprika
1 Chillischote, getrocknet oder frisch
1 Dattel, entsteint
1 Bund frisches Basilikum, fein gehackt
eine Prise Khoisan Fleur de sel oder ORAC Botanico-Mix, spicy
1 EL Okinawa Omega 3/6/7/9 Happy Delight oder Balance Delight

> "UNSER KÖRPER IST DAFÜR GEMACHT, NATURBELASSENE PRODUKTE ZU VERDAUEN."
>
> Joanna Blythman, Verfasserin von „What to Eat"

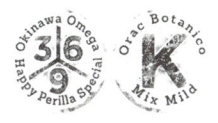

SOMMERLICHER QUINOASALAT
MIT KRÄUTERN

Quinoa gründlich waschen und in eine Stielkasserolle geben.
Für 2 Tassen Quinoa benötigt man 4 Tassen Wasser (2 Teile Wasser auf 1 Teil Quinoa).
Einen Schuss Olivenöl und 4 Knoblauchzehen hinzufügen.
Quinoa 10 Minuten kochen, dann die Flamme ausdrehen und noch kurz nachquellen und ruhen lassen.
Unterdessen die Kräuter waschen, trocken schwenken und grob hacken. Die Frühlingszwiebeln fein hacken. Alles in eine schöne Salatschüssel geben, einen Esslöffel ORAC-Kräuter darüber streuen, ein paar Drehungen aus der Pfeffermühle, einen Schuss Olivenöl und dann gut vermengen!
Zum Schluss mit Hanfsamen garnieren.

2 Tassen Quinoa, getrocknet
Olivenöl Extra Vergine Hermanos Catalán
4 Knoblauchzehen
1 Bund frische Blattpetersilie
1 Bund frisches Basilikum
1 Bund frischer Koriander
1 Bund frische Minze
frische Shiso-Blätter
2 Frühlingszwiebeln
1 EL ORAC Botanico-Mix, mild
Schwarzer Pfeffer aus der Mühle
1 EL Okinawa Omega 3/6/9 Happy Perilla Special Hanfsamen

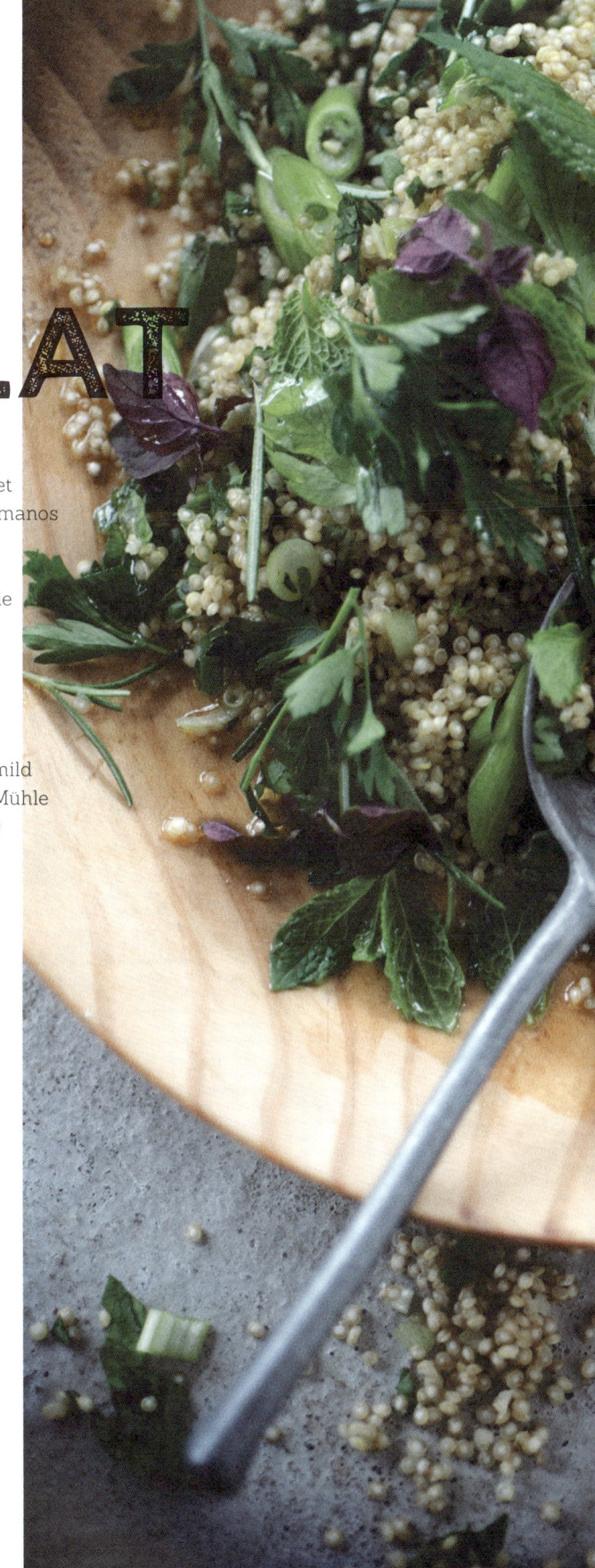

B-happy!

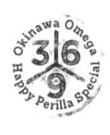

CAROTIN UND OMEGA-FETTSÄUREN

Die Zutaten klein schneiden und nacheinander durch den Entsafter schicken. Anschließend das Öl hinzufügen. Kurz umrühren und fertig!

Für 1 großes Glas (ca. 300 Milliliter)
3 bis 4 Möhren (ca. 200 g)
1 rote Paprika (ca. 200 g)
1 Paranuss
1 EL Okinawa Omega 3/6/9 Happy Perilla Special

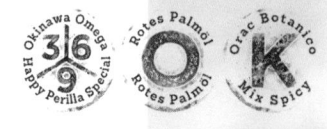

Tips!

Möhren enthalten viele Carotin. Rote Paprika ist eine Vitamin-C-Bombe. Okinawa Happy Perilla Special ist randvoll mit Omega-Fettsäuren. Bereits mit einer Paranuss pro Tag versorgst du dich mit deiner benötigten Dosis Selen. Mit etwas Fett oder Öl werden Carotine und Flavonoide noch besser aufgenommen!

INTELLIGENTER MÖHREN-KOHL-SALAT

Möhren und Kohl sehr fein raspeln. Die Zitrone auspressen und den Saft in einem Schälchen auffangen. Bereite eine Vinaigrette aus Zitronensaft, Okinawa-Öl, rotem Palmöl und Apfelessig zu. Dieses Dressing über das Gemüse gießen und gut durchmischen. Nach Geschmack eine Prise ORAC Botanico-Mix darüber streuen.
Mit einigen frischen Korianderstängeln und gegebenenfalls einigen gequetschten Koriandersamen garniert servieren.

Für 4 Personen
4 Möhren
½ Weißkohl (oder ¼ wenn er sehr groß ist)
1 Zitrone
2 EL Okinawa Omega 3/6/9 Happy Perilla Special
1 TL natives rotes Palmöl
1 EL Apfelessig
frischer Koriander
eine Prise ORAC Botanico-Mix, spicy
ev. Koriandersamen

Nahrung als Medizin

B-happy!

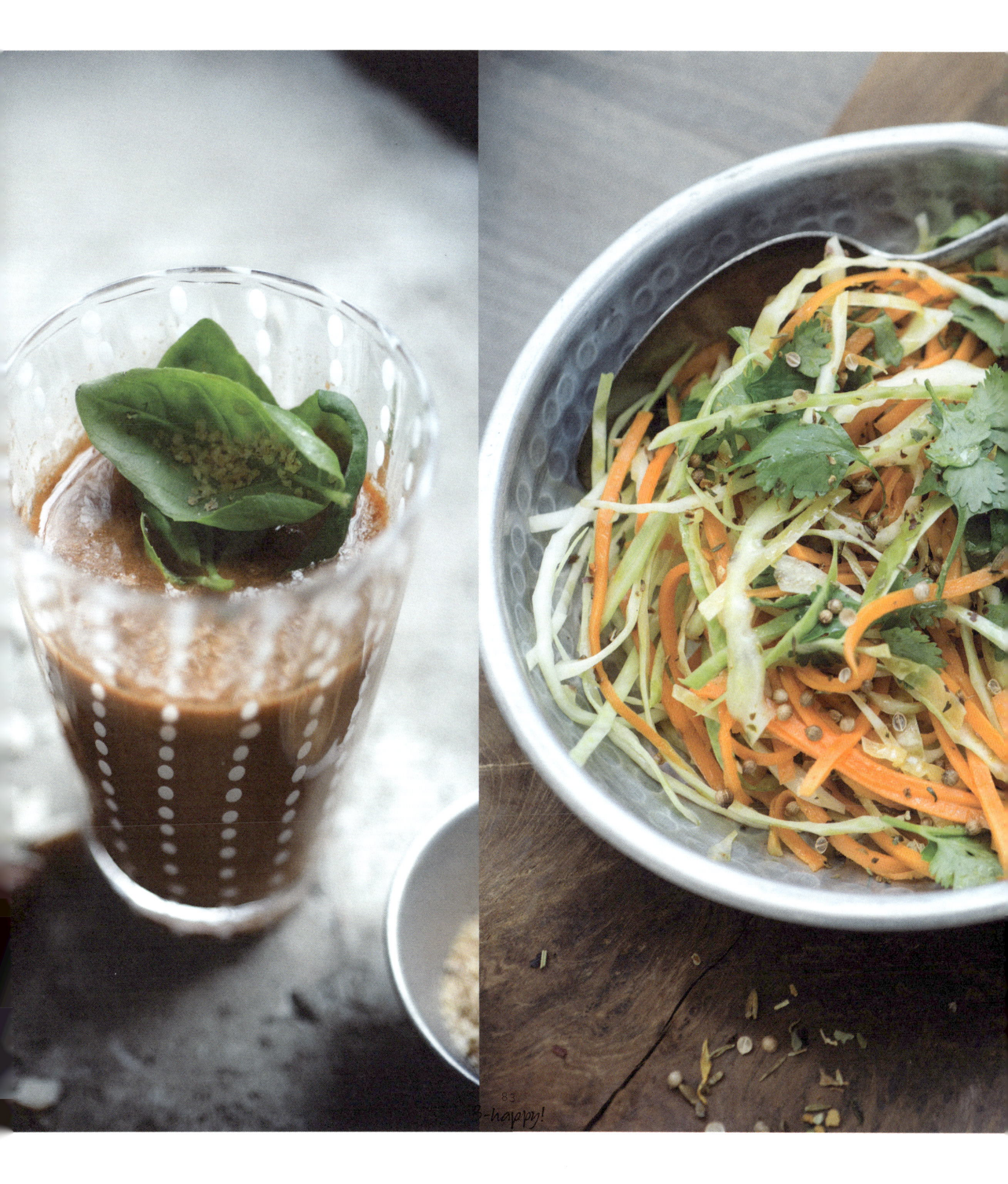

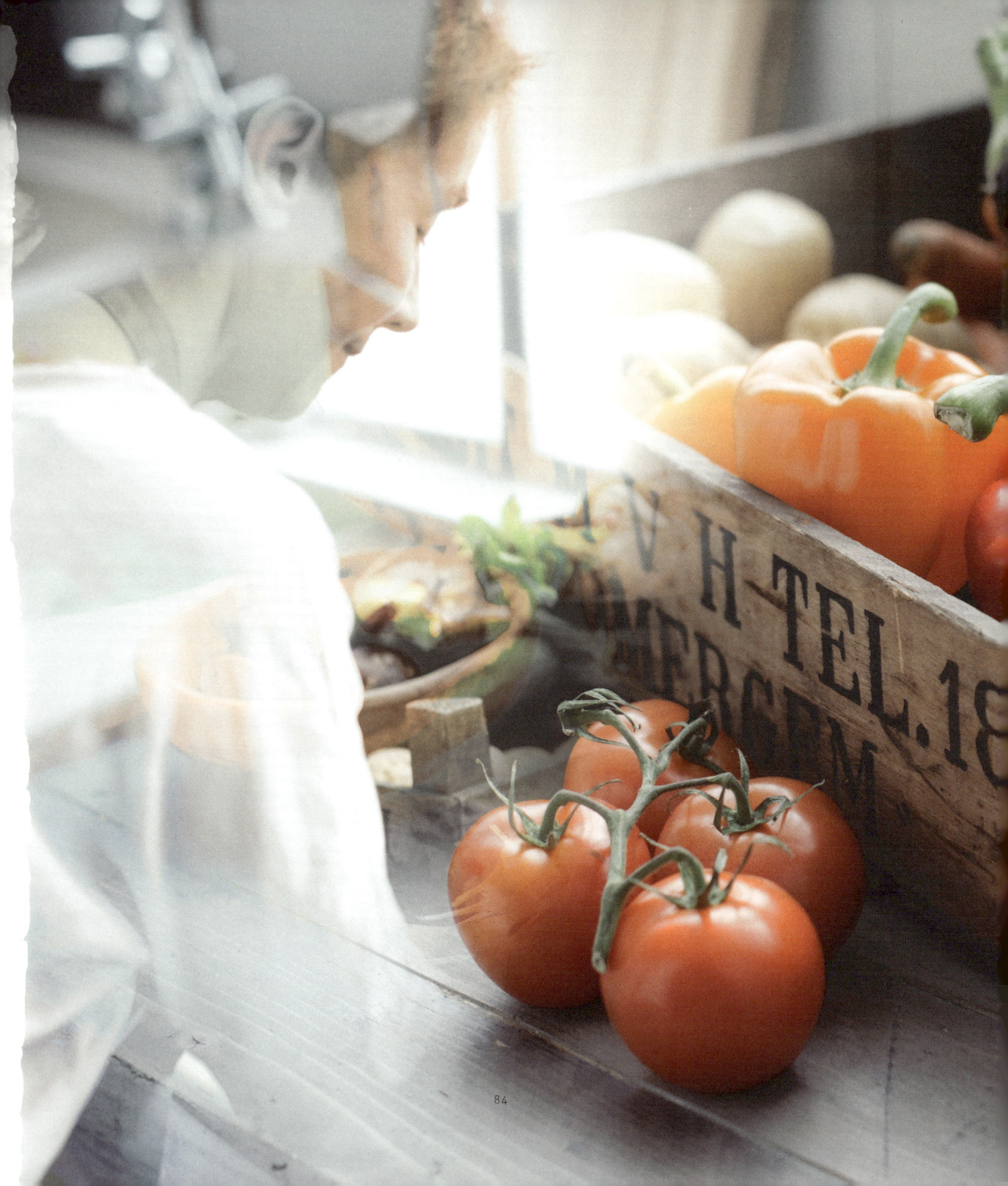

RRROH!

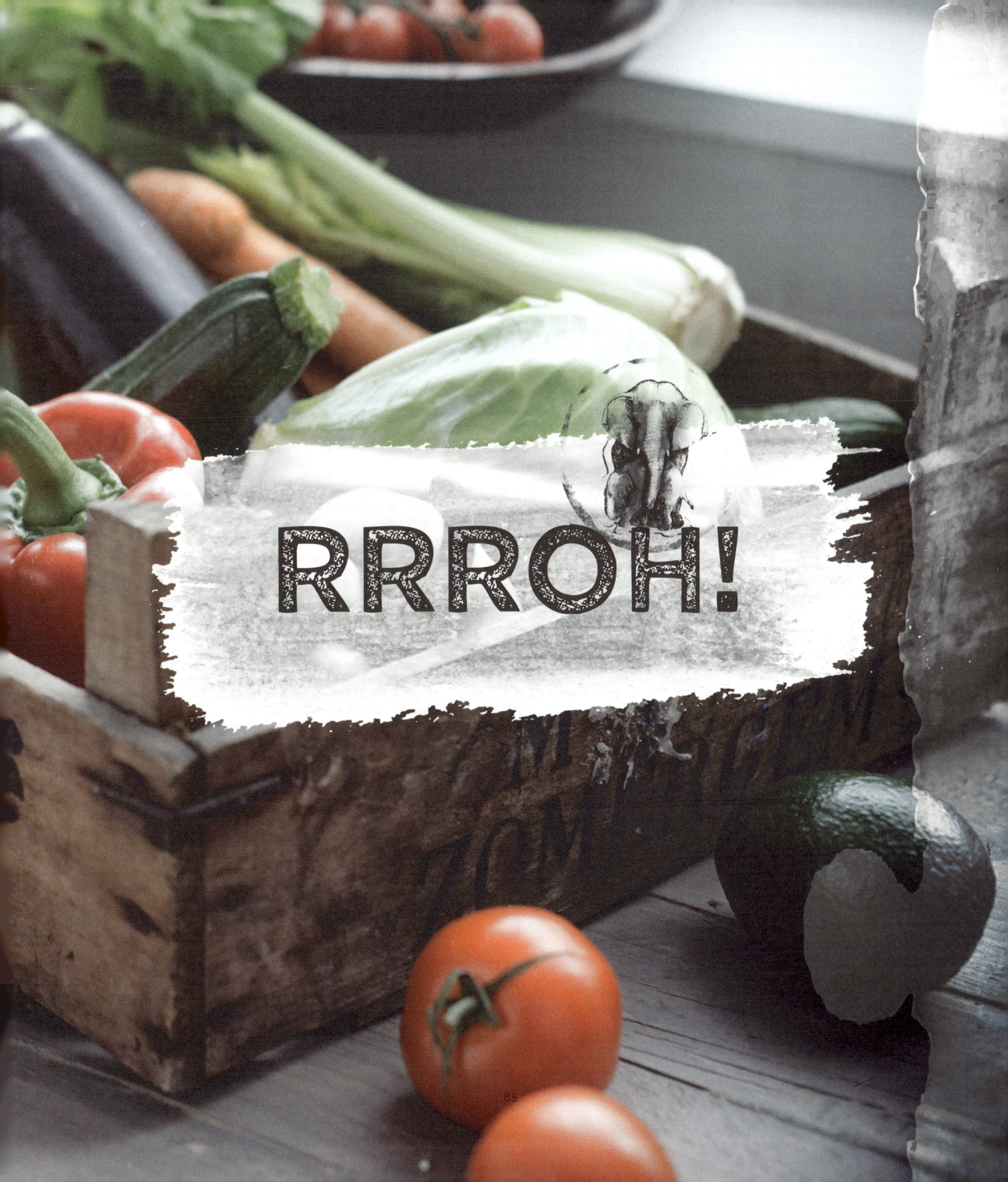

AN MEIN ERSTES ROHES GESCHMACKSERLEBNIS

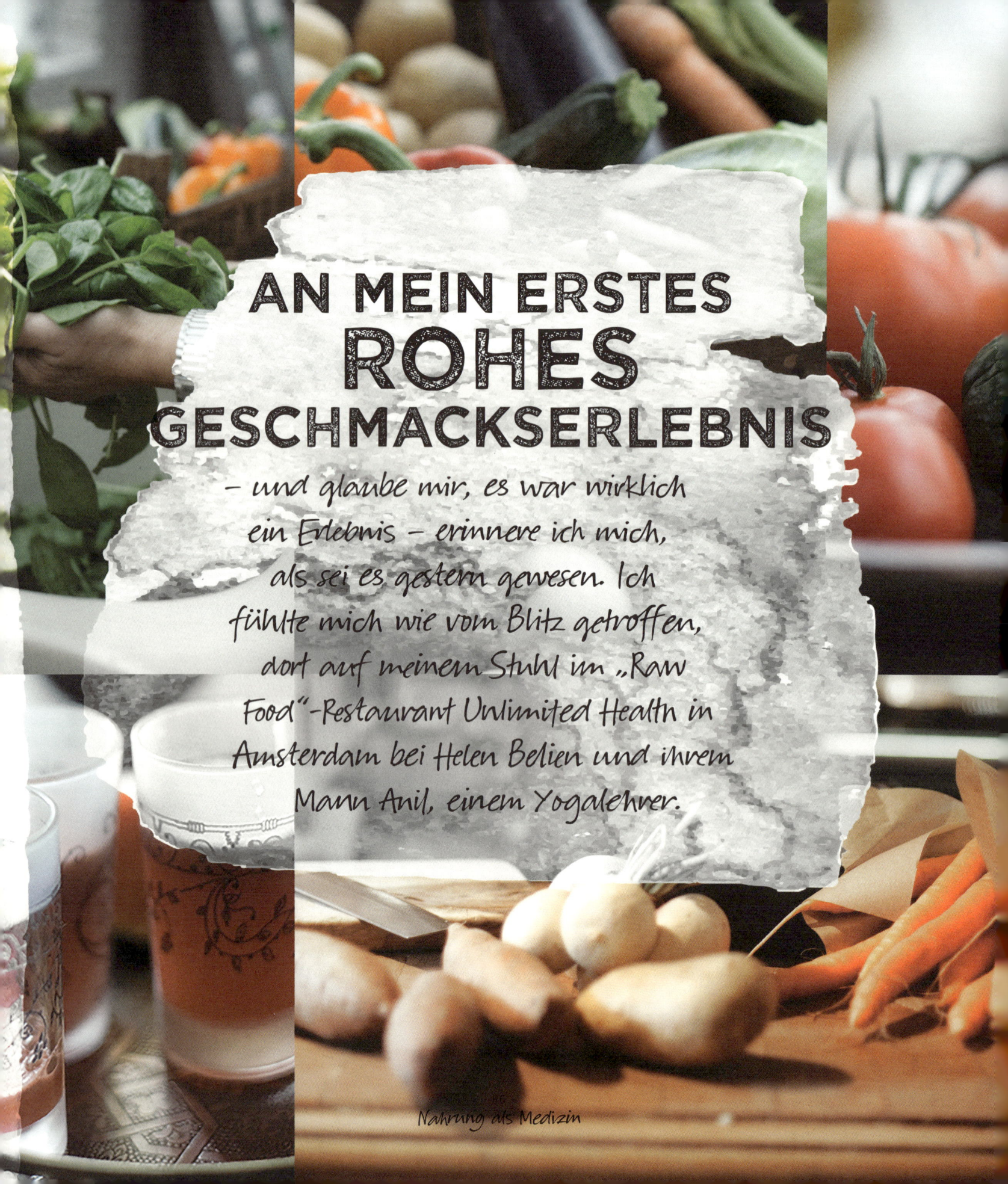

– und glaube mir, es war wirklich ein Erlebnis – erinnere ich mich, als sei es gestern gewesen. Ich fühlte mich wie vom Blitz getroffen, dort auf meinem Stuhl im „Raw Food"-Restaurant Unlimited Health in Amsterdam bei Helen Belien und ihrem Mann Anil, einem Yogalehrer.

Nahrung als Medizin

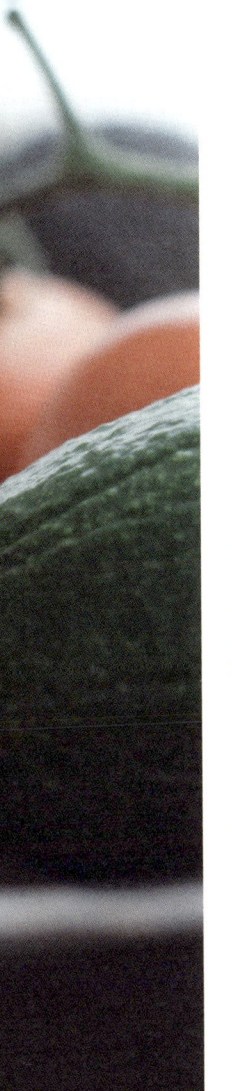

Helen und ich brauchten nicht lange nach Übereinstimmungen zu suchen. Beide sind wir davon überzeugt, dass die Liebe, mit der man Speisen zubereitet, im Geschmack der Gerichte zum Ausdruck kommt. Darüber hinaus glauben wir stark daran, dass man dadurch auch haufenweise positive Energie erzeugt.

WARUM ROH?
Enzyme, Vitamine und Spurenelemente sind zwar in großen Mengen in rohem Obst und Gemüse enthalten, gehen aber häufig beim Kochen verloren. Darum erhitzen Raw-Food-Chefs Nahrungsmittel niemals über 45°C.
Tag für Tag nur Rohkost zu essen, gelingt mir nicht, aber derzeit ist immerhin zwei Drittel meiner Speisen ungekocht. Ich stelle viele Säfte und Smoothies her, doch es gibt noch so viele andere Möglichkeiten! Denke nur an Nussaufstriche oder Käseersatz auf Grundlage von Hefeflocken.

MEINE RAW-FOOD-LIEBLINGSRESTAURANTS
Tan, Brüssel & Antwerpen
Unlimited Health, Amsterdam
Flax & Kale, Barcelona
Teresa Carles, Barcelona
La Mano Verde, Berlin
Make Out, Los Angeles
Plant Food and Wine, Miami
42 Degrés, Paris
Crudessence, Quebec
LifeFood Organic, Santa Monica, Kalifornien
Plant Food and Wine, Venice Kalifornien
Passion Café & Restaurant, Ibiza

Sich vom einem auf den anderen Tag nur noch mit Rohkost zu ernähren, erscheint wahrscheinlich als nicht machbar. Aber ich gebe hier gerne ein paar Rezepte für den Einstieg! Du wirst sehen, es ist alles gar nicht so schwierig. Und wer weiß, vielleicht wird dann auch aus dir ein „Believer" ...

Tipp!
Mit einem Rohkostsalat oder einem frischen Gemüsesaft vor dem Hauptgericht bekommt man ausreichend Enzyme, um die anschließenden Speisen besser verdauen zu können und dadurch weniger essen zu müssen. Darum bleiben französische Frauen schlank!

Mit einem Spiralschneider kann man Nudeln leicht durch Gemüsespaghetti ersetzen. Stell dir vor: Zucchini- oder Kürbispasta, ein wunderbar leichter Genuss!

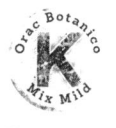

NORISUSHI MIT NUSSMUS

Für das Nussmus alle Zutaten zu einer dicken Sauce pürieren. Gurke, Möhre und Avocado in Streifen schneiden. Ein Drittel jedes Noriblattes mit Nussmus bestreichen.
Mit den Gemüsestreifen, ein paar Alfalfa-Sprossen und einigen Blättern Rucola bedecken.
Das Noriblatt aufrollen. Den Rand mit etwas Wasser befeuchten und zukleben, anschließend in fünf gleich lange Stücke schneiden.
Mit Sojasauce servieren.

Für 2 Personen
für die Sushi-Röllchen
1 Salatgurke
1 Möhre
1 Avocado
2 rohe, fischfreie, biologische Noriblätter
1 Packung Alfalfa-Sprossen
Rucola
Sojasauce dazu reichen

Für das Nussmus
1 Tasse Mandelmehl
½ Tasse Paranüsse
1 EL weiße Miso-Paste
¼ Tasse sonnengetrocknete Tomaten
1 EL Olivenöl Extra Vergine (z. B. Hermanos Catalán)
ORAC Botanico-Mix, mild

ROHE MÖHREN-SUPPE

Möhrensaft, Avocado, Öl, Miso und eine Prise Cayennepfeffer im Standmixer zu einer glatten Suppe verarbeiten.
Mit etwas Limettensaft und ein paar Sesamkörnern garnieren.

Für 2 Personen
0,5 L frischer Möhrensaft
1 Avocado
1 EL natives Kokosöl
1 EL native Ölmischung Cocos+Olive+Red Palm
1 EL weiße Miso-Paste (z. B. TerraSana)
Cayennepfeffer
1 Limette
1 EL Sesamkörner

Wusstest du schon?

Miso ist ein mit Salz vermischtes, japanisches Würzmittel aus fermentierten Sojabohnen und/oder Getreide (z. B. Weizen, Reis, Gerste), das probiotisch wirkt. Miso ist weder süß, noch sauer, salzig oder bitter, sondern eine komplett eigene, nämlich die fünfte Geschmacksrichtung: Umami. Misosuppe ist eine meiner Lieblingssuppen!
(S. 155)

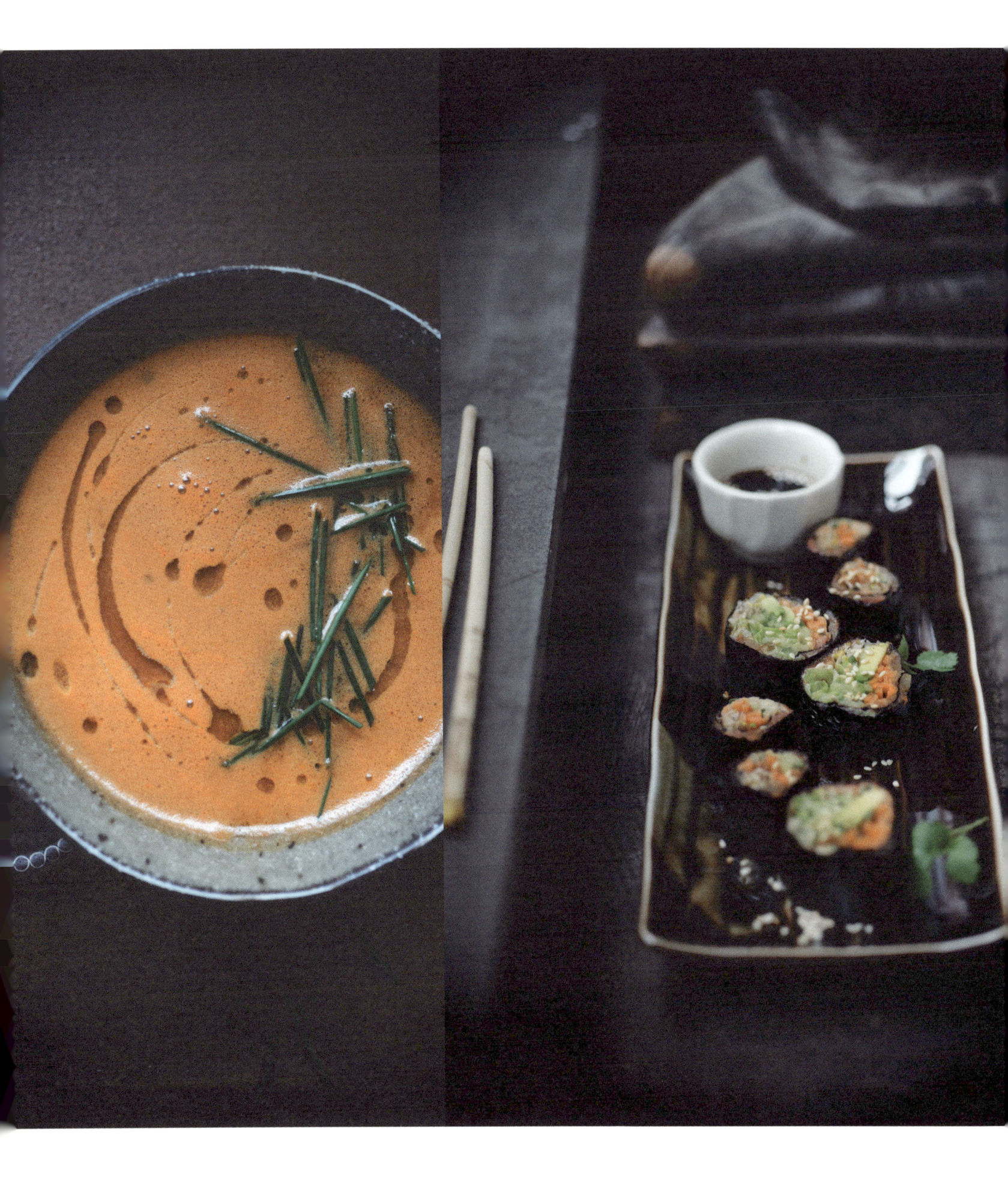

PARMESAN OHNE KÄSE

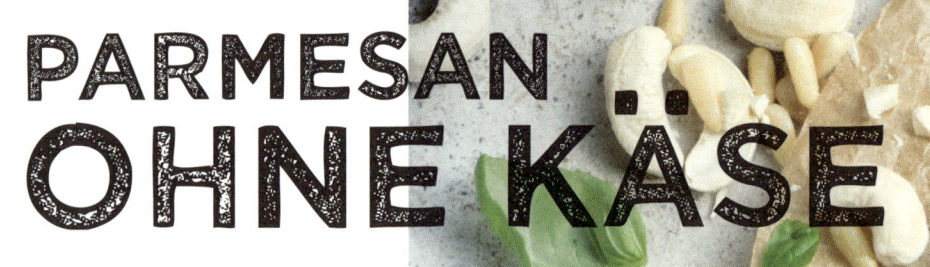

Die Nüsse so fein mahlen, dass sie geraspeltem Käse ähneln. Khoisan Fleur de sel und Edelhefeflocken hinzufügen.
Je mehr Hefeflocken du verwendest, desto stärker das käseartige Aroma.

Überraschung: Es gibt einen Käse ohne – Käse! Und der schmeckt sogar verblüffend lecker!

Eine Handvoll Pinienkerne
3 Pekannüsse
eine Prise Khoisan Fleur de sel
einige große Löffel Edelhefeflocken
(im Bioladen erhältlich)

CASHEW AUFSTRICH

Die Cashewkerne in einen hohen Messbecher geben.
Ein Handvoll gehackte frische Minze, Blattpetersilie und frischen Koriander, 2 Esslöffel Miso und ein paar getrocknete Tomaten hinzufügen.
Mit einem Stabmixer pürieren und mit ORAC Botanico-Mix würzen.

1 Handvoll Cashewkerne
1 Bund frische Pfefferminze
1 Bund Blattpetersilie
1 Bund frischer Koriander
2 EL Miso (TerraSana)
sonnengetrocknete Tomaten
ORAC Botanico-Mix

SUPERSCHNELLE DAIKON-HÄPPCHEN

Den Rettich in sehr dünne Scheiben schneiden. Die Scheiben mit dem Cashewaufstrich belegen, dann in der Mitte leicht falten.

1 Daikon (Garten- oder Riesen-Rettich)
Cashewaufstrich (nebenstehend)

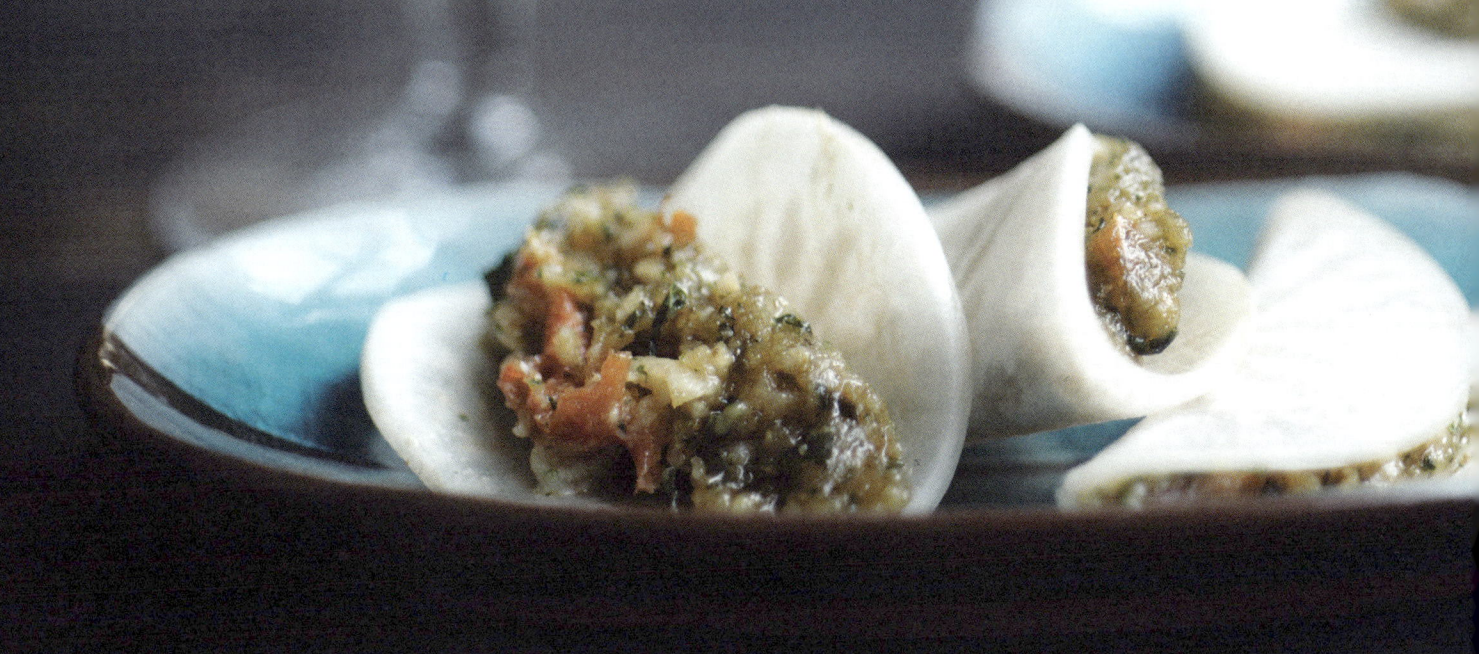

Nahrung als Medizin

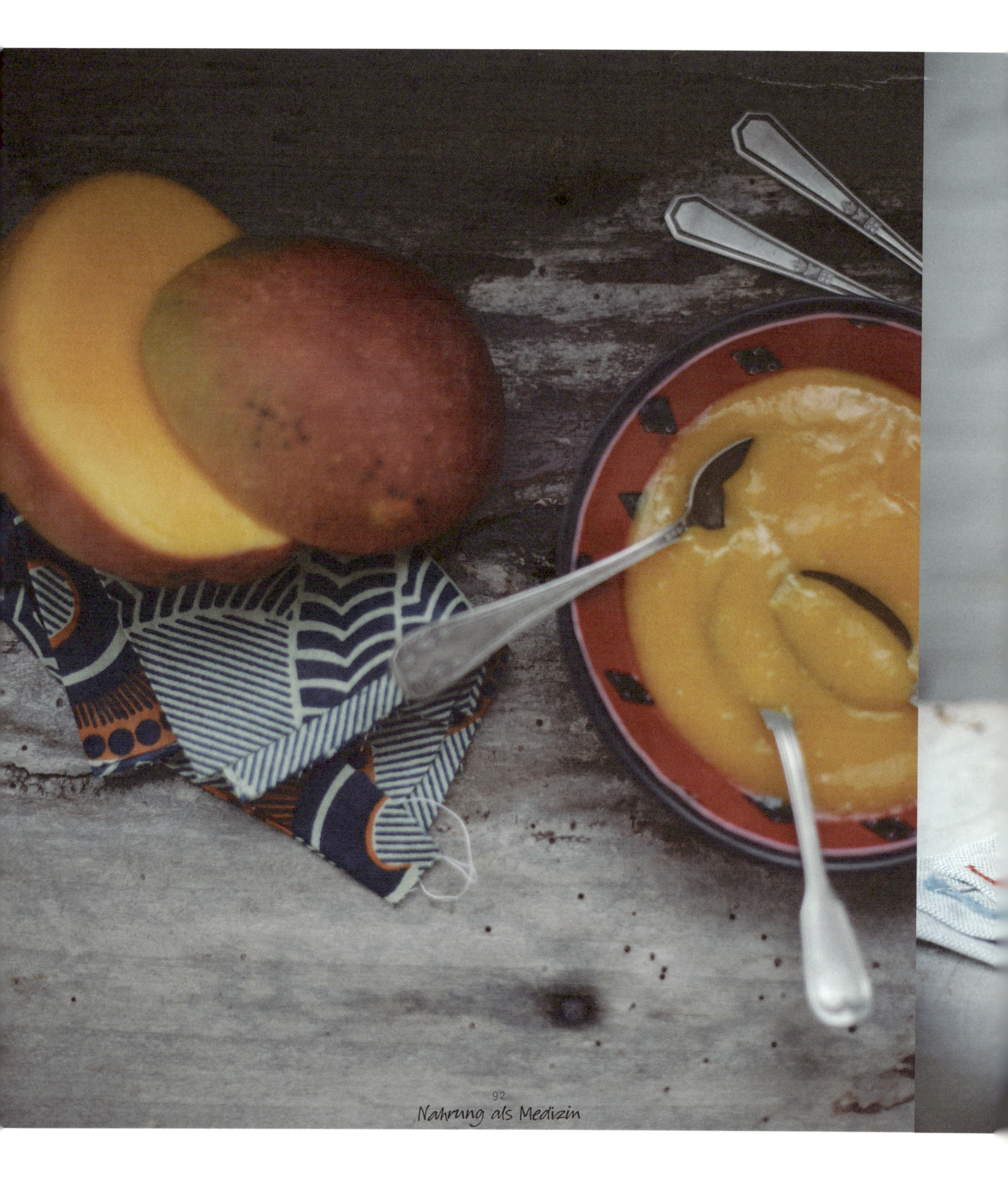

SOMMERLICHE KALTE TOMATENSUPPE

Wer will schon in der Küche schwitzen, wenn es draußen 30°C sind? Dann bleibt die Suppe halt ungekocht!

Alle Zutaten in einem Standmixer oder in der Küchenmaschine zu einer glatten, dicken Suppe verarbeiten.
Eventuell etwas kaltes oder warmes Wasser hinzufügen.
Schmackhaft zum Garnieren: frische Sprossen oder Alfalfa.

5 Tomaten
1 Tasse eingeweichte, sonnengetrocknete Tomaten
2 Stängel Staudensellerie
1 rote Paprikaschote
Saft einer Limette
2 EL Miso Relish (Clearspring)
1 EL ORAC Botanico-Mix, spicy
1 Dattel
1 Bund frische Kräuter: Basilikum, Petersilie, Koriander
½ Tasse Pinienkerne
1 TL rotes Palmöl

AFRIKANISCHER MANGODIP

Diese Dipsauce ist mittlerweile zum echten Klassiker in meiner Küche geworden. Kennen gelernt habe ich diesen köstlichen Mangodip, als meine Freundin Veerle und ihre afrikanische Familie mich einluden, mit ihnen Weihnachten zu feiern. Probiere ihn einfach einmal aus: Der Erfolg ist dir gewiss!

Die Mango schälen, entkernen und das Fruchtfleisch in Stücke schneiden.
Die Knoblauchzehen fein hacken und zum Fruchtfleisch geben.
Den Ingwer raspeln und das geraspelte Fruchtfleisch mit der Hand über den Mangostücken ausdrücken.
Alles zu einer feinen Dipsauce pürieren und mit einigen frischen Korianderblättchen garnieren.

2 reife Mango
2 Knoblauchzehen
1 cm frischer Ingwer
frischer Koriander

Tipp!
Lecker mit Tortillas oder Gemüsechips.

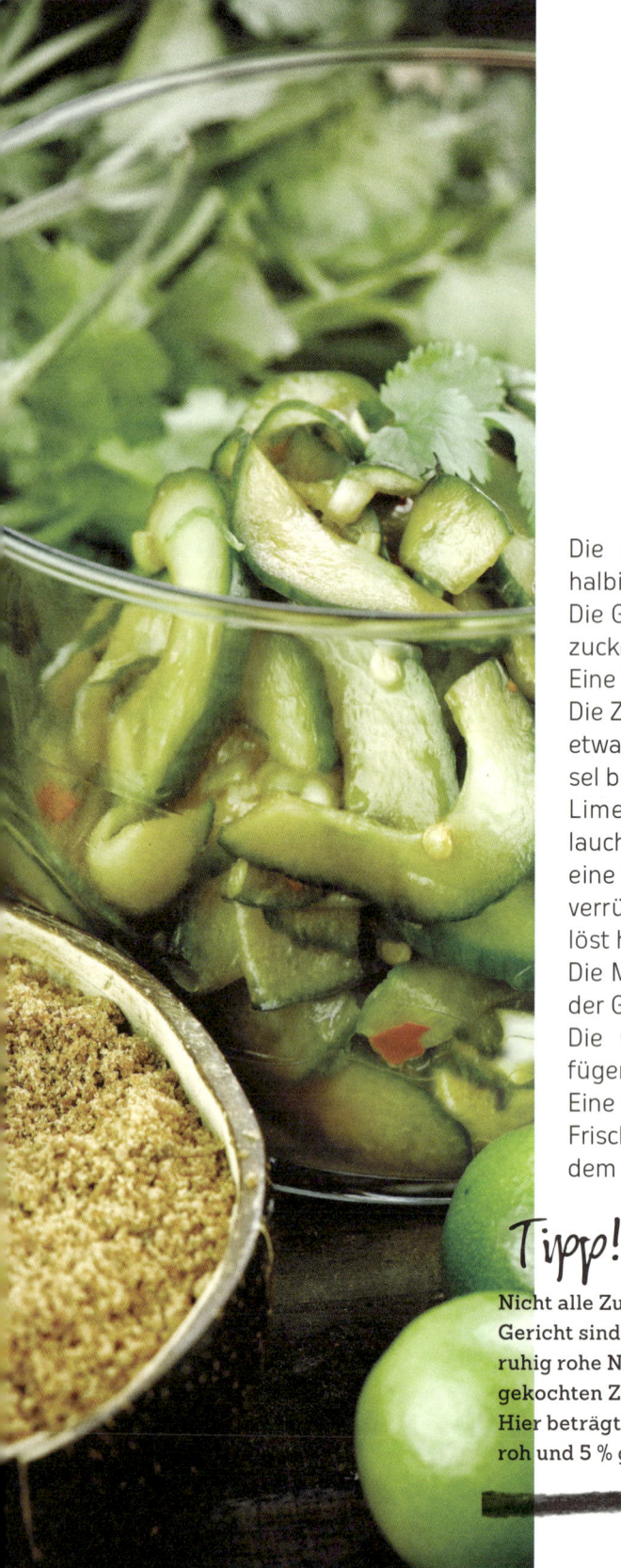

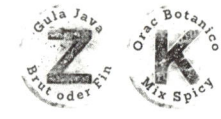

THAILÄNDISCHER GURKEN- SALAT
MIT KOKOSBLÜTENZUCKER

Die gewaschene Salatgurke der Länge nach halbieren und in dünne Scheiben schneiden.
Die Gurkenscheiben mit 1 Teelöffel Kokosblutenzucker bestreuen.
Eine Viertelstunde marinieren lassen.
Die Zwiebel in hauchdünne Ringe schneiden. Mit etwas Kokosblutenzucker und Khoisan Fleur de sel bestreuen.
Limettensaft, „Ginger Thai"-Sojasauce, Knoblauch und den restlchen Kokosblütenzucker in eine Schüssel geben und mit dem Schneebesen verrühren, bis sich der Zucker vollständig aufgelöst hat.
Die Mischung mit etwas ORAC Botanico-Mix aus der Gewürzmühle abschmecken.
Die Gurkenscheiben und Zwiebelringe hinzufügen und alles gut vermengen.
Eine Viertelstunde marinieren lassen.
Frische Korianderblätter grob hacken und vor dem Servieren zum Garnieren darüber streuen.

Für 2 Personen
1 Salatgurke
1 kleine Zwiebel
1 EL Limettensaft
1 EL „Ginger Thai"-Sojasauce (z. B. Lima)
1 TL Knoblauch, geraspelt
3 TL Gula Java Kokosblütenzucker
Khoisan Fleur de sel
eine Prise ORAC Botanico-Mix, spicy
1 Bund frischer Koriander

Tipp!

Nicht alle Zutaten in diesem Gericht sind roh, aber man darf ruhig rohe Nahrungsmittel mit gekochten Zutaten kombinieren. Hier beträgt das Verhältnis 95 % roh und 5 % gekocht.

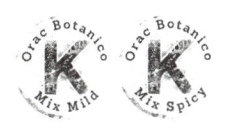

HOMEMADE CHIPS AUS GRÜNKOHL

„Raw Foodies" sind ganz versessen auf kale, also: Grünkohl. Tief grüne „Kale-Smoothies" sind der totale Renner, Grünkohleintopf war noch nie so beliebt und „Kale Chips" sind das Knabberzeug der Wahl. Es klingt vielleicht etwas verrückt, aber so ein knuspriges Blatt aus dem Ofen schnabuliert sich tatsächlich prima weg – und ist noch gesund obendrein. Einfach ausprobieren!

Wer keinen Dehydrator besitzt, heizt seinen Ofen auf 40°C vor. Den frischen Grünkohl waschen und trocknen, Strünke und harte Blattnerven entfernen. Die Blätter in grobe Stücke schneiden. Cashewkerne, Miso, Zitronensaft, Sojasauce, Ingwer, Olivenöl, ORAC Botanico-Mix und Knoblauch zu einer cremigen Masse verarbeiten. Sollte die Konsistenz zu dick sein, etwas Wasser hinzu gießen.
Die Grünkohlstücke einzeln durch die Masse ziehen, dabei die Blattoberfläche gut einreiben. Das geht am besten, wenn man das Blatt mit den Fingern kneift.
Die Blätter flach nebeneinander auf ein mit Backpapier ausgelegtes Backblech legen. Im Ofen trocknen lassen, bis der Kohl knusprig und kross ist. Das kann sehr lange dauern (bei dieser niedrigen Ofentemperatur durchaus 2 bis 3 Stunden).
Die Chips mit dem Backpapier zum Abkühlen auf ein Gitter legen. Guten Appetit!

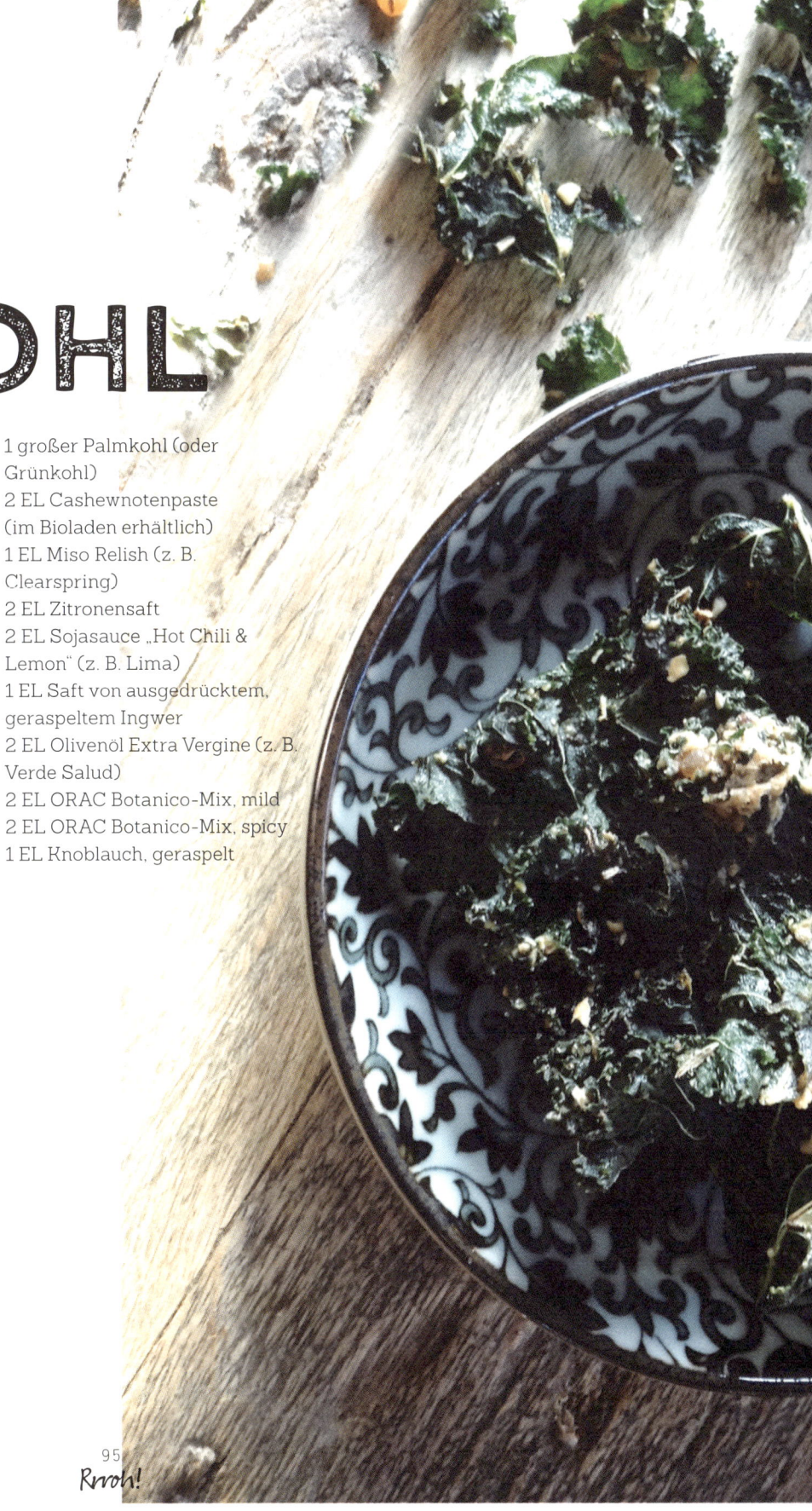

1 großer Palmkohl (oder Grünkohl)
2 EL Cashewnotenpaste (im Bioladen erhältlich)
1 EL Miso Relish (z. B. Clearspring)
2 EL Zitronensaft
2 EL Sojasauce „Hot Chili & Lemon" (z. B. Lima)
1 EL Saft von ausgedrücktem, geraspeltem Ingwer
2 EL Olivenöl Extra Vergine (z. B. Verde Salud)
2 EL ORAC Botanico-Mix, mild
2 EL ORAC Botanico-Mix, spicy
1 EL Knoblauch, geraspelt

Nahrung als Medizin

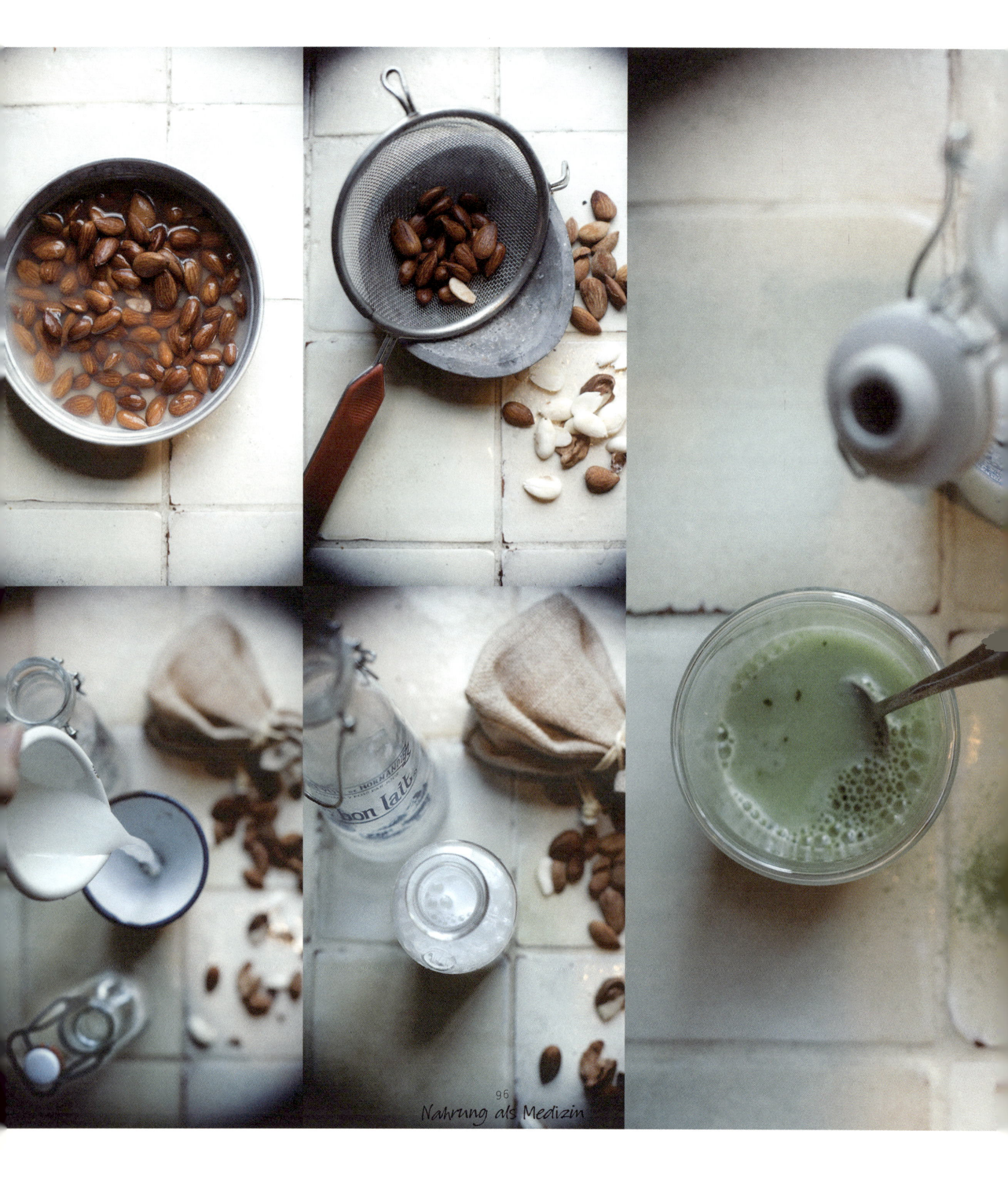

SELBSTGEMACHTE NUSSMILCH

Einfach, roh und nicht pasteurisiert, randvoll mit lebendigen Nährstoffen! Mein Favorit ist Mandelmilch, aber experimentiere ruhig auch mit anderen Nüssen. Wie wäre es mit Pistazien, Haselnüssen oder Cashewkernen? Es klappt sogar mit Leinsamen oder Hanfsamen. Diese cremige Milch eignet sich ideal für Milchshakes!

Es gibt zwei Verfahren für die Herstellung selbstgemachter Nussmilch. Bei der ersten ist die Grundlage Nussmus, bei der zweiten die ganzen Nüsse. Finde selbst heraus, was dir mehr liegt. Aber lecker ist sie allemal! Ich persönlich verfüge über einen Nussmilchbereiter, was sehr praktisch ist, aber man kann die Milch ebenso gut im Standmixer oder mit dem Stabmixer herstellen.

Tipp!
1 Tasse = 240 ml = gut ein Kaffeebecher

NUSSMILCH AUS NUSSMUS

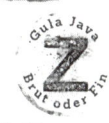

Alle Zutaten im Standmixer auf höchster Stufe verarbeiten, bis die Nussmilch eine schöne weiße Farbe angenommen hat und keine Klümpchen mehr enthält. Sieben ist nicht nötig: Nussmus ist bereits sehr fein gemahlen und hat keine Fasern. Die Milch in eine saubere Karaffe oder eine Flasche füllen und maximal drei Tage im Kühlschrank aufbewahren. Vor Gebrauch gut schütteln.

4 EL Nussmus ohne Stückchen (z. B. Mandelmus, Haselnussmus, Sonnenblumenmus, Erdnussmus oder Tahin)
4 Tassen kaltes Wasser
eventuell Gula Java Kokosblütenzucker und Fleur de sel nach Geschmack

NUSSMILCH AUS GANZEN NÜSSEN

Alle Zutaten im Standmixer auf höchster Stufe verarbeiten, bis die Nussmilch eine schöne weiße Farbe angenommen hat und glatt ist. Sieben (eventuell mit einem Nesseltuch) empfiehlt sich in diesem Fall allerdings, weil die Milch noch Nussstückchen enthalten kann.
Die Milch in eine saubere Karaffe oder eine Flasche füllen und maximal drei Tage im Kühlschrank aufbewahren.
Vor Gebrauch gut schütteln.
Wer lieber eine süßere Milch möchte, kann bei der Verarbeitung auch noch Kokosblütenzucker, Vanille oder 2 bis 3 Datteln und eine Prise Fleur de sel hinzufügen.

1 Tasse Nüsse oder Kerne, am besten ein paar Stunden eingeweicht (z. B. Mandeln, Haselnüsse, Paranüsse, Cashewkerne, Hanfsamen oder sogar Kokosraspeln)
4 Tassen kaltes Wasser

Tipp!
Die Nussfaserreste nicht wegwerfen! Die lassen sich noch prima in (Hafer-) Brei, Gemüseburgern oder leckeren Muffins verarbeiten.

„DIE MILCH MACHT'S" NICHT FÜR JEDEN?

Nachstehend zusammengefasst einige Erkenntnisse, weshalb man pasteurisierte Milch und Milchprodukte besser vermeidet.

Für mich selbst sind Milch und Milchprodukte schlecht verdaulich und ich bin auch kein großer Freund von Soja. Darum ersetze ich diese in meinen Rezepten durch Nuss- und Getreidemilch.

BRAUCHEN WIR MILCH?

Nein, nur der Mensch trinkt, angeregt durch die Milchindustrie, Kuhmilch, aber auch Pferdemilch und Ziegenmilch. Wo holen sich Elefanten die Nährstoffe für ihre starken Stoßzähne her? Aus Pflanzen. Gesunde Zähne und Knochen bekommt man durch Bewegung (Belastung), Sonneneinwirkung (Vitamin D) und pflanzliche Nahrungsmittel, die Eiweiße, Spurenelemente, Vitamine und andere wertvolle Stoffe enthalten.

Gemüse, Kräuter und Algen enthalten große Mengen an Calcium. Die Calcium-Spitzenreiter pro 100 kcal sind Rhabarber 920 mg, Chinakohl 822 mg, Basilikum 750 mg, Spinat 580 mg, Grünkohl 548 mg, Dill 533 mg, Oregano 480 mg, Zimt 466 mg und Broccoli 390 mg. Fettarme Milch enthält 350 mg, Vollmilch 190 mg. Auch Nüsse und Kerne enthalten Calcium. Wir brauchen uns um unsere Versorgung mit Calcium also keine Sorgen zu machen, was auch immer uns die Milchindustrie weismachen will. Reduziere Calciumräuber, wie beispielsweise übermäßigen Kaffeekonsum, Fleisch, Fisch und raffinierten Zucker.

Zu Calcium gehört auch Magnesium. So ist alles mit allem verbunden. Wo finden wir Magnesium? Magnesium ist in Pflanzen, Kräuter und Algen enthalten.

Die Spitzenreiter pro 100 kcal sind Spinat 380 mg, einige Algenarten 260 mg, Weizenkleie 230 mg, Brunnenkresse 200 mg, Okra 180 mg, Chinakohl 150 mg, Broccoli 140 mg, Endivie 130 mg, gekochte Rote Bete 120 mg, Kohlrabiblätter 113 mg, Buchweizenmehl 100 mg und Kreuzkümmelsamen 100 mg. Rohmilch und Rohmilchkäse haben gegenüber pasteurisierten Produkten einen bestimmten gesundheitlichen Vorteil.

ROHMILCH

Rohmilch ist pasteurisierter Milch geschmacklich überlegen. Sie enthält natürliche Bakterien, die in der Regel gesundheitlich völlig unbedenklich sind. Sie unterstützen sogar den Aufbau einer gesunden Darmflora. Aber wegen dieser Bakterien bleibt Rohmilch selbst im Kühlschrank nur einige Tage haltbar. Im Zuge der Industrialisierung unserer Lebensmittelkette ist man deswegen dazu übergegangen, Milch zu pasteurisieren, um die Lebensmittelsicherheit zu gewährleisten.

Rohmilch ist nicht pasteurisiert. Das Erhitzen auf 72°C tötet zwar Bakterien und Enzyme ab, aber es gehen auch die Vitamine B und C sowie probiotische Eigenschaften verloren, was Milch schwerer verdaulich macht.

Mit anderen Worten: Pasteurisierte Milch ist eine tote Flüssigkeit, Rohmilch ist lebendig und ein Energieträger.

Um Lebensmittelrisiken auszuschließen, spricht sich die Regierung gegen den Verzehr von Rohmilch aus und ist bestrebt ein Verbot gegen Rohmilchkäse und Rohmilch durchzusetzen.

Es wäre sehr schade, wenn wir in Zukunft nur noch „totpasteurisierte" Milch, Käse und Eier essen könnten! Auch dies ist eine Form der Biodiversität, die wichtig ist.

BIO-JOGHURT MIT LEBENDKULTUREN UND RECHTSDREHENDER MILCHSÄURE: WARUM?

Viele Gesundheitsprobleme beginnen im Darm, wenn das Gleichgewicht zwischen den gesundheitsfördernden und den schädlichen Bakterien in die Schieflage gerät. Eine gesunde Darmflora ist extrem wichtig, auch für den ungehinderten Fluss unserer Lebensenergie, dem „Chi".

Joghurt gibt es seit Menschengedenken. Aber was uns heute als Joghurt angeboten wird, ist etwas ganz anderes! Die meisten industriell hergestellten Joghurtsorten werden pasteurisiert, enthalten überwiegend linksdrehende Milchsäuren, enthalten keine Lebendkulturen, dafür allerdings chemische Zusätze, Stabilisatoren, Emulgatoren, Farbstoffe und vor allem große Mengen Zucker oder künstliche Süßungsmittel. Lass dich also nicht durch eine Werbung, die dir einen Joghurt für eine gesunde Darmflora verspricht, in die Irre führen ..

Die beste Lösung ist selbstgemachter Joghurt aus Rohmilch. Die Zubereitung ist allerdings leider nicht immer so einfach in unseren westlichen Lebensstil zu integrieren. Zum Glück gibt es auch gute Alternativen im Bioladen: „Yomio" von Zuiver Zuivel und „Biogarde" zum Beispiel. Diese sind aus Biomilch, besitzen rechtsdrehende Milchsäuren und Lebendkulturen von Lactobacillus acidophilus bzw. bulgaricus, Bifidobacterium lactis oder Streptococcus thermophilus.

Die **Vorteile** solcher Bakterienkulturen liste ich hier gerne einmal auf:
- Sie binden einige B-Vitamine, Folsäure und B12.
- Sie unterstützen die Aufnahme von Calcium und Magnesium.
- Sie regeln die Darmfunktion.
- Sie verhindern die ungebremste Ausbreitung von Candida albicans.

Milchsäure produzieren diese Bakterien, indem sie den Milchzucker (Laktose) abbauen. Abhängig vom verwendeten Bakterienstamm entsteht **links- oder rechtsdrehende Milchsäure**. Rechtsdrehende Milchsäure entsteht auch in unserem Körper, beispielsweise bei großer körperlicher Anstrengung, und kann folglich durch körpereigene Enzyme abgebaut werden. Linksdrehende Milchsäure nicht: Die wird über den Schweiß und den Urin ausgeschieden. Rechtsdrehende Milchsäure ist für unseren Körper also viel weniger belastend.

ANTIBIOTIKA GEGENÜBER PROBIOTIKA

Wenn man Antibiotika einnimmt, werden sowohl schädliche als auch gesunde Bakterien im Darm abgetötet. Das ist schlecht für unsere Gesundheit. Darum sollte man ein bis zwei Wochen nach einer Antibiose am besten mehrmals täglich rechtsdrehende Lebendkulturen, also Bio-Joghurt, essen. So kann sich die Darmflora schnell wieder erholen und Candida albicans erhält keine Gelegenheit sich auszubreiten.
Natürlich kann man auch Probiotika einnehmen.

Wer sich gut in seiner Haut fühlen, gesund alt werden und glücklicher leben möchte, muss auf eine gute Darmgesundheit achten. **Ist hier etwas aus dem Gleichgewicht, kannst du dich noch so gesund ernähren, die Nährstoffe werden kaum aufgenommen.** Ein Ungleichgewicht in der Darmflora kann auch mit Übergewicht, Depression, Alzheimer und Allergien zusammenhängen. Also: sorge dafür, dass es deinem Darm gut geht!

Tipp!

Die makrobiotische Lehre nach Georges Ohsawa empfiehlt für ein gesundes Verdauungssystem Umeboshi-Pflaumen als Mittel gegen Darmparasiten und als Wohltat für Magen und Leber.

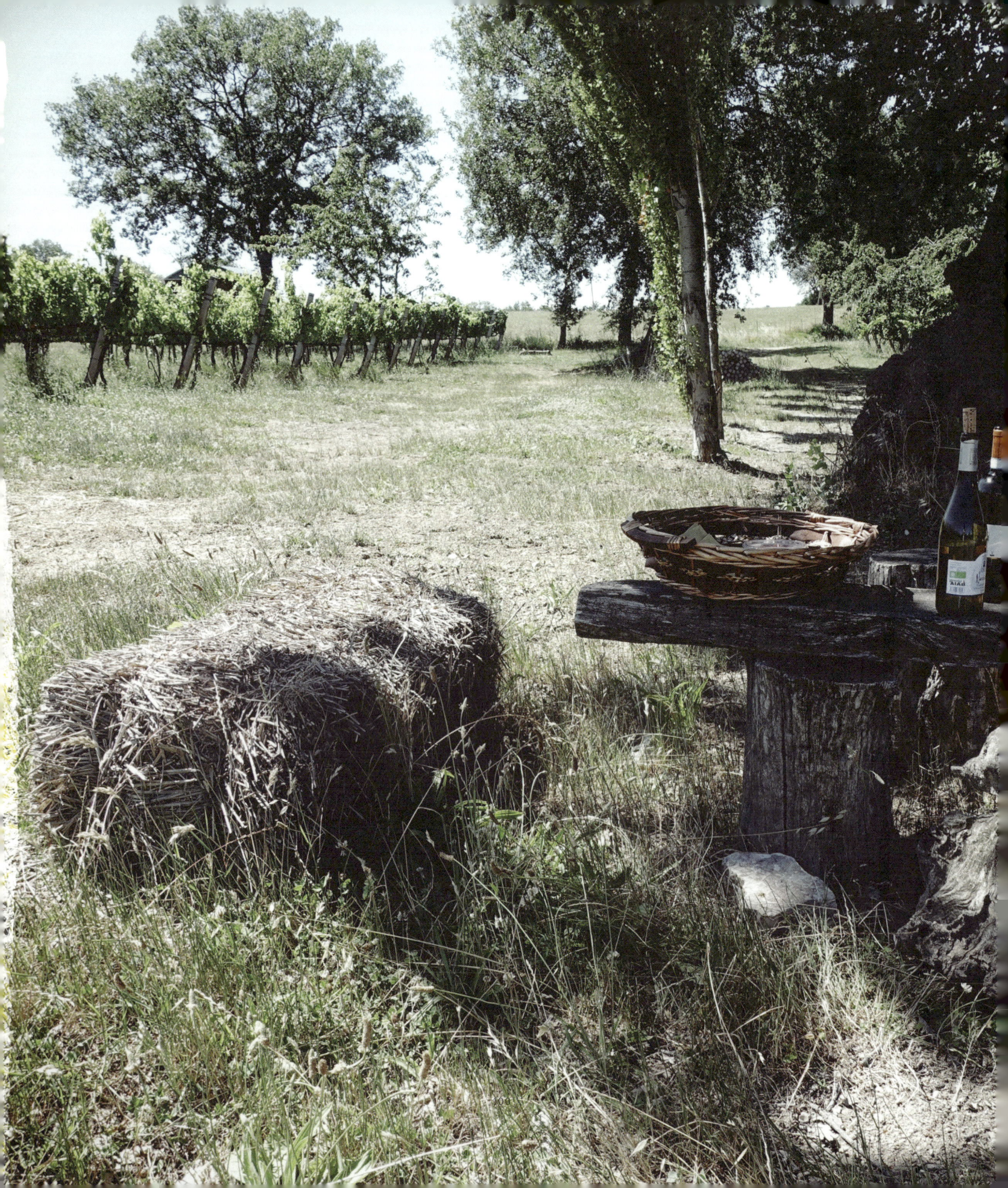

LUNCH & PICKNICK

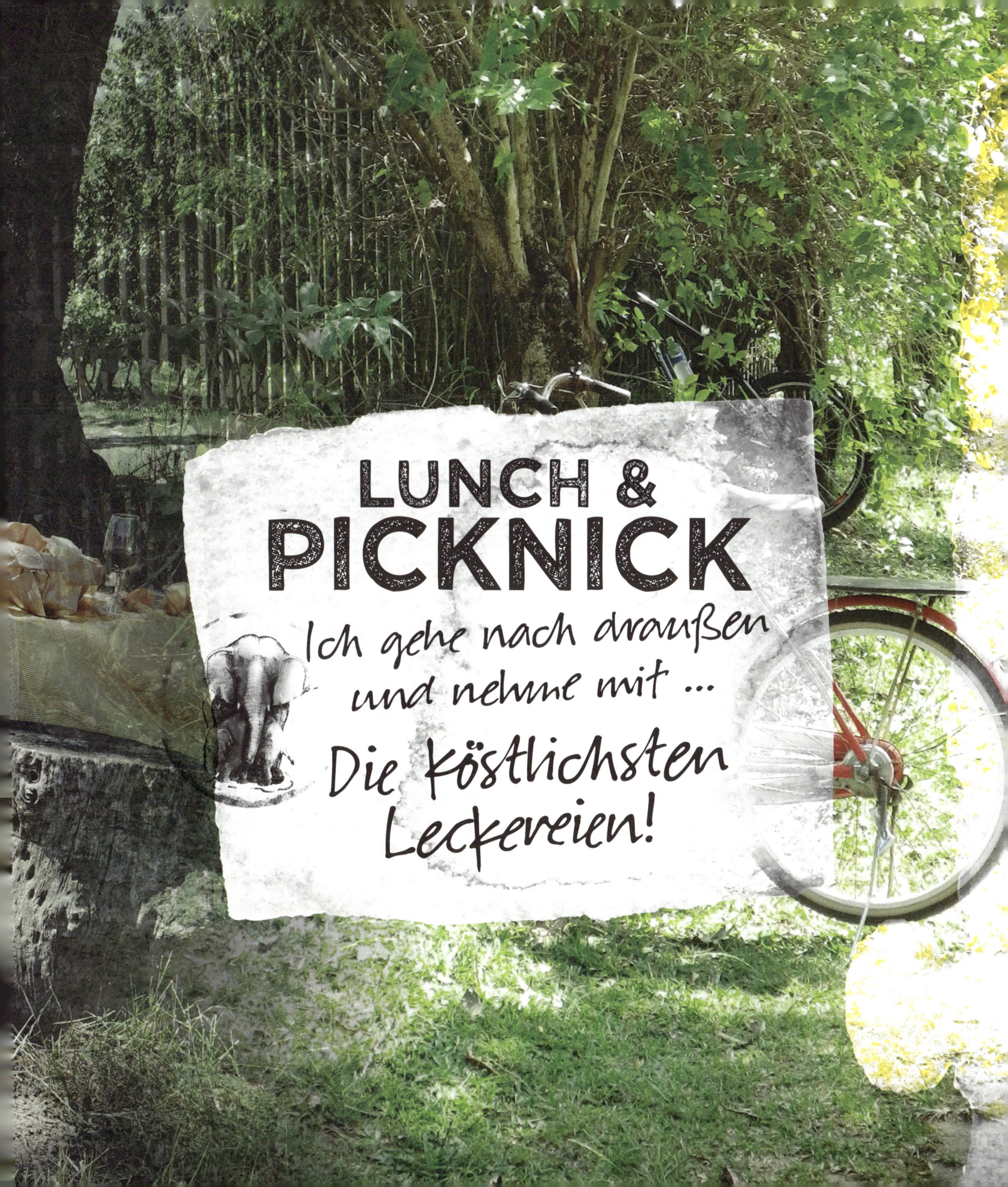

Ich gehe nach draußen und nehme mit ...

Die köstlichsten Leckereien!

WENN DER FRÜHLING KOMMT,

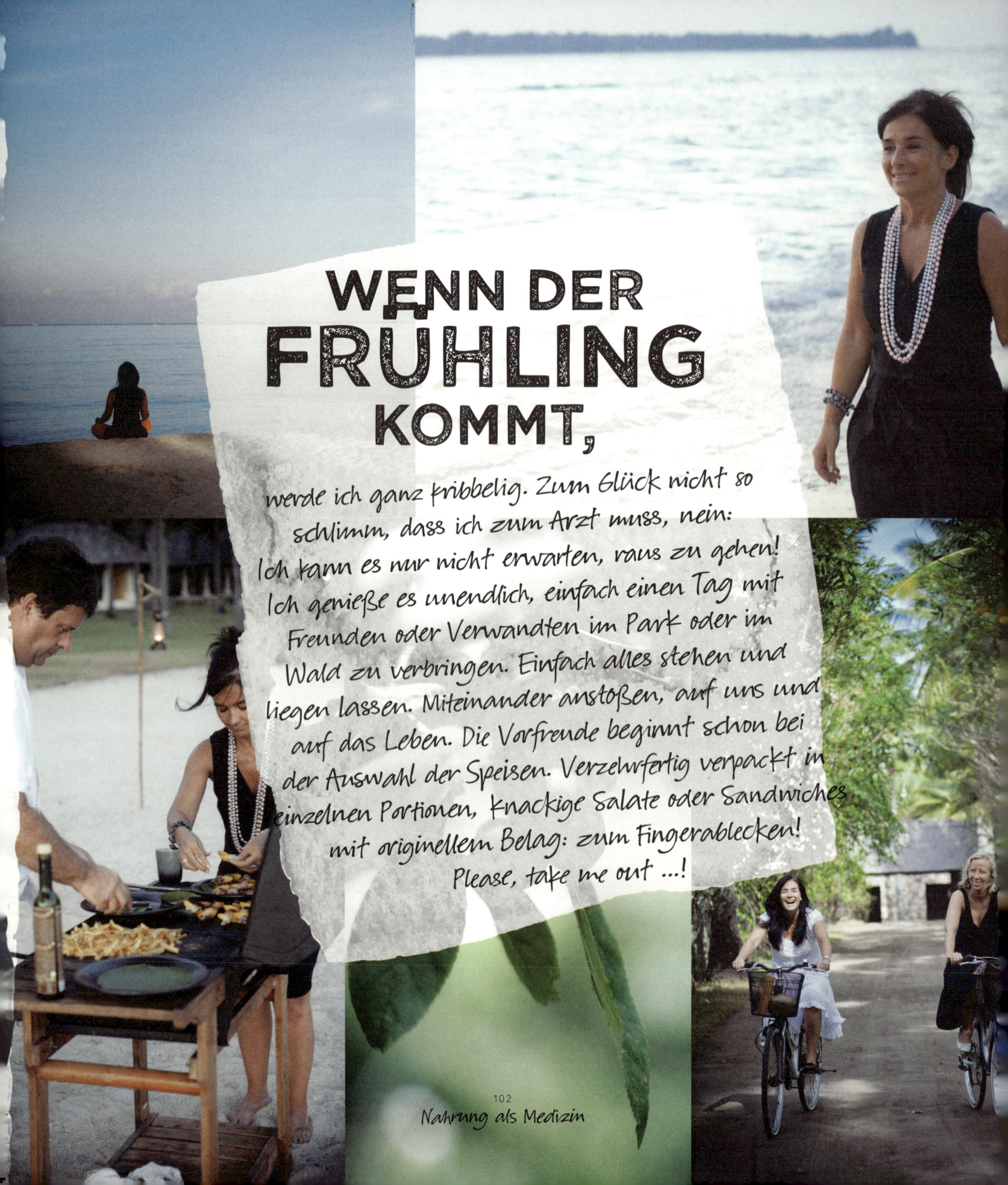

werde ich ganz kribbelig. Zum Glück nicht so schlimm, dass ich zum Arzt muss, nein: Ich kann es nur nicht erwarten, raus zu gehen! Ich genieße es unendlich, einfach einen Tag mit Freunden oder Verwandten im Park oder im Wald zu verbringen. Einfach alles stehen und liegen lassen. Miteinander anstoßen, auf uns und auf das Leben. Die Vorfreude beginnt schon bei der Auswahl der Speisen. Verzehrfertig verpackt in einzelnen Portionen, knackige Salate oder Sandwiches mit originellem Belag: zum Fingerablecken!
Please, take me out ...!

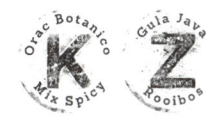

ANTI-AGING AVOCADO-PAPAYA-SALAT

Die Papaya halbieren, die Kerne entfernen, die Hälften schälen und in grobe Stücke schneiden. Die Avocado halbieren und den Kern entfernen. Nun mit dem Messer das Fruchtfleisch zweimal vertikal und dreimal horizontal einschneiden. Dann kannst du mit einem Löffel leicht größere Stücke aus der Schale holen.
Die Avocado- und Papayastücke in eine große Schüssel geben. Etwas ORAC Botanico-Mix über die Früchte streuen, ebenso den Gula Java Rooibos.
Die Limetten über der Mischung auspressen und anschließend noch mit Koriander bestreuen. Alles vorsichtig vermengen.
Die Erdnüsse rösten, im Mörser zerkleinern und den Salat damit garnieren.

Nicht „Diamonds", sondern Avocado und Papaya sind „a girl's best friend"!

Für 2 Personen
2 Papayas
2 reife Avocados
1 EL ORAC Botanico-Mix, spicy
1 TL Gula Java Rooibos
3 Limetten
1 Bund frischer Koriander, grob gehackt
1 EL geröstete Erdnüsse

Tipp!
Gut gekühlt schmeckt dieser Salat am leckersten.

WARUM DIESER SALAT EINEN UNMITTELBAREN ENERGIESCHUB GIBT

Papayas enthalten Antioxidantien (für Sachkundige: Bioflavonoide), die den Stoffwechsel anregen und potenzfördernd sind. Vitamin C hingegen wirkt wie ein natürliches Antibiotikum. Eine kleine Energiebombe! Was die Avocado betrifft: Eigentlich wäre es einfacher zu fragen, was nicht in ihr steckt! Sie enthält: viele Ballaststoffe, Omega 3, und die Vitamine A, C, D, E, K und B. Ein echtes Supernahrungsmittel!
Rotbuschtee ist koffeinfrei, dafür hat er haufenweise Antioxidantien, wie z. B. Polyphenole, Flavonoide, Quercetin und Aspalathin.

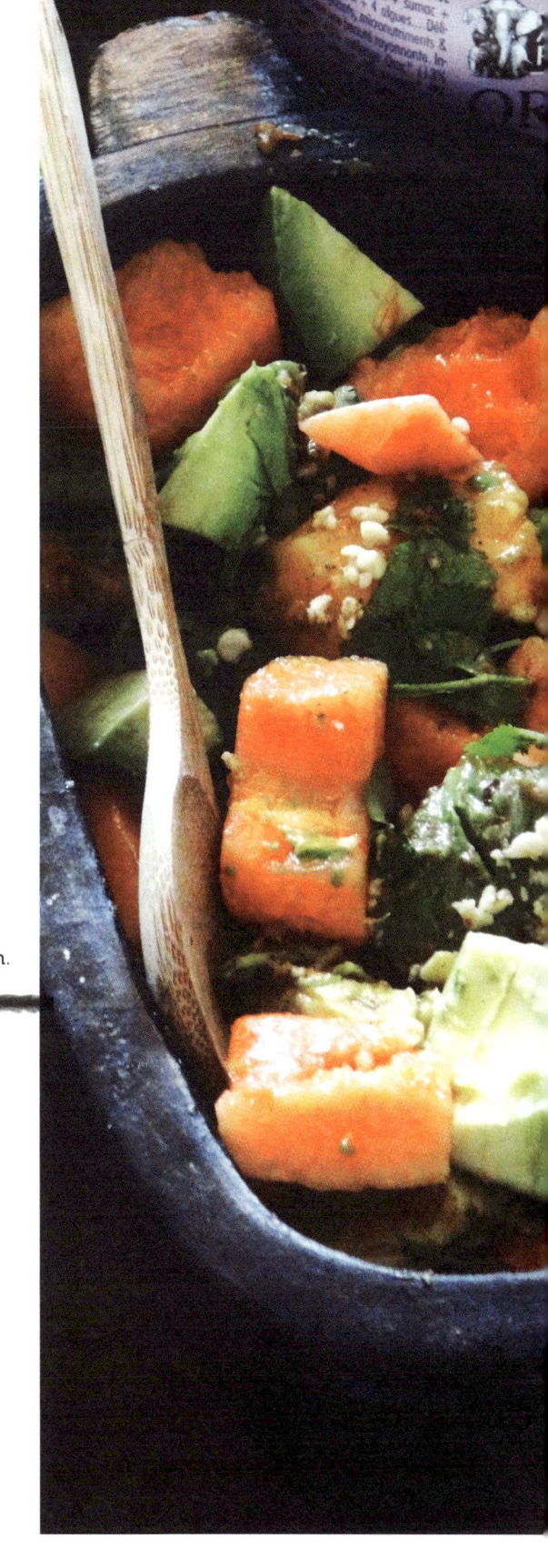

Die köstlichsten Leckereien!

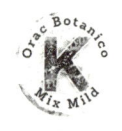

SALAT AUS WASSERMELONE, FETA UND MINZE

Die Limetten über der roten Zwiebel auspressen und kurz einziehen lassen.
Die Wassermelonenstücke und den Feta in eine Schüssel geben. Die Minzblätter zerzupfen (kleine Blättchen ganz lassen) und darüber streuen.
Übergieße die Mischung mit dem besten Olivenöl, das du dir leisten kannst, dazu Balsamicosirup, ORAC Botanico-Mix und etwas Pfeffer aus der Mühle. Vorsichtig vermengen und – guten Appetit!

Für 2 Personen
Saft von 2 Limetten
1 rote Zwiebel, in feine Ringe geschnitten
1 kleine Wassermelone, in Stücke geschnitten
200 g Feta, gewürfelt
eine Handvoll Minze
Olivenöl Extra Vergine (z. B. Verde Salud)
Balsamicosirup
schwarzer Pfeffer
ORAC Botanico-Mix, mild

Tipp!
Dieser Salat schmeckt gut gekühlt am leckersten.

SALAT AUS FEIGEN MIT FETA

Die Feigen vierteln.
Den gewürfelten Feta auf den Feigenstücken verteilen und mit etwas ORAC Botanico-Kräutern aus der Gewürzmühle abschmecken.

Für 2 Personen
8 frische Feigen
1 Packung/Glas Feta mit Kräutern
ORAC Botanico-Mix, mild

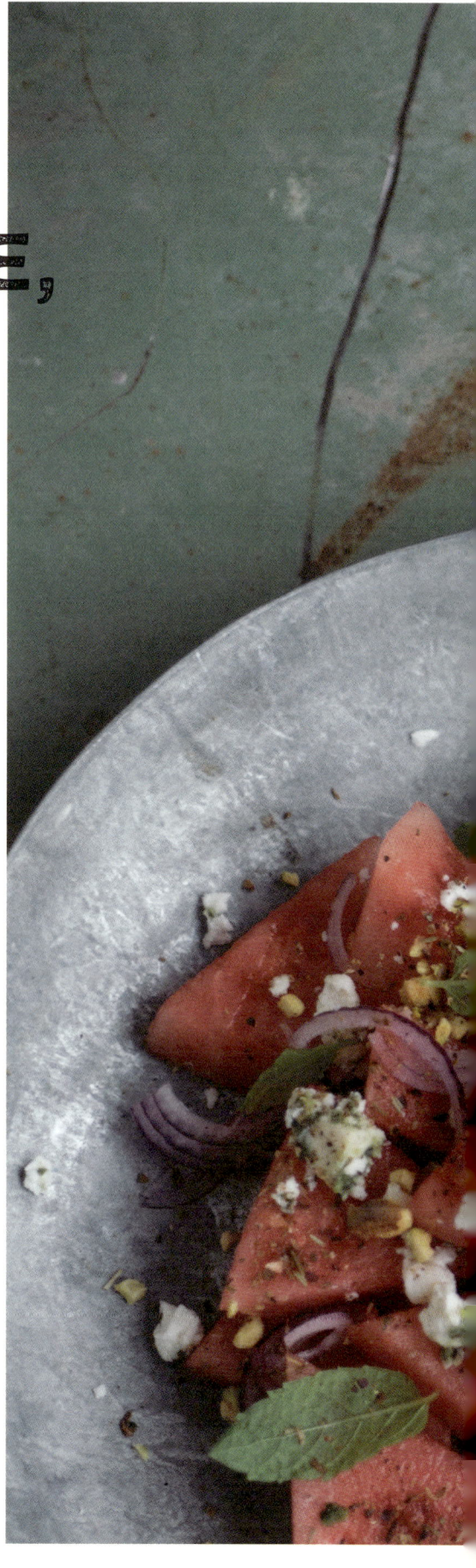

Die köstlichsten Leckereien!

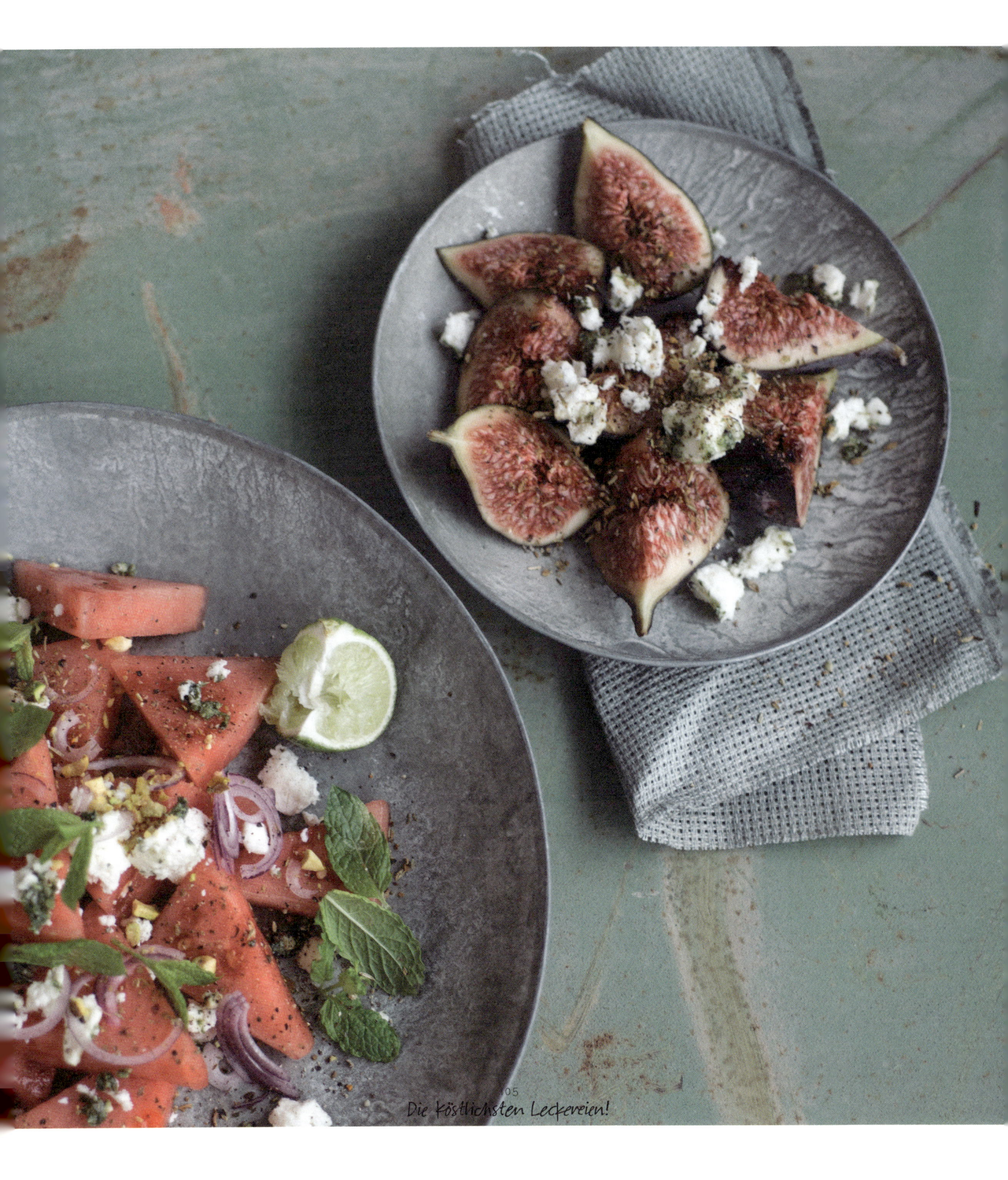

OMELETT-RÖLLCHEN MIT SHIITAKE

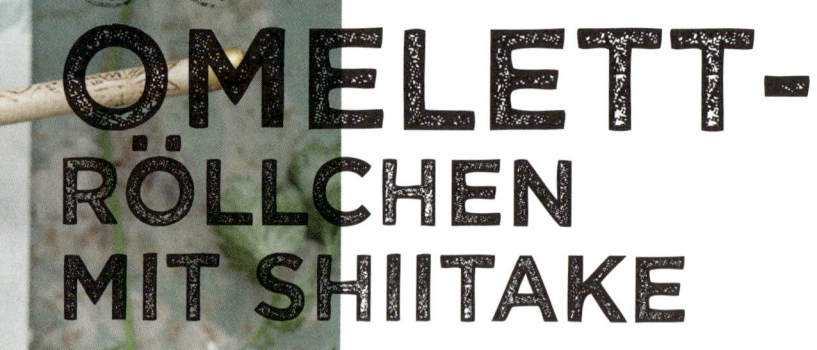

Die Eier verquirlen und mit je 2 Esslöffeln geröstetem Sesamöl, Sojasauce und Mirin würzen.
In einer Pfanne einen Schuss Cocos+Olive+Red Palm erhitzen. Ein paar Pilze darin anschwitzen und ein wenig der Eimischung darüber gießen. Nicht zu viel, denn die Omeletts sollen hauchdünn werden. Sobald das Ei gestockt ist, das Omelett aufrollen. Zur Seite stellen.
Nächste Runde: wieder ein hauchdünnes Omelett mit Shiitake-Pilzen zubereiten.
Das erste Omeletröllchen auf das neue Omelett legen und zusammen aufrollen. So immer weiter verfahren, bis die Omelettrolle schön dick geworden ist. Die große Rolle in Frischhaltefolie einwickeln und abkühlen lassen.
Vor dem Servieren die Rolle in dünne Scheiben schneiden. Mit frischem Koriander und etwas ORAC Botanico-Mix schmeckt's besonders lecker.

Für 12 Snacks
18 Eier
geröstetes Sesamöl
Sojasauce
Mirin (süßer japanischer Reiswein)
1 Packung frische Shiitake-Pilze (oder getrocknete, eingeweichte Shiitake-Pilze)
in feine Scheiben geschnitten
Ein Schuss native Ölmischung Cocos+Olive+Red Palm
ORAC Botanico-Mix, mild
ev. frischer Koriander

WEG MIT DEN ANTIHAFTBESCHICHTUNGEN! WEG MIT TEFAL!

Teflon, oder wissenschaftlich ausgedrückt: Polytetrafluorethen, wurde im Jahr 1938 von Roy Plunkett erfunden. Dieser Amerikaner entdeckte den Stoff, der später weltweite Verwendung bei antihaftbeschichteten Pfannen finden sollte. Allerdings ist dieses „Wunderzeug", mit dem das Braten so viel einfacher wird, längst nicht so unschuldig, wie es den Anschein hat.

Abgesehen davon, dass seine Herstellung katastrophale Umweltschäden verursacht, werden während des Bratens zudem Schadstoffe freigesetzt. Man kann für oder gegen diese beschichteten Pfannen sein, ich jedenfalls verwende niemals eine Antihaftpfanne! Bei mir kommen eine gewöhnliche Edelstahlpfanne oder Töpfe und Pfannen aus Emaille zum Einsatz, die funktionieren genauso gut. Darüber hinaus sind sie viele Male besser für die eigene Gesundheit, aber auch viel weniger umweltschädlich.

KREOLISCHER SALAT MIT FEURIGER VINAIGRETTE

Für 4 Personen und 225 Milliliter Vinaigrette

In einer Salatschüssel Spinat, Frühlingszwiebeln und Tomaten vermengen.
Bis auf das Öl alle Zutaten für die Vinaigrette in ein Gefäß geben. Unter ständigem Rühren vermischen und dabei in feinem Strahl Öl zugießen, bis die Sauce eine dicke Konsistenz erhält.
Den Salat mit der Vinaigrette servieren.

Kreolischer Salat
450 g frischer, junger Blattspinat, gewaschen und trocken getupft
25 g Frühlingszwiebeln, fein gehackt
12 kleine Tomaten oder Kirschtomaten, halbiert

Kreolische Vinaigrette
60 ml Rotweinessig
1 EL grober Senf
1 Knoblauchzehe, gepresst
eine Prise Cayennepfeffer
15 g Paprikapulver
175 ml Olivenöl Extra Vergine
(z. B. Hermanos Catalán)

PIKANTE PEKANNÜSSE

Alle Zutaten auf einem Backblech vermengen.
Im Backofen 10 Minuten bei 160°C rösten.
Die Nussmischung abkühlen lassen.

Ein Gedicht zum kreolischen Salat oder auch einfach als herzhafte Knabberei zwischendurch!

75 g Pekannüsse, geschält
2 EL Olivenöl Extra Vergine (z. B. Verde Salud)
50 g Sonnenblumenkerne
50 g Kürbiskerne
2 EL Tamari oder Sojasauce
15 g Paprikapulver
1 TL Cayennepfeffer

Die köstlichsten Leckereien!

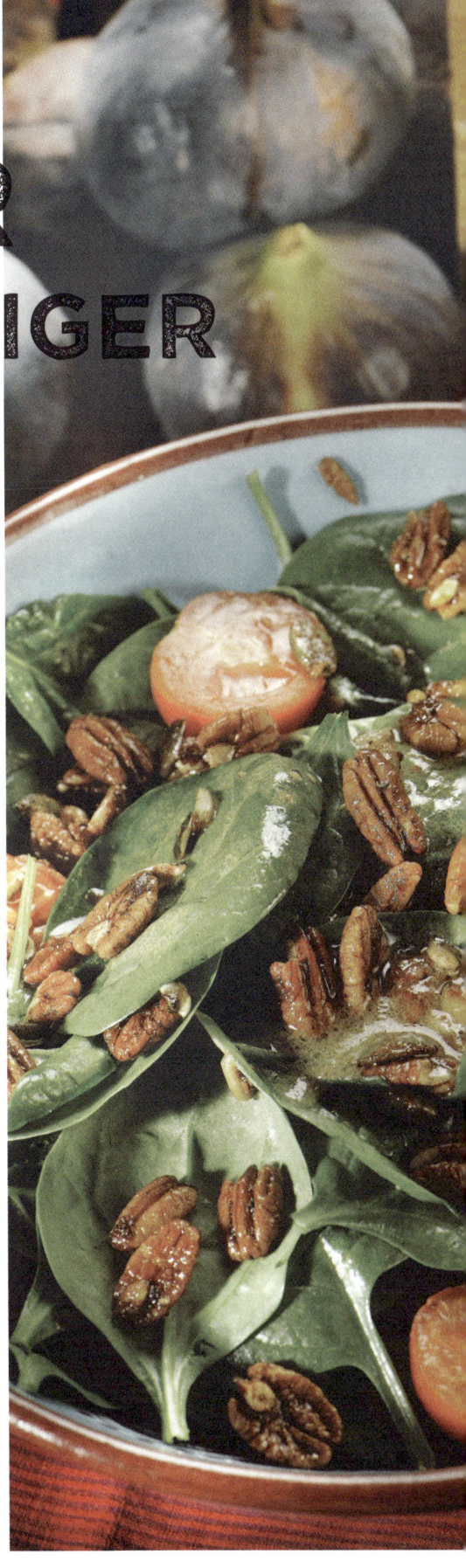

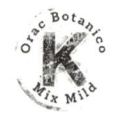

FUNKY FATOUSH

Die Fladenbrote horizontal in 4 dünne Scheiben schneiden. Die Brotscheiben goldbraun rösten und anschließend in Streifen schneiden, zur Seite stellen.
Gemüse und Kräuter zu einem Salat vermengen und zum Schluss die Fladenbrotstreifen darunter heben.
Das Dressing zubereiten und den Salat großzügig damit übergießen.
Mit Pfeffer und Sumak abschmecken und alles gut vermengen.
Sofort servieren, dann bleibt das Brot lecker kross.

Tipp!

Sumak ist ein gemahlenes Gewürz aus getrockneten Sumakbeeren. Der Geschmack ist faszinierend süßsauer und herb. Wusstest du übrigens, dass es keine Obstsorte mit einem höheren ORAC-Wert (312.000) gibt? Starkes Zeug!

Ich serviere meinen Fatoush gerne mit etwas Labneh (traditioneller, libanesischer Frischkäse), Falafel und Hummus. So zaubere ich im Handumdrehen ein tolles, libanesisches Buffet. Der Paprika-Walnuss-Dip Muhammara setzt allem die Krone auf!

Mit diesem Gericht fühle ich mich sofort in die Zeit zurück versetzt, als ich es einst in Südfrankreich während einer Urlaubsreise mit meiner Patentochter Montana zubereitete. Ich liebe die libanesische Küche. Fatousch gibt es in vielen Variationen, aber dieses Rezept ist wirklich mein absoluter Favorit!

Für 4 Personen
2 mittelgroße Fladenbrote
1 Kopf Römersalat
8 Radieschen, geviertelt
2 kleine Gurken, in Scheiben
4 Cornichons, gewürfelt
3 Tomaten, in Stücken
½ Tasse Blattpetersilie, grob gehackt
½ Tasse frische Minze, fein gehackt
¼ Tasse Eisbergsalat, fein geschnitten
ev. 1 grüne Chilischote, entkernt und sehr fein geschnitten

Dressing
¼ Tasse frisch gepressten Zitronen- oder Limettensaft
¼ Tasse Olivenöl Extra Vergine (z. B. Hermanos Catalán)
1 TL ORAC Botanico-Mix, mild
¼ Tasse Granatapfelsaft
½ TL Pfeffer
2 TL frisch gemahlenes Sumak-Gewürz

Nahrung als Medizin

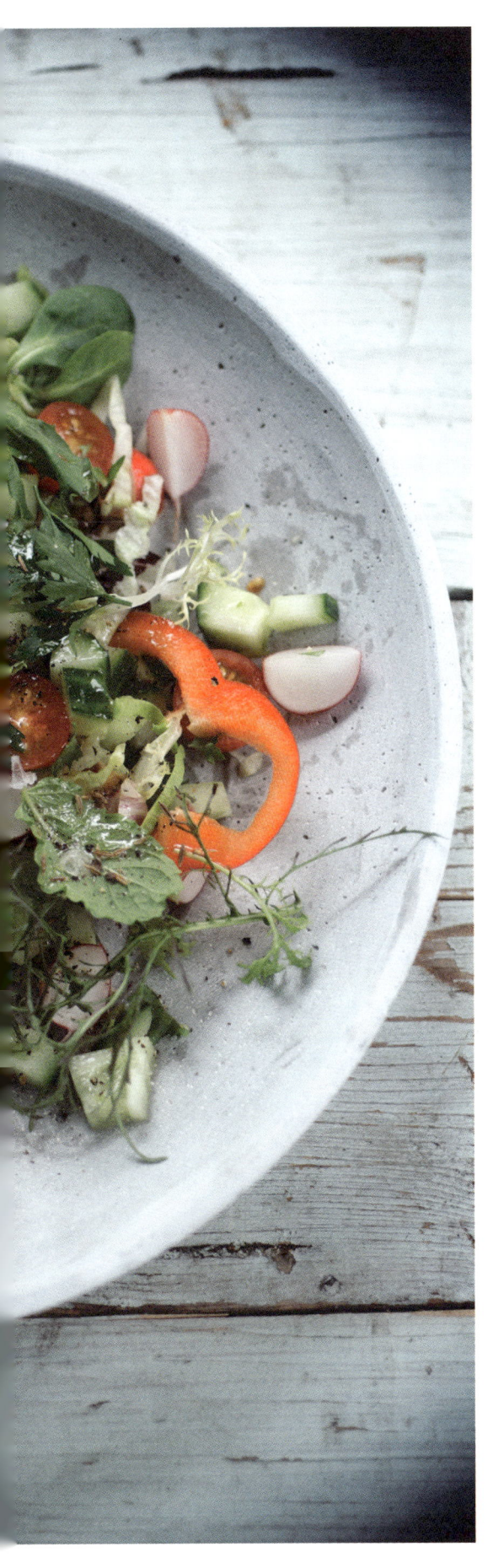

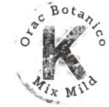

TABOULEH AUS DEM LIBANON

(PETERSILIENSALAT)

Alles Gemüse waschen, abtropfen lassen und gut trocken tupfen.

Petersilie und Minze besonders gut abtrocknen und anschließend fein hacken. Tomaten und Zwiebel fein würfeln.

Die Zutaten noch nicht vermengen (erst kurz vor dem Servieren). Mit frisch gepresstem Zitronensaft und einem guten Schuss Olivenöl übergießen, dann die Kräuter dazu geben.

Kurz vor dem Servieren alles in eine große Salatschüssel geben und gut durchmischen, dann auf den Tisch stellen.

Für 4 Personen
3 Bund Blattpetersilie
2 große Tomaten
1 rote Zwiebel
3 Frühlingszwiebeln
1 kleiner Bund frische Minze
1 EL Prise Khoisan Fleur de sel
1 TL Orac Botanico-Mix, mild
1 TL Kreuzkümmelpulver
Saft von 2 bis 3 Zitronen
Olivenöl Extra Vergine Hermanos Catalán

Tipp!
Passt wunderbar zu gegrilltem Halloumi oder Falafel.

Die köstlichsten Leckereien!

MUHAMMARA

Die Paprikaschoten rösten, z. B. unter dem Grill vom Backofen. Dafür die Paprika dicht unter den heißen Grill schieben. Regelmäßig wenden. Wenn die Paprikaschoten von allen Seiten geschwärzt sind, herausholen und abkühlen lassen. Anschließend lassen sie sich leicht häuten.
Die Paprikaschoten entkernen. Das Fruchtfleisch in eine Schüssel geben.
Bis auf die Sesamkörner alle Zutaten hinzufügen und mit einem Stabmixer pürieren.
Mit Sesamkörnern bestreut servieren. Wer es gerne scharf mag, fügt extra Cayennepfeffer hinzu.

Himmlischer Dip oder Brotaufstrich!

Für 450 Gramm
3 rote Paprikaschoten
70 g geröstete Pinienkerne oder Walnüsse
½ Scheibe Vollkornbrot
1 Knoblauchzehe
1 EL Paprikapulver
¼ TL Cayennepfeffer
1 EL Kreuzkümmelpulver
50 ml Olivenöl
1 EL Zitronensaft
2 TL Balsamicosirup oder Gula Java Safran
2 EL Tomatenpüree
ORAC Botanico-Mix, mild
Sesamkörner

Tipp!

In libanesischen Rezepten steht häufig die Zutat „Granatapfelmelasse". Im Nahen Osten sehr gebräuchlich, ist sie bei uns hingegen eher schwierig zu finden, vor allem in Bioqualität. Ich verwende als Alternative normalen Balsamicosirup oder Gula Java Safran: Das ist mindestens ebenso lecker! Super gesund und außerdem macht Safran happy!

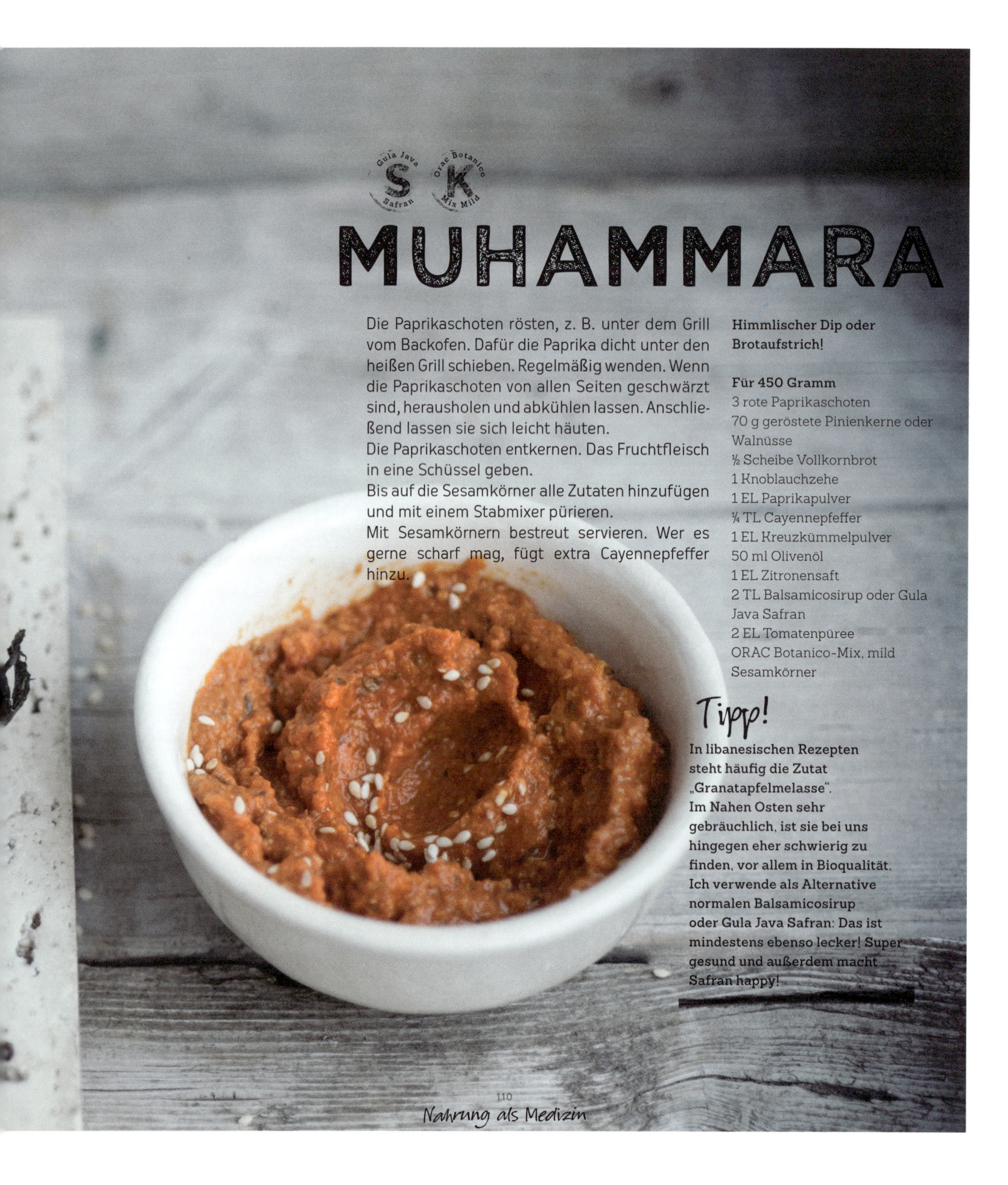

TANDOORI-KRÄUTERMISCHUNG

Bist du auch so versessen auf den Tandoori-Geschmack? Diese würzige Kräutermischung passt perfekt zu allem Möglichem: Reis, Gemüse, Joghurtsaucen usw. Eine ganze Reihe von Speisen erhalten durch die Zugabe von Tandoori erst den richtigen Pfiff! Und wenn du die Kräutermischung selbst herstellst, weißt du auch genau, was sie enthält, sodass sich keine verborgenen Zucker hineinschummeln können. So lecker!

Alles miteinander vermengen - fertig!

- 1 TL schwarzer Pfeffer
- 2 TL Korianderpulver
- 1 TL Nelkenpulver
- 1 TL Chilipulver
- ½ TL Muskatnuss
- 2 TL Kreuzkümmelpulver
- ½ TL Ingwerpulver
- 2 EL süßes Paprikapulver
- 1 TL Zimt
- 1 TL Prise Khoisan Fleur de sel
- 1 TL Kurkuma

KÖSTLICHE ZATAR

Zatar ist eine grüne Kräutermischung. Beliebt ist sie vor allem im Nahen Osten, findet aber immer häufiger auch in unseren Breitengraden Anhänger. Der Begriff „Zatar" (auch: Za'atar) hat zwei Bedeutungen, es gibt nämlich auch eine wilde Oreganoart mit demselben Namen.
Vermischt mit einem Schuss Olivenöl ist Zatar ein delikater Dip für Fladenbrot oder Gemüse. Man kann die Kräutermischung aber auch direkt mit ins Fladenbrot einbacken. In Palästina ist Zatar mit Olivenöl und Fladenbrot sogar das Nationalfrühstück!

- 50 g Sesamkörner
- 2 EL Thymian, getrocknet
- 2 EL Oregano, getrocknet
- 2 EL Marjoran
- 2 EL Sumak
- 1 EL Kreuzkümmelsamen
- 1 EL Prise Khoisan Fleur de sel

Tipp!

Steht eine Einladung zum Essen bei Freunden bevor? Bring dann als Gastgeschenk ein Glas dieser selbstgemachten Kräutermischung und eine Flasche hochwertiges Olivenöl Extra Vergine mit. Die übliche Flasche Wein stellen die Freunde wahrscheinlich schon selbst bereit.

In einer Pfanne die Sesamkörner trocken rösten. Abkühlen lassen und mahlen oder fein mörsern. Die übrigen Zutaten hinzufügen und alles miteinander vermischen. Fertig!
Lässt sich prima in einem Marmeladenglas mit Deckel aufbewahren.

Die köstlichsten Leckereien!

Nahrung als Medizin

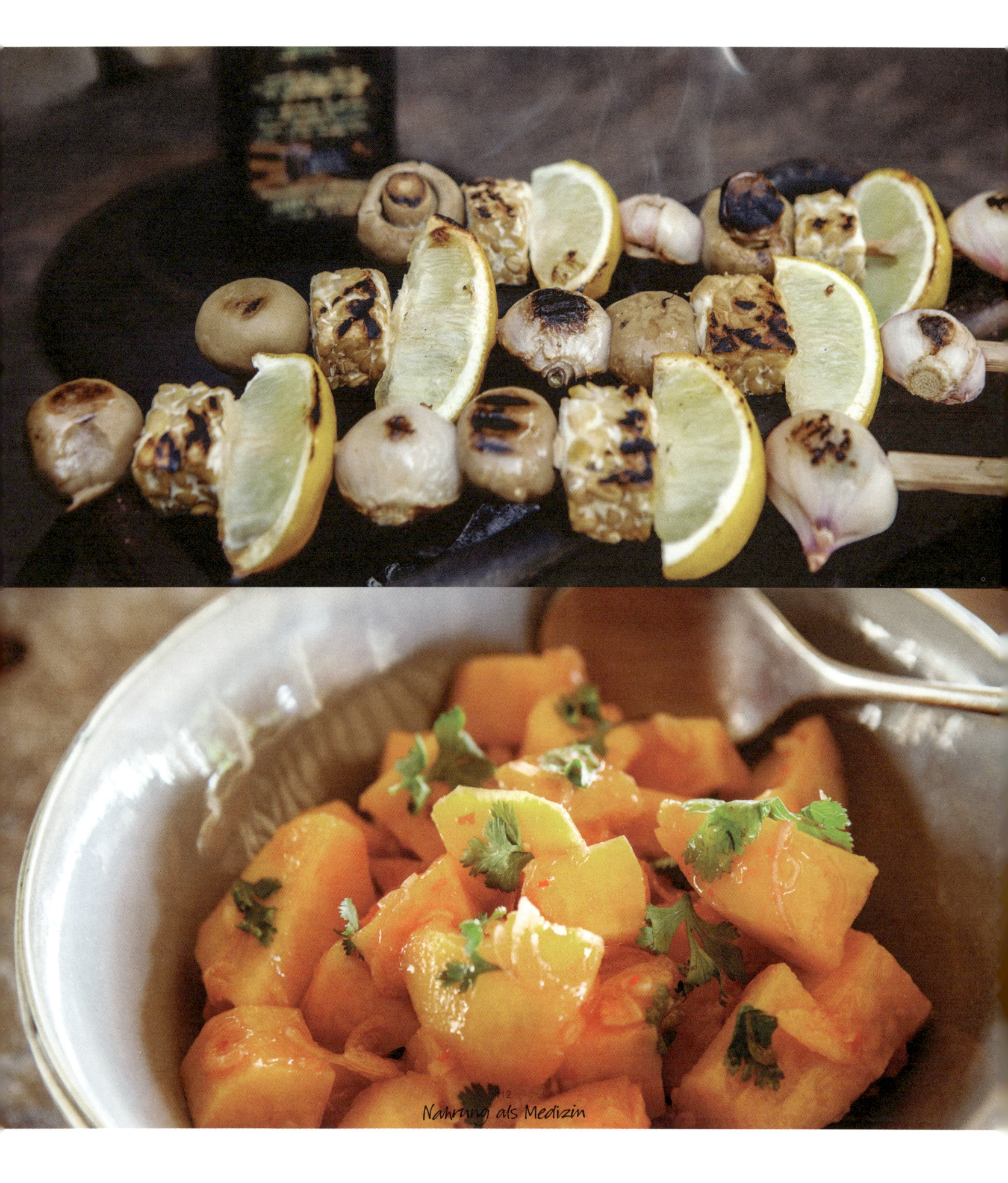

SPIESSE MIT TEMPEH UND ZITRONE FÜR DEN GRILL

Alle Zutaten auf Schaschlikspieße stecken.
Die Spieße mit der Ölmischung Cocos+Olive+Red Palm einreiben und nach Geschmack mit dem ORAC Botanico-Mix würzen.
Auf dem Grill kurz anbraten.

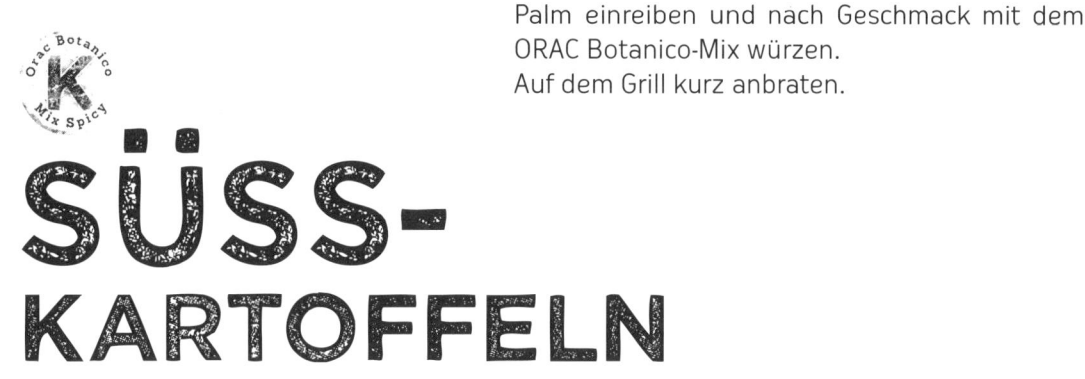

Pro 2 Schaschlikspieße
1 Packung Tempeh, gewürfelt
1 Zitrone oder Limette, halbiert
6 Champignons
4 Schalotten
Cocos+Olive+Red Palm
ORAC Botanico-Mix, mild oder spicy
Extra: Schaschlikspieße (diese erst in Wasser einweichen, sonst verbrennen sie schnell).

Tipp!

Tempeh ist ein indonesisches Produkt aus fermentierten Sojabohnen. Wer einen reizbaren Darm hat, für den ist Tempeh eine gute Lösung. Fermentierte Nahrungsmittel unterstützen nämlich die Darmflora. Weitere Spitzenreiter in dieser Kategorie sind Sauerkraut, Mixed Pickles, Miso und Kefir.

SÜSS-KARTOFFELN
MIT LIMETTEN UND KORIANDER

Die Süßkartoffeln schälen und in ca. 1 Zentimeter dicke Scheiben schneiden.
Etwa 10 Minuten weich dünsten (aber sie dürfen nicht auseinander fallen). Süße Chilisauce darüber gießen und gut durchmengen.
Mit Zwiebel und frischem Koriander sowie ORAC Botanico-Mix bestreuen und den Saft der Limette darüber träufeln.

Für 4 Personen
3 Süßkartoffeln
6 EL süße Chilisauce
1 rote Zwiebel, fein gehackt
3 EL frischer Koriander, gehackt
Saft einer Limette
ORAC Botanico-Mix, spicy

Als Extra streue ich manchmal einen halben Teelöffel gemahlenen Safran oder Kotubuki Earl Grey darüber. Sehr, sehr lecker!

Die köstlichsten Leckereien!

GAZPACHO
AUS AVOCADO UND LIMETTE

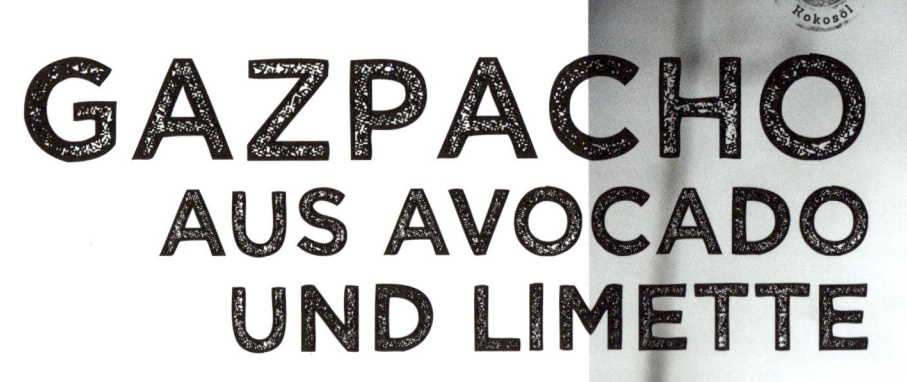

Die Avocados halbieren und entkernen, das Fruchtfleisch auslösen.

Die Gurke gründlich waschen und in Stücke schneiden.

Alle Zutaten für die Gazpacho in einen Standmixer geben und fein pürieren, dabei Wasser hinzu gießen.

Wer die Suppe lieber etwas dünner haben möchte, fügt noch mehr Wasser hinzu.

Die Suppe mit einigen frischen Korianderblättern garnieren.

Für 2 Personen
2 große Avocados
1 Salatgurke
1 Selleriestange
½ TL Prise Khoisan Fleur de sel
Cayennepfeffer
Saft einer Limette
1 Bund Koriander, grob gehackt
2 TL Korianderpulver
1 TL Kreuzkümmelpulver
1 TL Tamari (Lima)
500 bis 750 ml (Pineo) Mineralwasser
200 g Cashewkerne
2 EL natives Kokosöl
einige frische Korianderblätter

"NIMM DIR JEDEN TAG ETWAS ZEIT FÜR DICH SELBST."
Dalai Lama Tenzin Gyatso

WRAP MIT ALGEN UND GEMÜSE

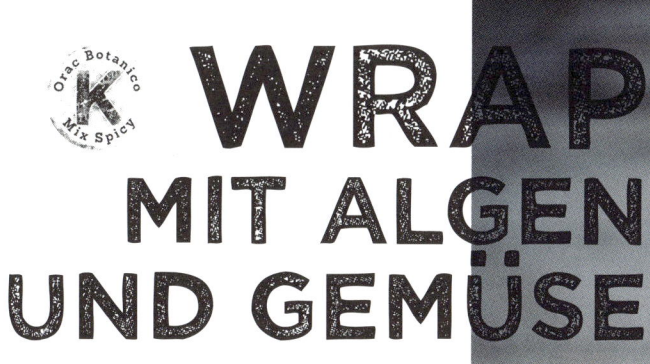

Quinoa im Verhältnis 1:2 in Wasser kochen, also 1 kleine Tasse Quinoa auf zwei Tassen Wasser. Quinoa immer erst gründlich unter fließendem Wasser waschen, sonst werden die Körner beim Kochen bitter. Aufkochen (10-15 Minuten), dann vom Herd nehmen und nachquellen lassen. Unterdessen den Backofen auf 160°C vorheizen. Gurke und Paprika in sehr feine Streifen schneiden. Die Avocado halbieren und entkernen, anschließend mit einem Messer das Fruchtfleisch einige Male einschneiden und heraus löffeln.
Den Spinat waschen und trocken schwenken. Die Tortillablätter im Ofen erhitzen, dann offen auslegen und zur Hälfte mit Gemüse, Zwiebel, Luzerne und Quinoa bestreuen.
Den Ingwer fein raspeln und auspressen.
Den Ingwersaft in einem Schüsselchen auffangen, etwas Wasser hinzufügen und mit ORAC Botanico-Mix würzen. Diese Mischung über das Gemüse träufeln.
Das Tortillablatt zu einem Wrap zusammenrollen und mit dem Noriblatt umwickeln. Die Finger mit etwas Wasser anfeuchten, die Ränder des Algenblattes einreiben und den Wrap zukleben.

Tipp!

Roter Quinoa enthält mehr Ballast- und Nährstoffe als weißer Quinoa, hat ein intensiveres Nussaroma und ist knackiger als die weiße Variante.
Quinoa: Wusstest du, dass die UNO das Jahr 2013 zum Jahr der südamerikanischen Supernahrung ausgerufen haben, weil diese so gesund und wohlschmeckend ist?

Für 1 Person
2 EL roter Quinoa
¼ Salatgurke
¼ Paprika
½ Avocado
einige Blätter jungen Spinat
1 Tortillablatt (Wrap)
einige Ringe rote Zwiebel, fein geschnitten
Luzernensamen
Saft eines Stücks Ingwer
ORAC Botanico-Mix, spicy
1 Noriblatt

Tipp!

Ich mache gerne Wraps! Man kann sie nach Herzenslust mit Gemüse in beliebiger Menge füllen. Und ab und zu eine Abwechslung, lockert die Sache auf: warum nicht auch einmal Falafel, eine Schicht Tzaziki (Joghurt mit viel Knoblauch und Gurke) oder Kräuterkäse? Einfach alles, was du lecker findest!

Die köstlichsten Leckereien!

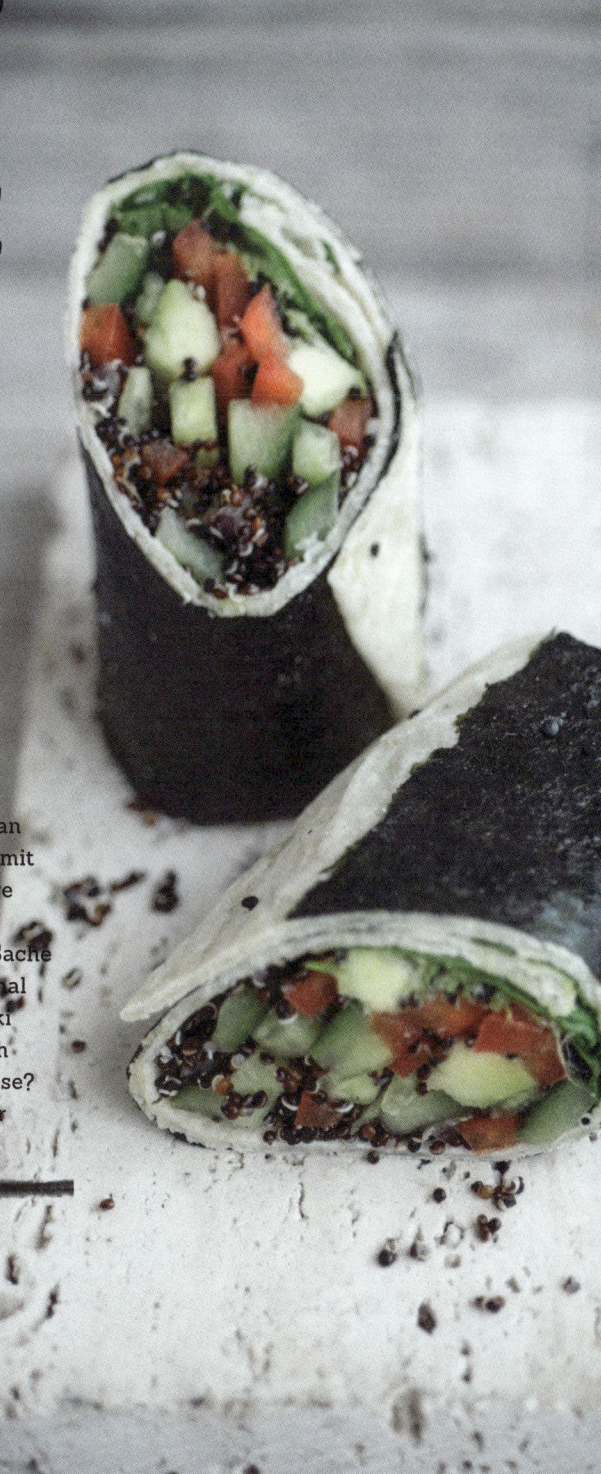

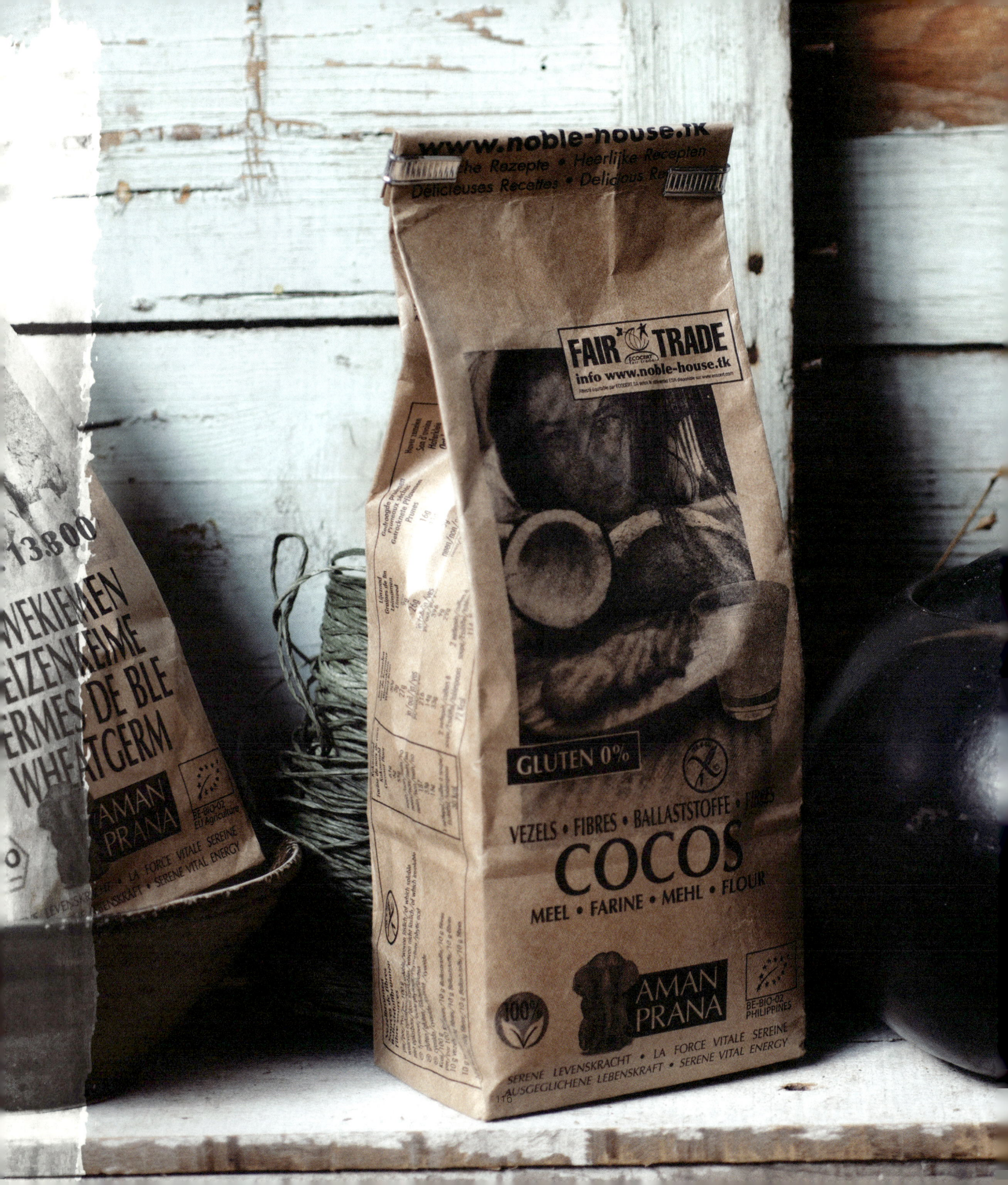

www.noble-house.tk
Köstliche Rezepte • Heerlijke Recepten
Délicieuses Recettes • Delicious Recipes

FAIR TRADE
info www.noble-house.tk

GLUTEN 0%

VEZELS • FIBRES • BALLASTSTOFFE • FIBRES

COCOS
MEEL • FARINE • MEHL • FLOUR

AMAN PRANA

100%

BE-BIO-02
PHILIPPINES

SERENE LEVENSKRACHT • LA FORCE VITALE SEREINE
AUSGEGLICHENE LEBENSKRAFT • SERENE VITAL ENERGY

NAHRHAFTE BALLAST-STOFFE

Allzeit ein flacher Bauch?
Oh, yeah!

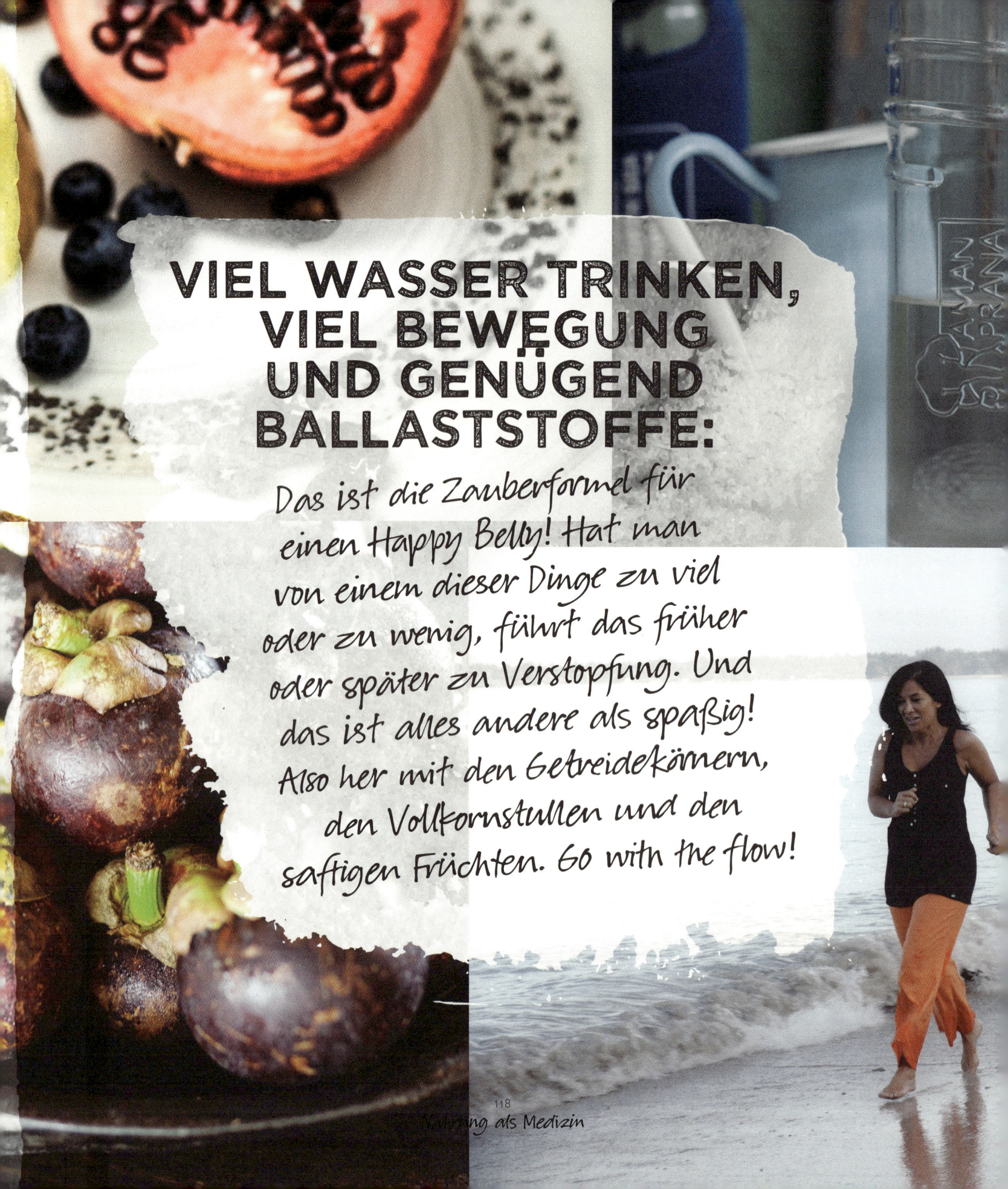

VIEL WASSER TRINKEN, VIEL BEWEGUNG UND GENÜGEND BALLASTSTOFFE:

Das ist die Zauberformel für einen Happy Belly! Hat man von einem dieser Dinge zu viel oder zu wenig, führt das früher oder später zu Verstopfung. Und das ist alles andere als spaßig! Also her mit den Getreidekörnern, den Vollkornstullen und den saftigen Früchten. Go with the flow!

Wer zu wenige Ballaststoffe isst, dessen Darm wird irgendwann träge. Ganz abgesehen von Krampfadern, Hämorrhoiden, Ausbuchtungen der Blasen- und Darmwand usw. Kein schönes Thema, aber leider ein weit verbreitetes Spektrum an Beschwerden - auch wenn nahezu niemand darüber redet. Wusstest du, dass Mittel gegen Verstopfung die am meisten verkauften Produkte im Bioladen sind?

ROTE AMPEL!

Fleisch, Fisch, Milchprodukte, Fette und Eier enthalten keine Ballaststoffe. Auch raffinierte Produkte wie geschälter Reis, Weißbrot und weiße Nudeln sind komplett oder weitgehend frei von Ballaststoffen. Wenn diese Produkte in deinem Speiseplan viel vertreten sind, lauert die Verstopfung schon um die Ecke.

GRÜNE AMPEL!

Aber was soll man denn dann essen? Ganz einfach: viel Obst, Gemüse, Vollkornprodukte und Hülsenfrüchte, viel Wasser trinken und regelmäßig bewegen. Das ist das Geheimnis einer natürlichen und reibungslosen Verdauung.

Aber das sind nicht die einzigen Vorteile von Lebensmitteln mit haufenweise Ballaststoffen, denn auch der Blutzuckerspiegel wird durch sie stabilisiert. Das bedeutet: Weniger Hungerattacken zwischendurch, weniger Schwankungen im Leistungsniveau und insofern sehr viel besser für Diabetiker.

Ich verrate dir gerne meinen praktischen Trick, mit dem ich mehr Ballaststoffe ins Essen schmuggele. Streue einfach zusätzlich Kokosmehl (glutenfrei) oder Weizenkeime in Getränke und über Müslis, Suppen, Saucen, Nudeln oder Joghurt. So nimmst du auf einen Schlag einen Haufen Ballaststoffe, aber wenig Kalorien, dafür zusätzliches Eiweiß auf.

Tipp!

Die Weizenkeime Alpin Blond: Kohlenhydratarme Weizenkeime, die man auch als Müsli essen kann. Wirklich lecker!

Bestimme, was das Thema Gesundheit betrifft, dein Leben selbst, sonst wird es dich bestimmen!

Allzeit ein flacher Bauch? Oh, yeah!

HIMMLISCHER LASSI MIT VANILLE UND KOKOSMEHL

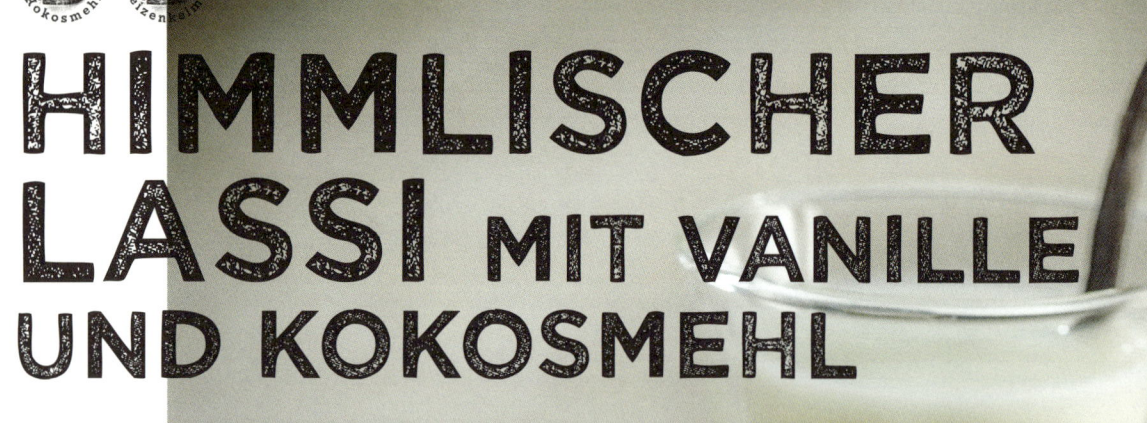

In Indien bin ich dem absolut leckersten Getränk der Welt begegnet: Lassi! Am beliebtesten ist Mangolassi, ein mit frischen Mangos püriertes Joghurtgetränk. Eine Delikatesse! Damals dachte ich: Hey, warum gönne ich mir nicht selbst jeden Tag diesen Göttertrunk? Et voilà, seitdem trinke ich jeden Tag meine Portion Ballaststoffe. So etwas nennt man wohl eine echte Win-Win-Situation!

Einen Esslöffel Kokosmehl oder Weizenkeime in Buttermilch einstreuen, gut umrühren oder kurz mit dem Mixer verarbeiten.

Für 1 Glas
1 EL Kokosmehl ODER
1 EL Weizenkeime (z. B. Alpin Blond)
1 Glas Buttermilch

Tipp!

Wusstest du, dass Weizenkeime keinerlei Kalorien, dafür aber jede Menge Ballaststoffe und Eiweiße enthalten?

Variationen

Keine (Lust auf) Buttermilch? Nimm als Alternative Mandelmilch, Kefir, Quark oder Bio-Joghurt (Biogarde). Lecker aromatisch wird es, wenn man etwas Vanillepulver oder Zimt hinzufügt. Kokosmehl verleiht Getränken eine köstlich-subtile Süße. Willst du es noch süßer? Greife dann zu Kokosblütenzucker oder Ahornsirup. Der Gipfel des Genusses: Den Lassi mit frischer Mango oder einer anderen weichen Obstsorte pürieren. Himmlisch!

Nahrung als Medizin

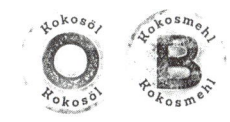

GLUTENFREIE PFANNKUCHEN

In einer Schüssel alle Zutaten zu einem schönen, glatten Teig verrühren.
Eine Portion Kokosöl in eine Pfanne geben und darin die Pfannkuchen ausbacken.

Für 2 Personen
1 Ei
180 g natives Kokosöl (leicht angewärmt, damit es flüssig wird)
1 dl Getreidedrink oder Kokosmilch
eine Prise Khoisan Fleur de sel
1 TL Ahornsirup
25 g Reismehl
25 g Kokosmehl
1 TL Weinsteinbackpulver

ÜBEN, ÜBEN, ÜBEN!
Kokosmehl nimmt viel Feuchtigkeit auf und braucht ein Bindemittel – in diesem Rezept ist das das Ei. Immer wieder die Flüssigkeitsmenge anpassen, damit der Teig seine dickflüssige Konsistenz erhält. Es ist gar nicht so einfach, genau die richtige Konsistenz für diesen Pfannkuchenteig hinzubekommen, denn sie sind ziemlich brüchig. Aber: auch hier gilt: Übung macht den Meister!

Allzeit ein flacher Bauch? Oh, yeah!

Nahrung als Medizin

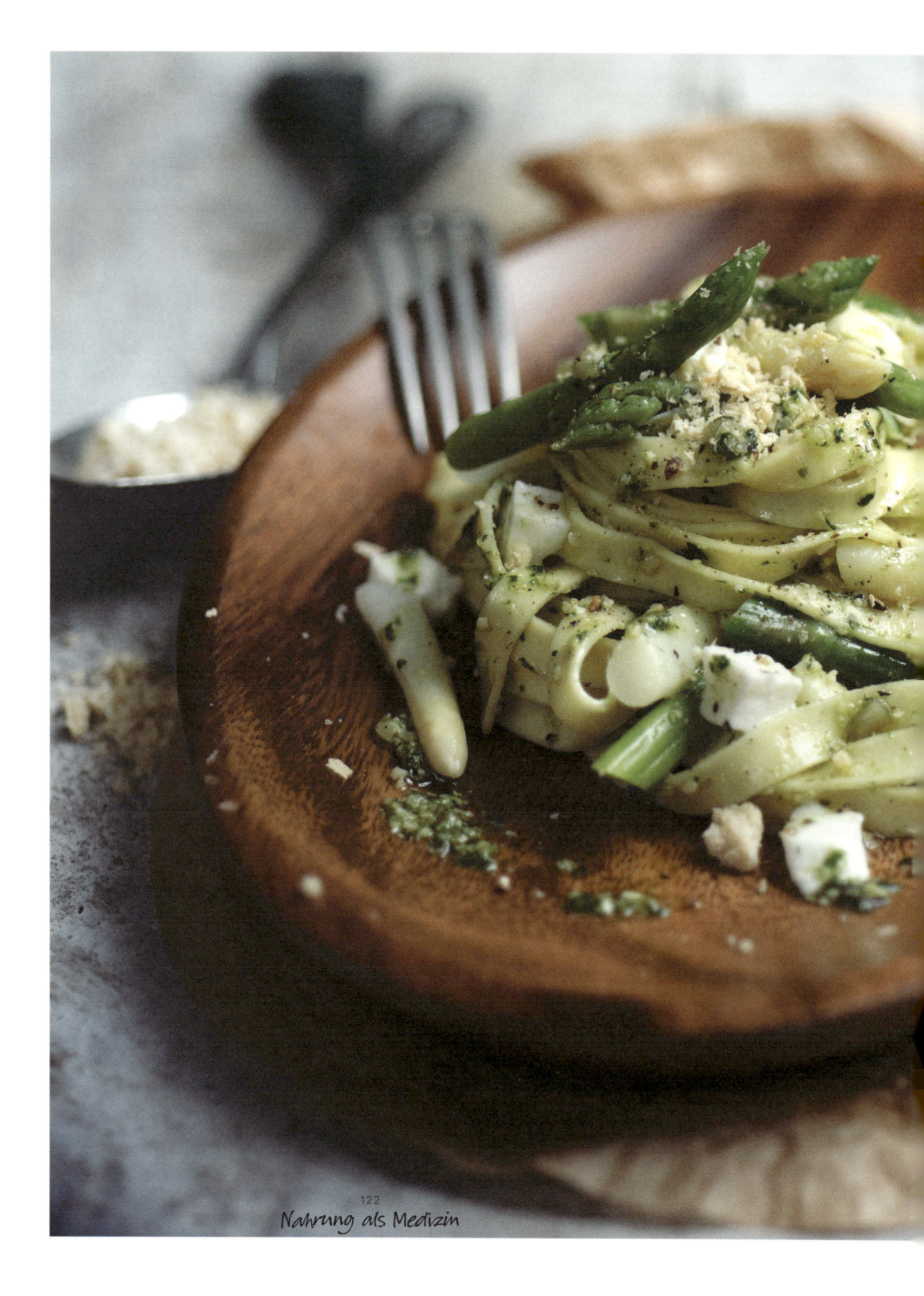

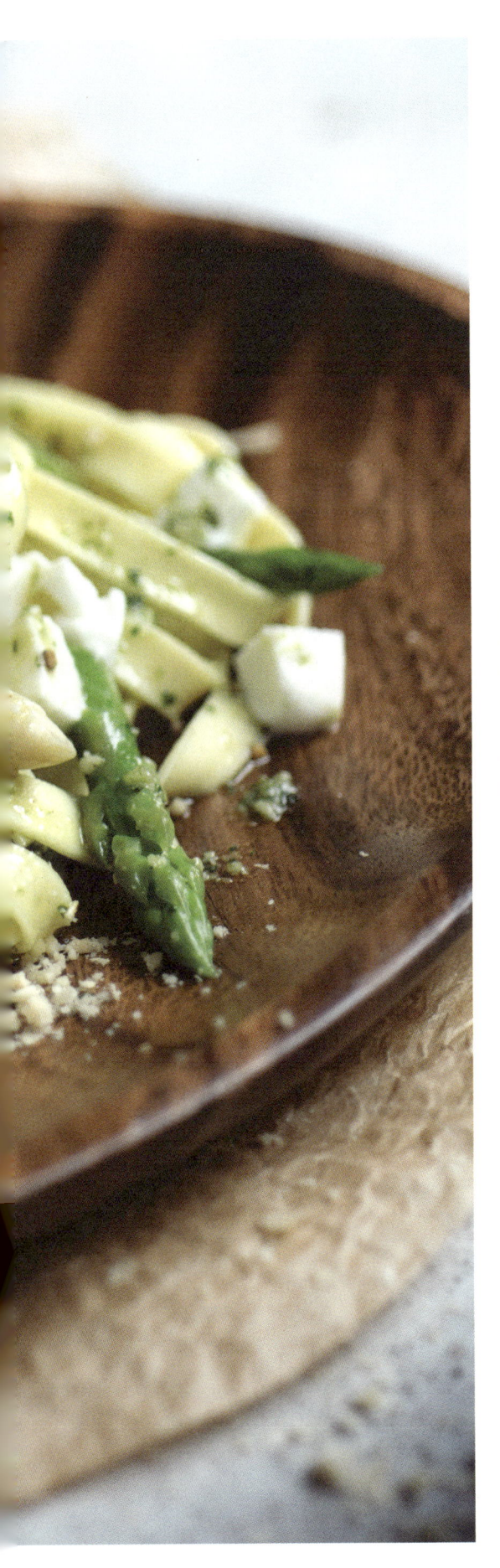

LINGUINE MIT SPARGEL
MOZZARELLA UND PESTO

Den Spargel mit einem Sparschäler schälen. Die verholzten unteren Enden abschneiden (ca. 2 cm).

Den Spargel in reichlich Wasser bissfest kochen. Unterdessen den Mozzarella und die Tomaten fein würfeln. Zusammen in eine große Schüssel geben und mit Cayennepfeffer, Fleur de Sel und Oregano abschmecken. Mit einem Schuss Olivenöl vermengen.

Die Basilikumblätter in feine Streifen zupfen und gut unter die Mozzarella-Tomaten-Mischung mengen.

Die Nudeln währenddessen al dente kochen. Gut abtropfen lassen und zu der Mozzarella-Tomaten-Mischung geben.

Die Spargelstangen auf die Nudeln legen und mit ein wenig Pesto garnieren.

Zum Schluss noch mit Kokosmehl bestreuen: ein sehr guter Ersatz für Parmesan, sehr mild im Geschmack und deutlich weniger Kalorien.

Für 4 Personen

1 Bund weißer oder grüner Spargel
2 Kugeln Büffelmozzarella (250 g)
2 Tomaten
eine Prise Cayennepfeffer
ev. eine Prise Khoisan Fleur de sel
Oregano
Olivenöl Extra Vergine (z. B. Verde Salud)
Basilikum
500 g Vollkornnudeln
frisches Pesto (Rezept auf S. 69)
Kokosmehl

Tipp!

Die Schalen und das Kochwasser vom Spargel aufbewahren: Daraus lässt sich noch prima eine cremige Spargelsuppe zaubern.

Allzeit ein flacher Bauch? Oh, yeah!

KOKOSKEKSE
MIT SCHOKOSTÜCKCHEN

In einer Pfanne Kokosöl auf kleiner Flamme flüssig werden lassen.

In einer Schüssel das Kokosöl mit Kokosblütenzucker, Eiern, Fleur de sel und Vanille vermengen. Nun Kokosmehl, Weizenkeime, Kokosraspeln und Schokostückchen unterrühren.

Ein Backblech mit Backpapier auslegen. Mit einem Esslöffel jeweils eine kleine Menge Teig aufs Backblech setzen. Mit der runden Seite des Löffels den Teigklecks flach drücken, damit er die Keksform erhält. Oder sind dir etwas dickere Kekse lieber? Dann forme aus dem Teig kleine Kugeln und setze diese auf das Backblech.

Den Backofen auf 120°C vorheizen und die Kekse 30 Minuten goldbraun backen. Anschließend auf einem Kuchengitter abkühlen lassen.

Für 10 bis 15 Kekse
50 ml natives Kokosöl
50 g Kokosblütenzucker
4 Eier
eine Prise Khoisan Fleur de sel
½ TL Vanillepulver
80 g Kokosmehl
30 g Weizenkeime (z. B. Alpin Blond)
50 g Kokosraspeln
50 g Schokostückchen

"ICH VERSUCHE JEDEN TAG AUFS NEUE GESUNDE ENTSCHEIDUNGEN ZU TREFFEN."

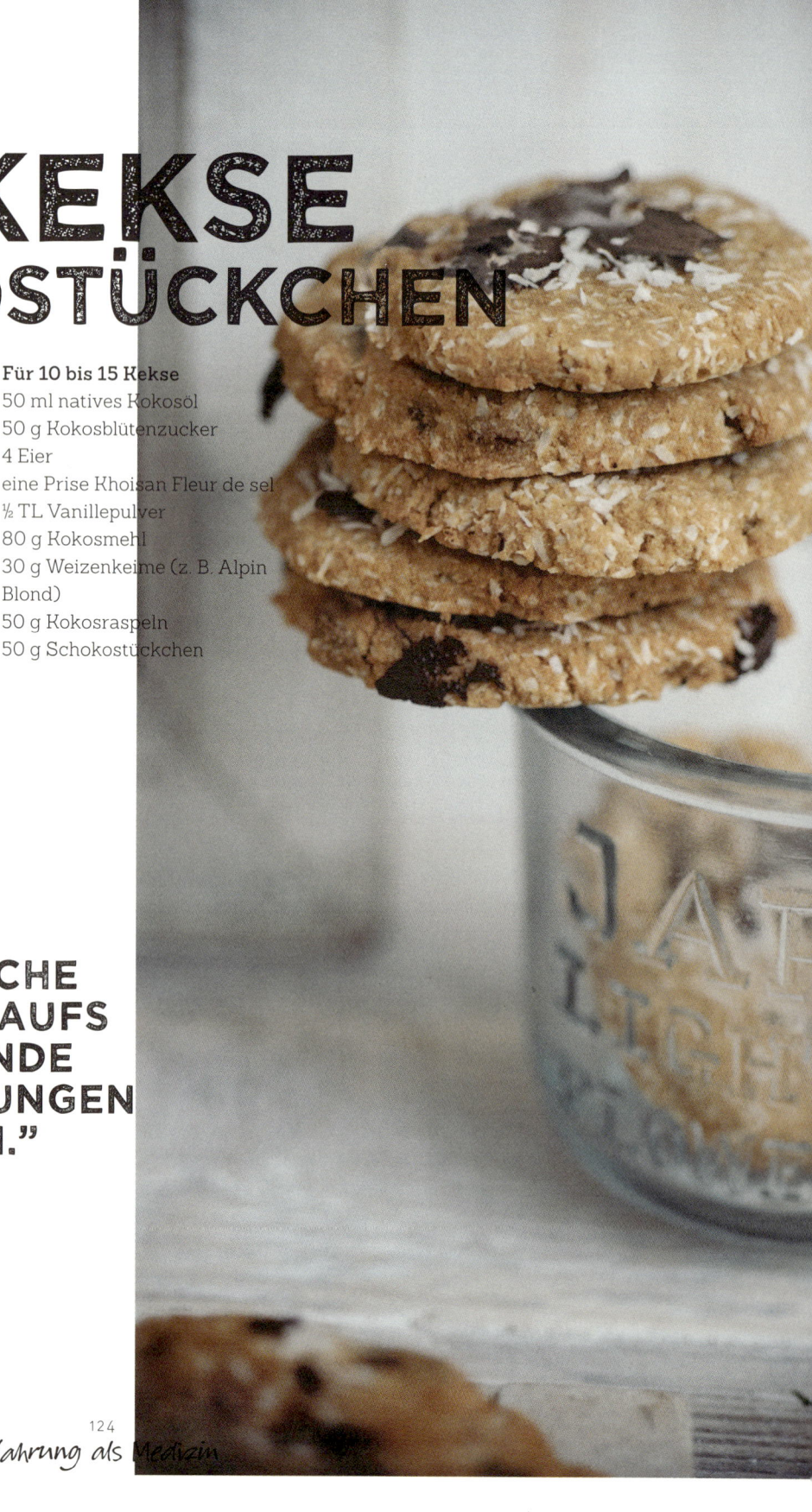

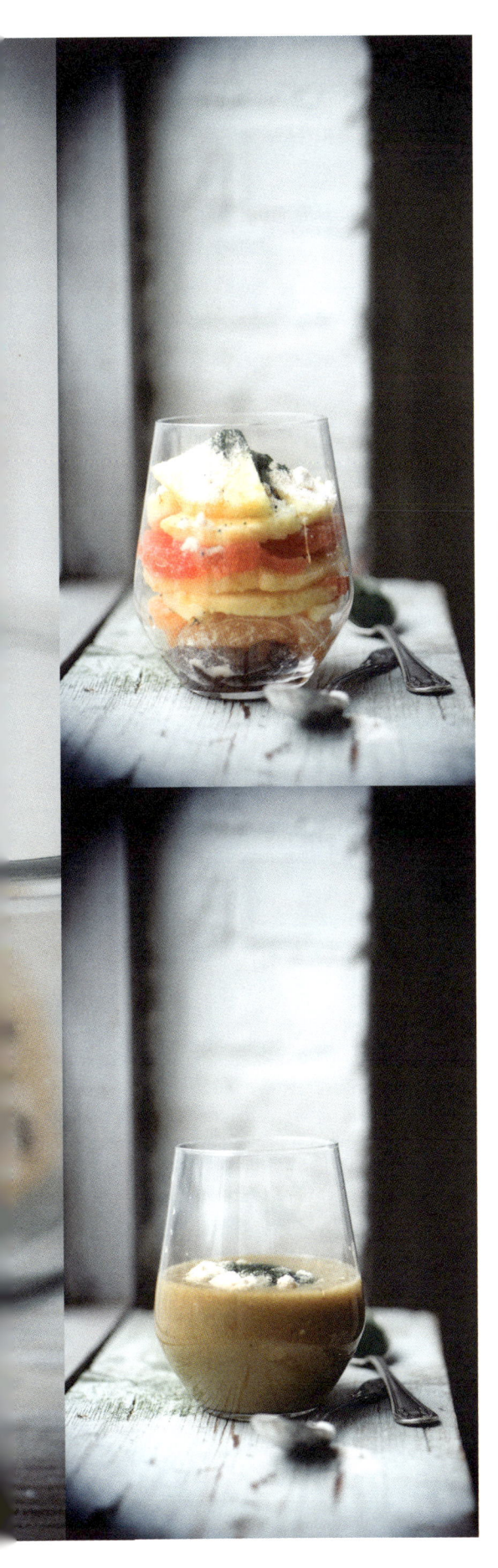

SMOOTHIE MIT ANANAS UND SPIRULINA

Orangen und Grapefruit auspressen.
Den Saft in eine große Kanne gießen (z. B. die vom Standmixer).
Die Datteln entkernen und fein hacken.
Die Ananas schälen und das Fruchtfleisch klein würfeln.
Das Spirulina- oder Chlorellapulver hinzufügen.
Mit dem Stabmixer oder im Standmixer einen appetitlichen Smoothie zaubern.

Für 4 Gläser (200 ml)
5 Orangen
2 rosa Grapefruits
2 Datteln
1 große Ananas (oder 2 kleine)
1 EL Spirulina- oder Chlorellapulver

Tipp!

Gerne noch mehr Ballaststoffe? Füge dann jedem Glas noch 1 bis 2 Esslöffel Kokosmehl hinzu.

SPIRULINA UND CHLORELLA: FANTASTISCHE ALGEN!

Spirulina ist eine Salzwasseralge, Chlorella findet man in Süßwasser. Wusstest du übrigens, dass Algen eine ganze Palette an Mineralstoffen, Aminosäuren, Spurenelementen, Enzymen und Omega-3-Fettsäuren enthalten? Die Energie der Sonne wird in diesen Algen gespeichert. Sie geben dir zusätzliche Energie und unterstützen dein Immunsystem. Darüber hinaus sind Algen ein hervorragender Lieferant für Chlorophyll (wie alle grünen Blattpflanzen). Sauerstoff für deinen Körper!

Allzeit ein flacher Bauch? Oh, yeah!

SMOOTHIE
MIT BANANEN, KOKOS UND MANDELN

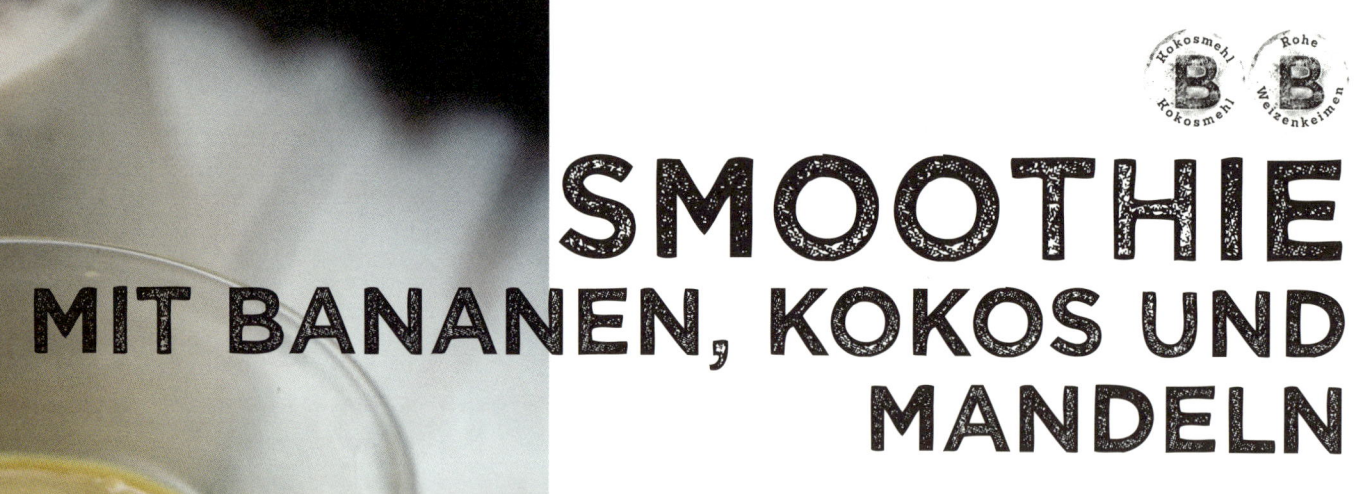

Die Bananen aus dem Gefrierfach holen. Mit einem Wellenschliffmesser in 4 oder 5 Stücke schneiden, dann lassen sie sich leichter schälen. Die Bananenstücke in eine große Kanne geben (z. B. die vom Standmixer), den Apfel-Birnen-Saft hinzufügen und pürieren (mit dem Stabmixer oder im Standmixer).
Kokosmehl, Weizenkeime und Vanille unterrühren. Mit gehobelten Mandeln garnieren.

Für 4 Gläser (200 ml)
3 Bananen, in der Schale gefroren
350 ml Apfel-Birnen-Saft, am liebsten selbst gepresst.
1 EL Kokosmehl
1 EL rohe Weizenkeime
1 TL Vanillepulver
Garnitur: gehobelte Mandeln

Tipp!
Zu viele reife Bananen? Mitsamt der Schale in den Gefrierschrank legen. Sie sind eine ideale Basis für Milchshakes und viel besser für die Figur als Speiseeis!

GUTE BANANENNACHRICHTEN
Bananen sind reich an Kalium: ein wichtiges Spurenelement, das den Herzschlag reguliert, am Sauerstofftransport zum Gehirn beteiligt ist und regulierenden Einfluss auf deinen Wasserhaushalt hat. Zu viel Stress? Dann erhöht sich deine Stoffwechselrate und - der Kaliumgehalt sinkt. Bananen können hier helfen, den Mangel auszugleichen und die körperlichen Folgen von Stress abzumildern. Dadurch fühlst du dich entspannter und glücklicher. Bananen enthalten nämlich auch Tryptophan, das im Körper in Serotonin umgewandelt wird, ein Stoff, der eine stimmungsaufhellende Wirkung auf unser Zentralnervensystem hat. Eine Banane ist also immer eine gute Idee!

SMOOTHIE
MIT HIMBEEREN UND KEFIR

Bis auf das Kokosmehl alles in eine große Kanne geben (vom Standmixer) und mit dem Stabmixer oder im Standmixer pürieren. Das Kokosmehl unterrühren.

Ein erfrischendes Getränk und eine Extraportion Energie für den Start in den Tag!
Für 4 Gläser
1 Liter Kefir
4 reife Bananen
4 EL Gula Java Kokosblütenzucker oder Honig
800 g Himbeeren (frisch oder tiefgefroren)
ein Schuss Zitronensaft
4 EL Kokosmehl

Wissenswert!

Wusstest du, dass Himbeeren und ihre Brüder, die Brombeeren, zu der Familie der Rosengewächse gehören? Sie enthalten beide jede Menge Antioxidantien!

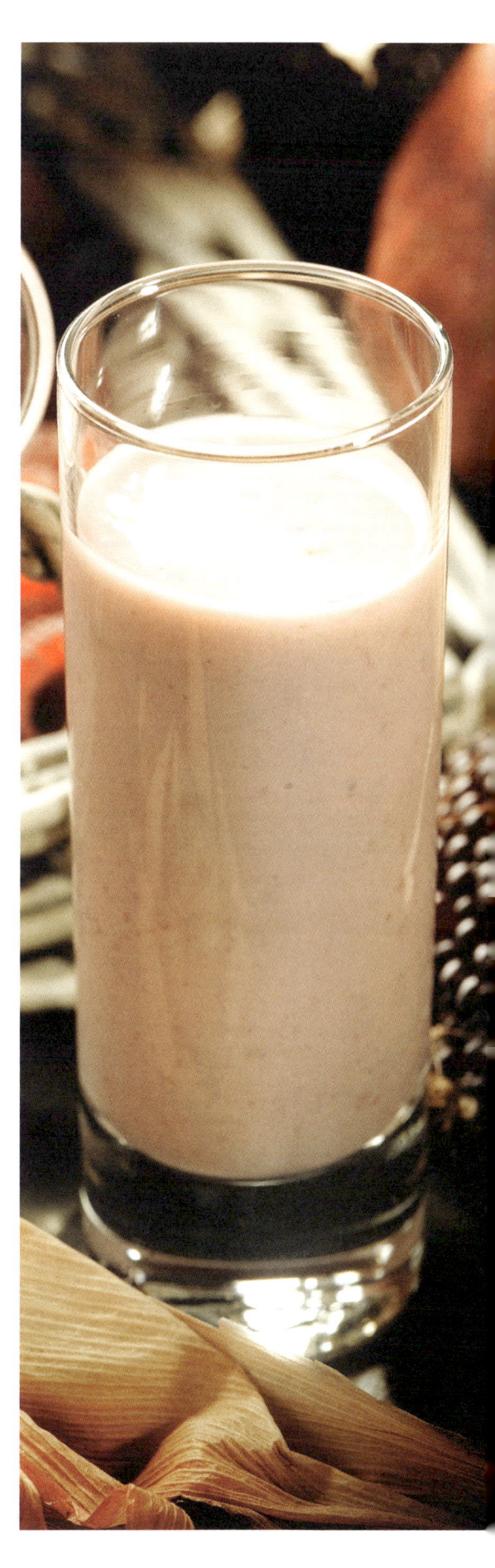

Allzeit ein flacher Bauch? Oh, yeah!

Nahrung als Medizin

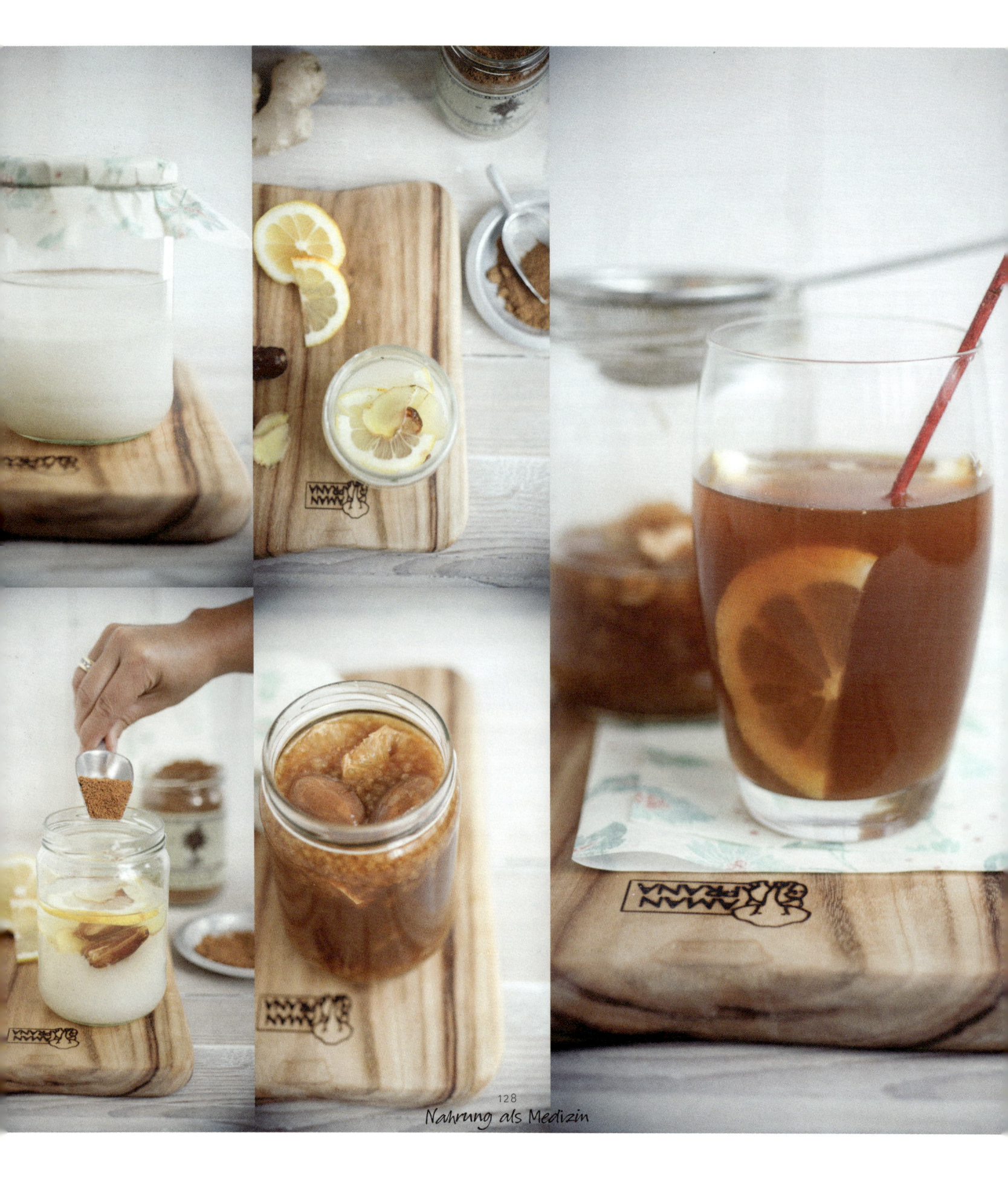

KEFIR: BAKTERIEN, DIE DICH FRÖHLICH MACHEN!

Dank Indra, einem unserer IT-Leute, trinken wir bei Amanprana alle täglich unser Glas Wasserkefir. Kefir gibt es in zwei Varianten: auf Wasser- und auf Milchbasis.

Von Milchkefir hast du vielleicht schon einmal etwas gehört: Er ist auch unter den Bezeichnungen „tibetanischer Pilz" oder „Kefirpilz" bekannt, denn er besteht vorwiegend aus Hefen und Bakterien. Der Name leitet sich von dem türkischen Wort köpürmek, „schäumen", ab. Dieses dickflüssige, kohlensäurehaltige und leicht alkoholhaltige (!) Milchgetränk war ursprünglich in der Kaukasusregion und in Tibet verbreitet.

Man benötigt nur zwei Zutaten: Biomilch und lebende Kefirknollen (auch: Kefirkörner). Wusstest du übrigens, dass Kefir auch wie ein natürliches Antibiotikum wirkt?
Mit einer einzigen kleinen lebenden Milchkefir- oder Wasserkefirknolle kannst du für dich selbst (und andere) für alle Zeit probiotische Getränke herstellen. Sehr interessant, nicht nur für die Gesundheit, sondern auch fürs Portemonnaie.

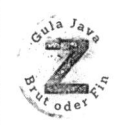

WASSERKEFIR: PROBIOTIKA OHNE MILCH

Zitrone halbieren, alle Zutaten in ein rückstandsfreies (!) Einmachglas geben und diese Mischung an einem hellen Standort bei Zimmertemperatur zwei Tage lang „arbeiten" lassen. Gelegentlich gut durchrühren. Anschließend haben sich die Kefirkörner nahezu verdoppelt.

Nach 2 Tagen die Kefirknollen herausholen, die Zitrone ausdrücken und die Flüssigkeit durch ein Plastik- (!) Sieb in ein großes Gefäß abseihen. Die Kefirkörner im Sieb gründlich unter fließendem Wasser spülen und in ein verschließbares Glasgefäß geben.
Die Knollen mit Wasser bedecken, etwas Gula Java Brut hinzugeben und das Gefäß in den Kühlschrank stellen, dort verbleiben sie in der Ruhephase, bis du neuen Kefir machst.
Das Wasser regelmäßig auswechseln (1 x pro Woche).

Möchtest du die Vorteile des Kefirs genießen, aber lieber ohne Milch?
Nimm dann Wasserkefir.

1 Liter Wasser ohne Kohlensäure
100 g Wasserkefirknolle
60 g Gula Java Kokosblütenzucker oder Gula Java Safran - einfach himmlisch!
2 Feigen oder Datteln
½ große, Bio-Zitrone (oder 2 kleine Zitronen)
ein Stück Ingwer (meine persönliche Note)

Tipp!

Experimentiere auch einmal mit anderen Obstsorten, wie z. B. Ananas, Banane oder Melone. Lecker!

Allzeit ein flacher Bauch? Oh, yeah!

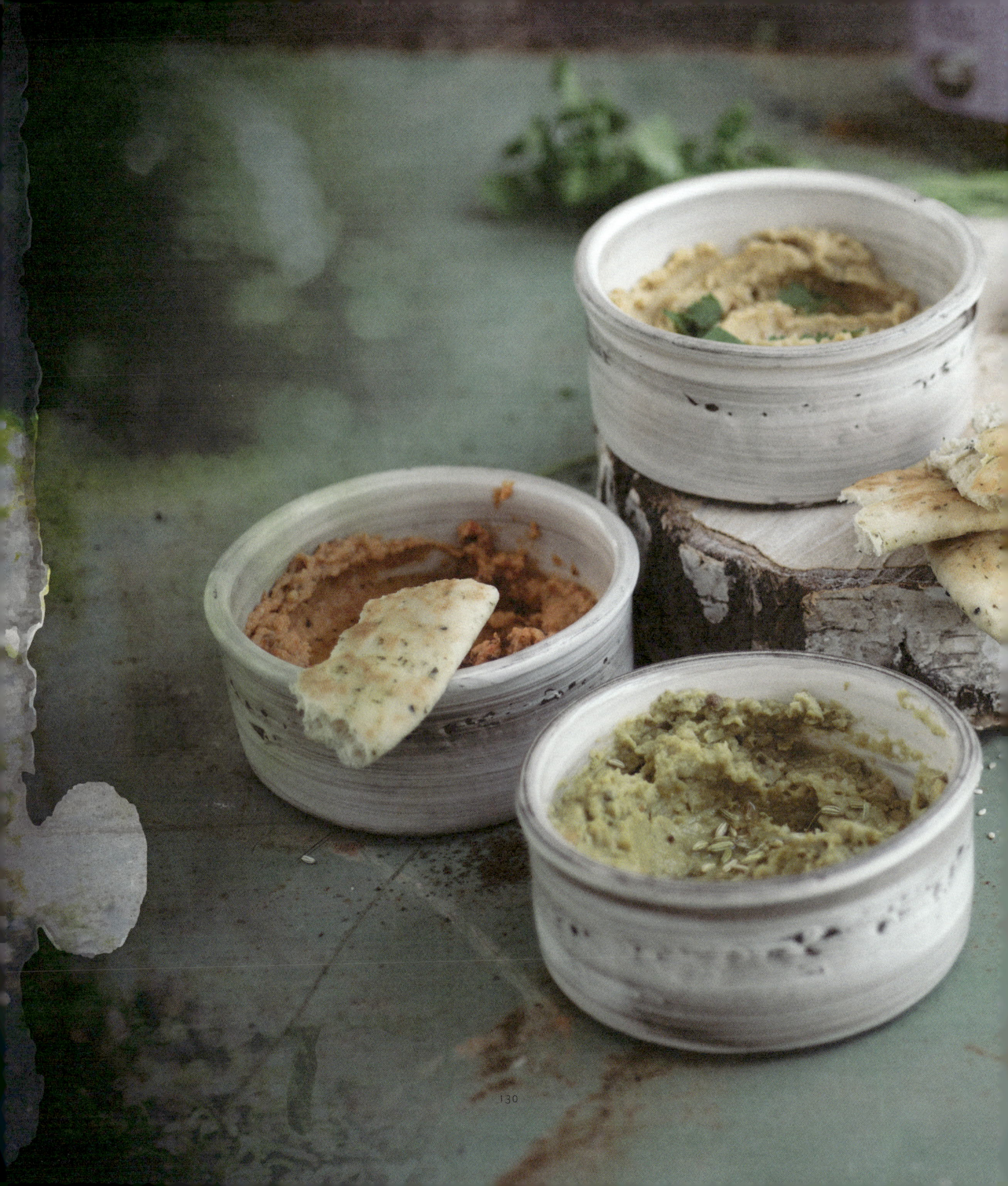

FINGER FOOD

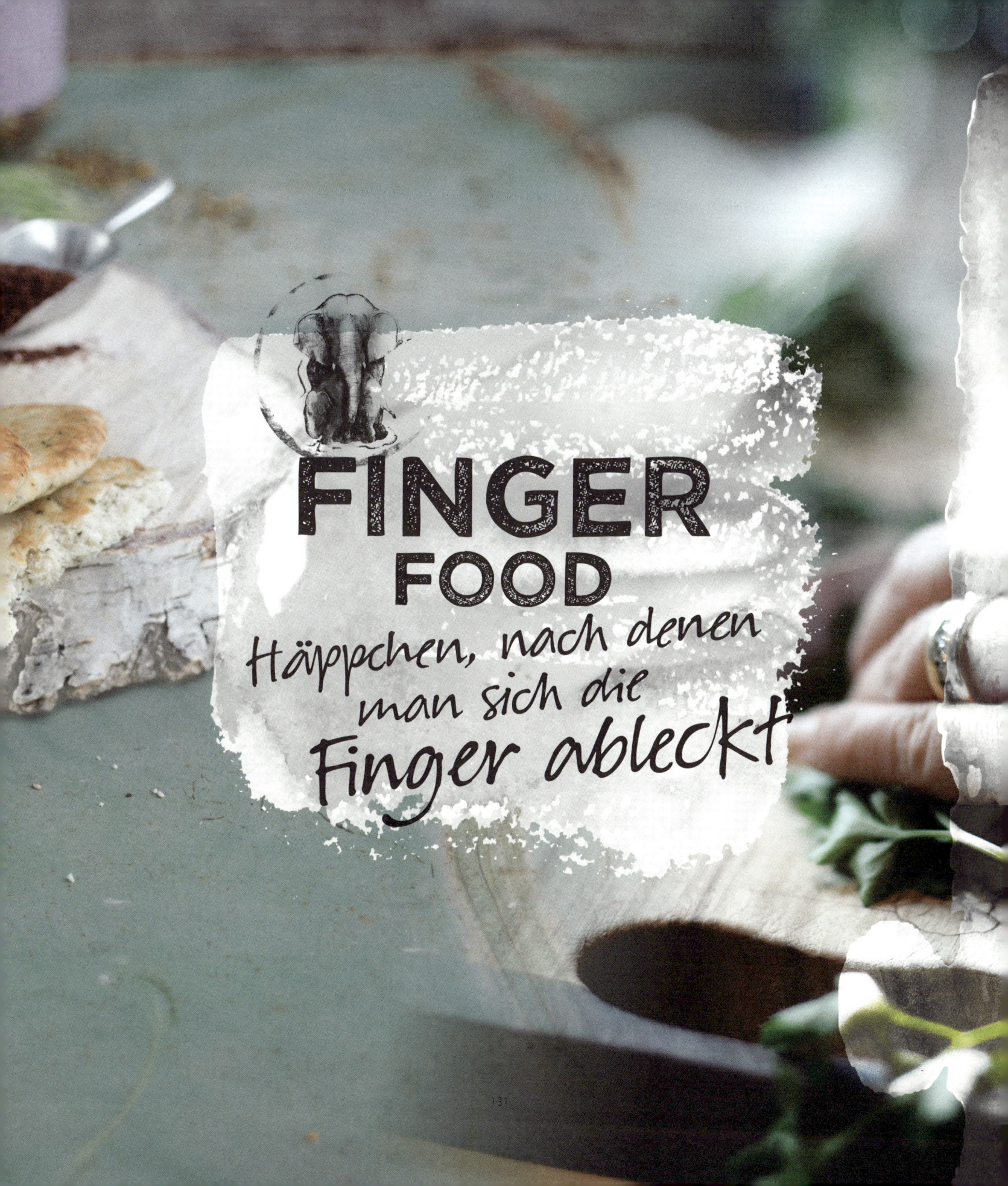

Häppchen, nach denen man sich die Finger ableckt

SCHON WIEDER CHIPS UND KÄSEWÜRFEL?

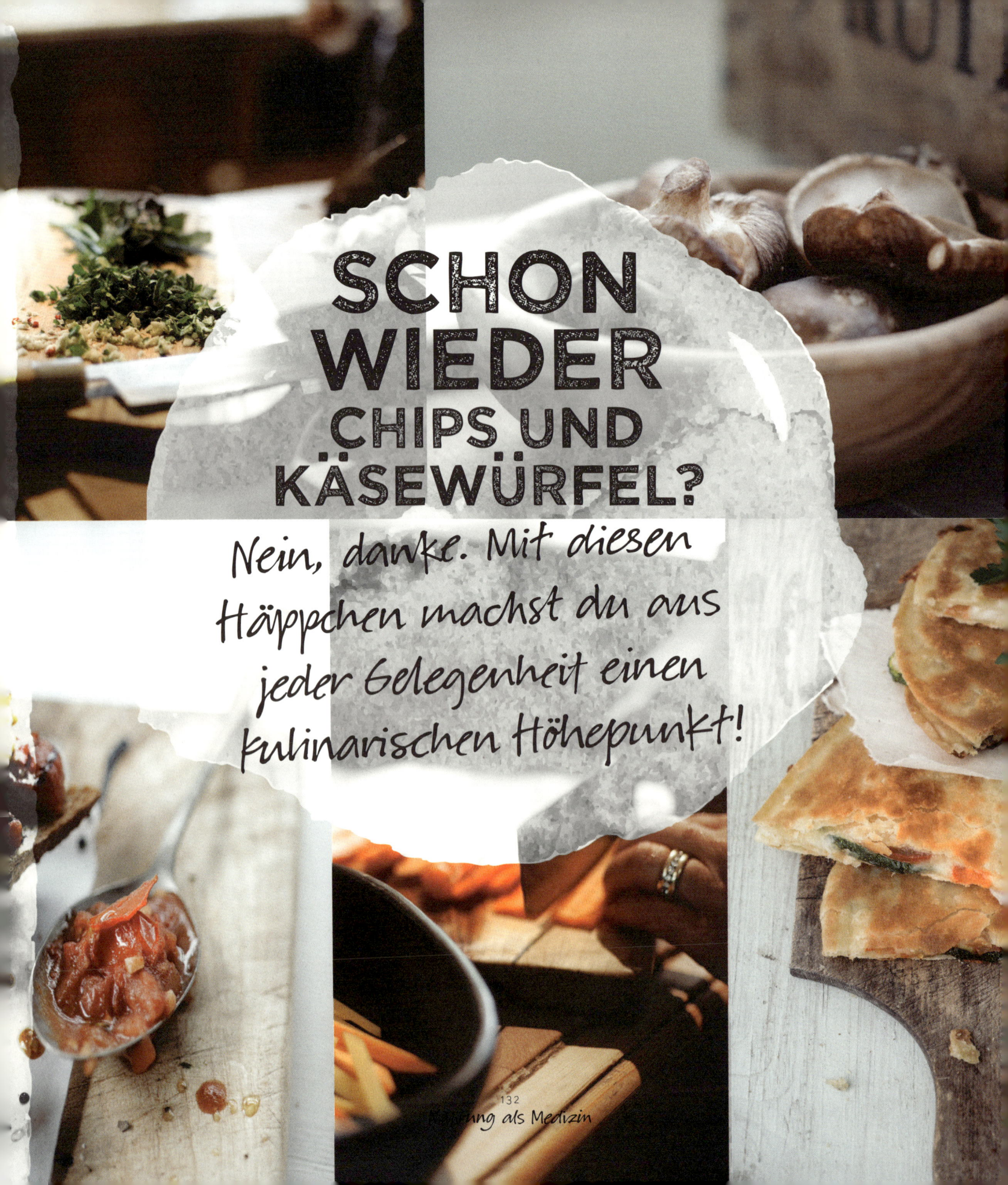

Nein, danke. Mit diesen Häppchen machst du aus jeder Gelegenheit einen kulinarischen Höhepunkt!

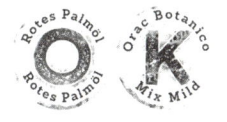

MAISKOLBEN
MIT ROTEM PALMÖL

Einen Topf mit so viel Wasser füllen, dass die Maiskolben später gut bedeckt sind.
Das Wasser zum Kochen bringen. Aber Achtung: noch kein Salz hinzufügen, davon wird der Mais zäh!
Die Maiskolben putzen: Die Blätter und das Stroh entfernen.
Die Maiskolben gut 20 Minuten im zugedeckten Topf kochen, bis sie gar sind.
Abgießen und die Kolben in einer Schale den Gästen servieren.
Am Tisch kann jeder Gast seinen Maiskolben je nach Vorliebe in rotem Palmöl wenden. Noch ein wenig ORAC Botanico-Mix aus der Gewürzmühle und schon kannst du die Maiskörner abknabbern!

Auch prima geeignet als Beilage zu vegetarischen Tartes und Möhrensalat.

1 frischer Maiskolben pro Person
Natives, rotes Palmöl
ORAC Botanico-Mix, mild

Tipp!
Diese Leckerei solltest du nicht ohne Servietten servieren.

Häppchen, nach denen man sich die Finger ableckt

KRÄUTERDIP ORAC

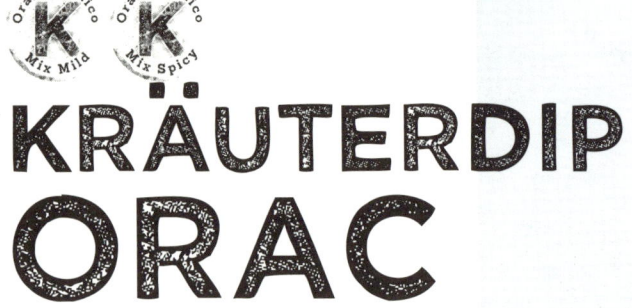

Super schnell & einfach: ideal zum Dippen mit Brot!

Für 4 Personen
12 EL Olivenöl Extra Vergine
(z. B. Hermanos Catalán)
4 EL ORAC Botanico-Mix, mild oder spicy

Das Öl mit der Kräutermischung verrühren – Fertig!

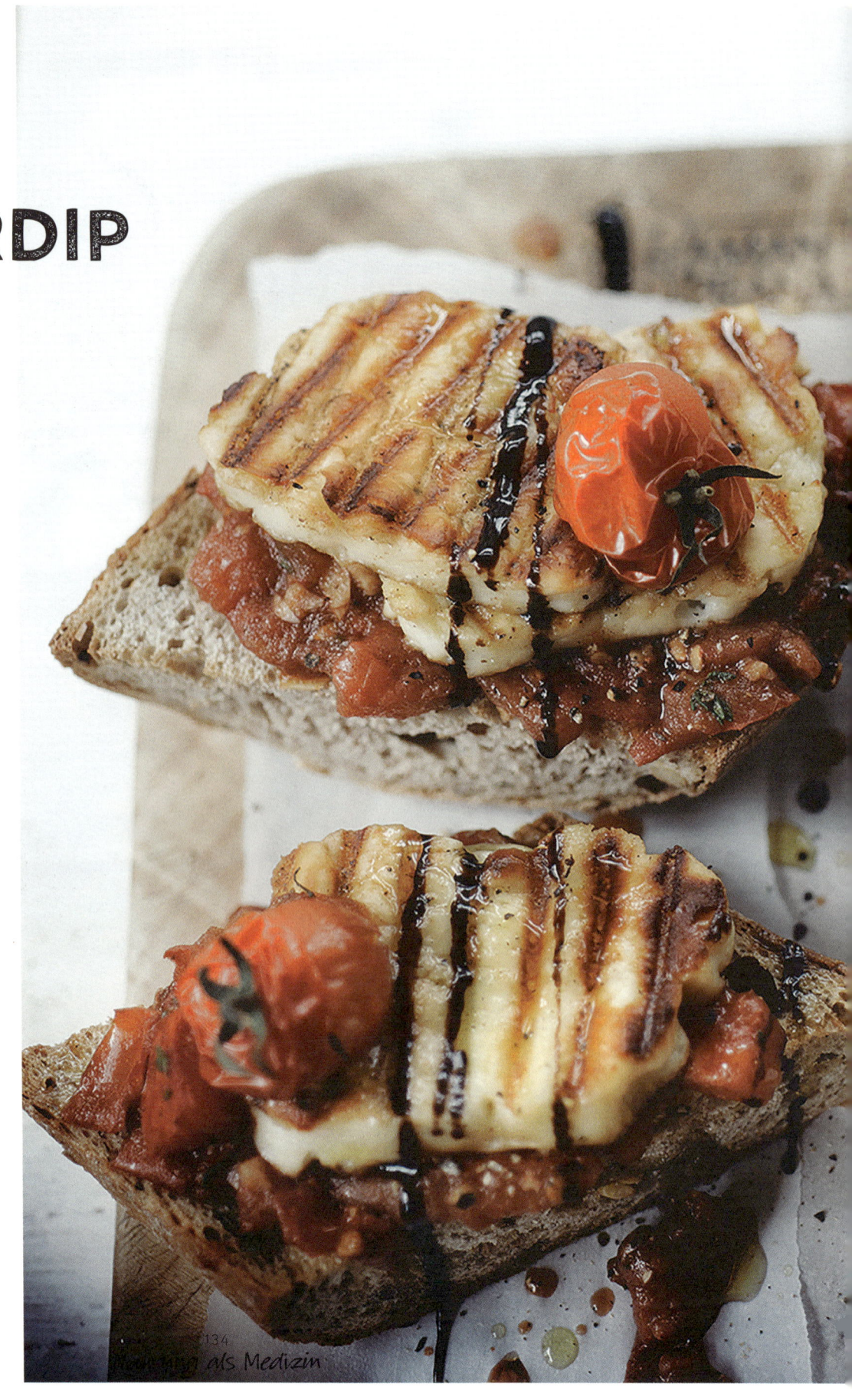

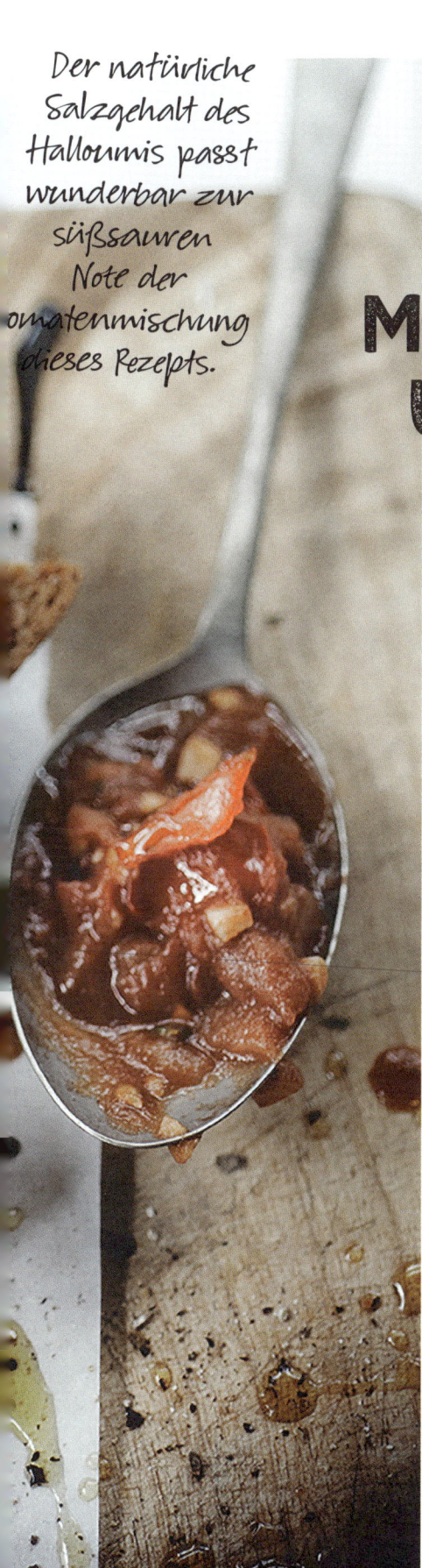

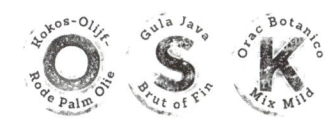

Der natürliche Salzgehalt des Halloumis passt wunderbar zur süßsauren Note der Tomatenmischung dieses Rezepts.

BRUSCHETTA MIT HALLOUMI, TOMATE UND BALSAMICOSIRUP

Eine Grillpfanne auf hoher Flamme erhitzen. Die Halloumischeiben hinein legen und von beiden Seiten anbraten, bis sich die braunen Röststreifen schön abzeichnen.
Unterdessen in einem zweiten Topf etwas Cocos+Olive+Red Palm erhitzen.
Tomaten zusammen mit Knoblauch (zerdrückt), Thymian (gehackt), Oregano, Gula Java Kokosblütenzucker, ORAC Botanico-Mix und etwas Balsamicosirup hineingeben.
Zu einer dickflüssigen Sugo einkochen und vom Herd nehmen.
Eine Knoblauchzehe halbieren und das Ciabatta damit einreiben. Das Brot mit Olivenöl besprenkeln und schön kross rösten.
Den Halloumi auf Brotscheiben anrichten und darauf die Tomatenmischung geben. Mit Basilikum bestreuen und dünn mit Balsamicosirup garnieren.
Sofort servieren – zum Fingerablecken!

Barts erklärtes Lieblingshäppchen!

Für 2 Personen
200 g Halloumi, in Scheiben
native Ölmischung Cocos+Olive+Red Palm
1 Packung Kirschtomaten, halbiert
ODER 4 Rispentomaten
3 Knoblauchzehen, zerdrückt
frischer Thymian
Oregano
1 EL Gula Java Kokosblütenzucker
ORAC Botanico-Mix, mild
Balsamicosirup
1 Ciabatta oder Baguette, der Länge nach halbiert
Olivenöl Extra Vergine (z. B. Verde Salud)
frisches Basilikum

HALLO, HALLOUMI!
Halloumi ist ein Käse von der Insel Zypern. Er wird aus Ziegen- und Schafmilch hergestellt.
Das Lustige an diesem Käse: Manchmal quietscht es, wenn man in ihn beißt. Das liegt an seiner sehr dichten Konsistenz. Und in diesem Umstand liegt auch der größte Vorteil dieses vielseitigen Käses: dank seiner Festigkeit hat Halloumi einen besonders hohen Schmelzpunkt. Dadurch eignet er sich hervorragend zum Grillen oder Frittieren. Auch auf dem heimischen Grill lässt er sich ausgezeichnet zubereiten!

Häppchen, nach denen man sich die Finger ableckt

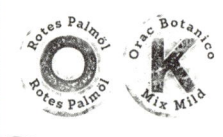

BAGUETTE MIT ROTEM PALMÖL
UND GEGRILLTEM GEMÜSE

Die Baguettescheiben toasten, mit Knoblauch einreiben und mit rotem Palmöl bestreichen.
Das Gemüse im Wok garen oder grillen.
Die Baguettescheiben mit Gemüse belegen und mit ORAC Botanico-Mix bestreuen.

Für 2 Personen
4 Scheiben Sauerteigbaguette
1 Knoblauchzehe, halbiert
Natives, rotes Palmöl
Eine Portion Gemüse (z. B. Zucchini, Spargelspitzen, Rucola, Lauchsprossen usw.)
ORAC Botanico-Mix, mild

SAUERTEIGBROT, ICH LIEBE ES!
Die Verwendung von Sauerteig in der Herstellung von Brot zählt zu den ältesten Kulturtechniken.

Was ist Sauerteig?
Sauerteig ist eine Mischung aus Wasser und Weizenmehl, in der sich Hefepilze vermehren, die den Teig aufgehen lassen. Dabei sollte vorzugsweise Vollkornmehl ohne Zusätze oder chemische Vorbehandlung verwendet werden.
Weizenkörner enthalten Fermente, das sind Milchsäurebakterien. Diese Bakterien wandeln den vorhandenen Milchzucker in Milchsäure um, ein von Temperatur und Feuchtigkeit abhängiger Prozess.

Die Vorteile von Sauerteigbrot:
- Konsistenz ist häufig fester und elastischer
- länger haltbar als mit Hefe gebackenes Brot
- ein typischer, vollmundiger Geschmack
- eine wohlschmeckende, kräftige Kruste
- gesünder und besser verdaulich als Hefebrot

Nicht zu vergleichen mit dem watteartigen, weißen Fabrikbrot, das lediglich ein Dickmacher ist.

KÜRBIS-SCHEIBEN
MIT SALBEI UND KNOBLAUCH

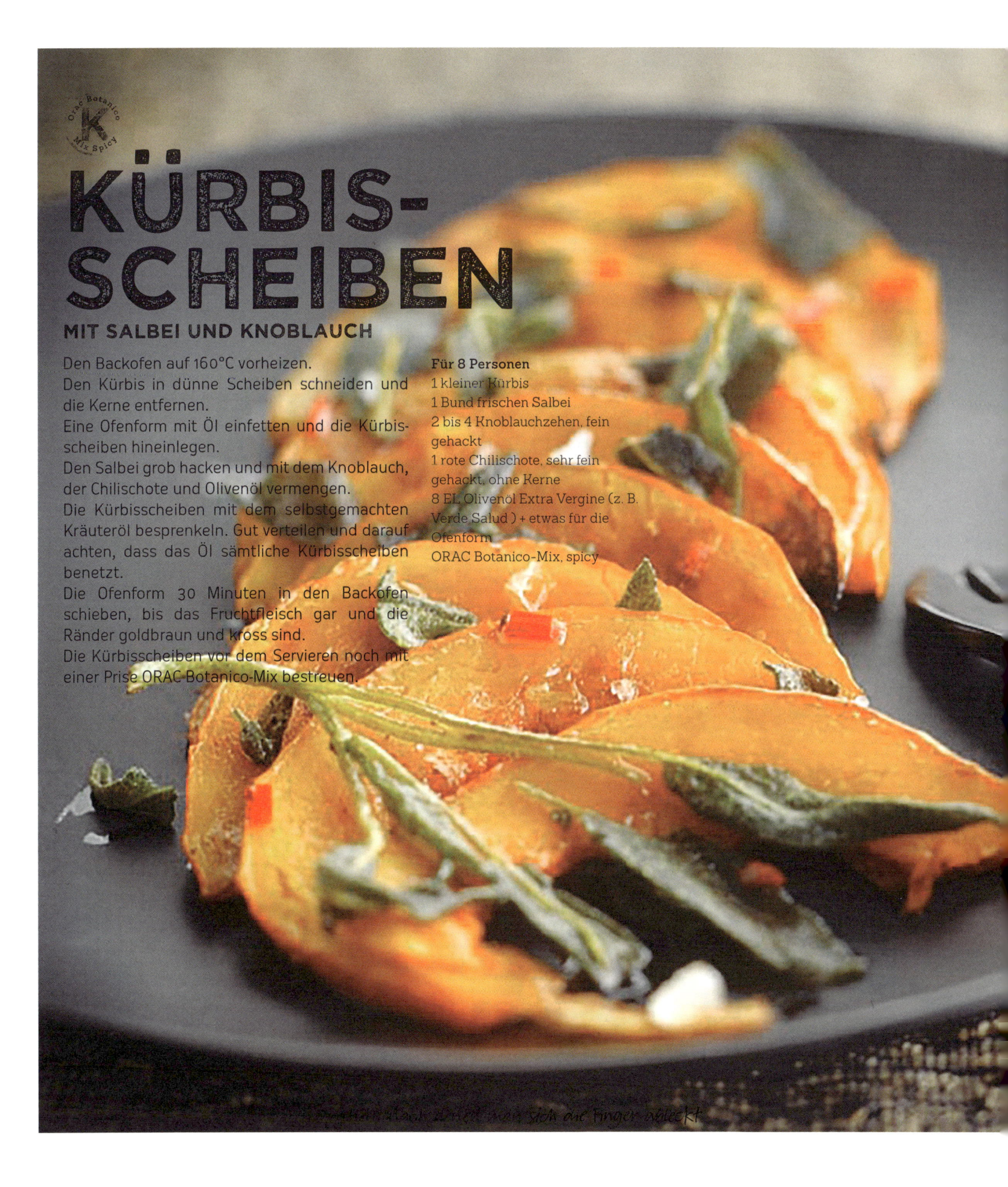

Den Backofen auf 160°C vorheizen.

Den Kürbis in dünne Scheiben schneiden und die Kerne entfernen.

Eine Ofenform mit Öl einfetten und die Kürbisscheiben hineinlegen.

Den Salbei grob hacken und mit dem Knoblauch, der Chilischote und Olivenöl vermengen.

Die Kürbisscheiben mit dem selbstgemachten Kräuteröl besprenkeln. Gut verteilen und darauf achten, dass das Öl sämtliche Kürbisscheiben benetzt.

Die Ofenform 30 Minuten in den Backofen schieben, bis das Fruchtfleisch gar und die Ränder goldbraun und kross sind.

Die Kürbisscheiben vor dem Servieren noch mit einer Prise ORAC Botanico-Mix bestreuen.

Für 8 Personen
1 kleiner Kürbis
1 Bund frischen Salbei
2 bis 4 Knoblauchzehen, fein gehackt
1 rote Chilischote, sehr fein gehackt, ohne Kerne
8 EL Olivenöl Extra Vergine (z. B. Verde Salud) + etwas für die Ofenform
ORAC Botanico-Mix, spicy

THAILÄNDISCHE HÄPPCHEN

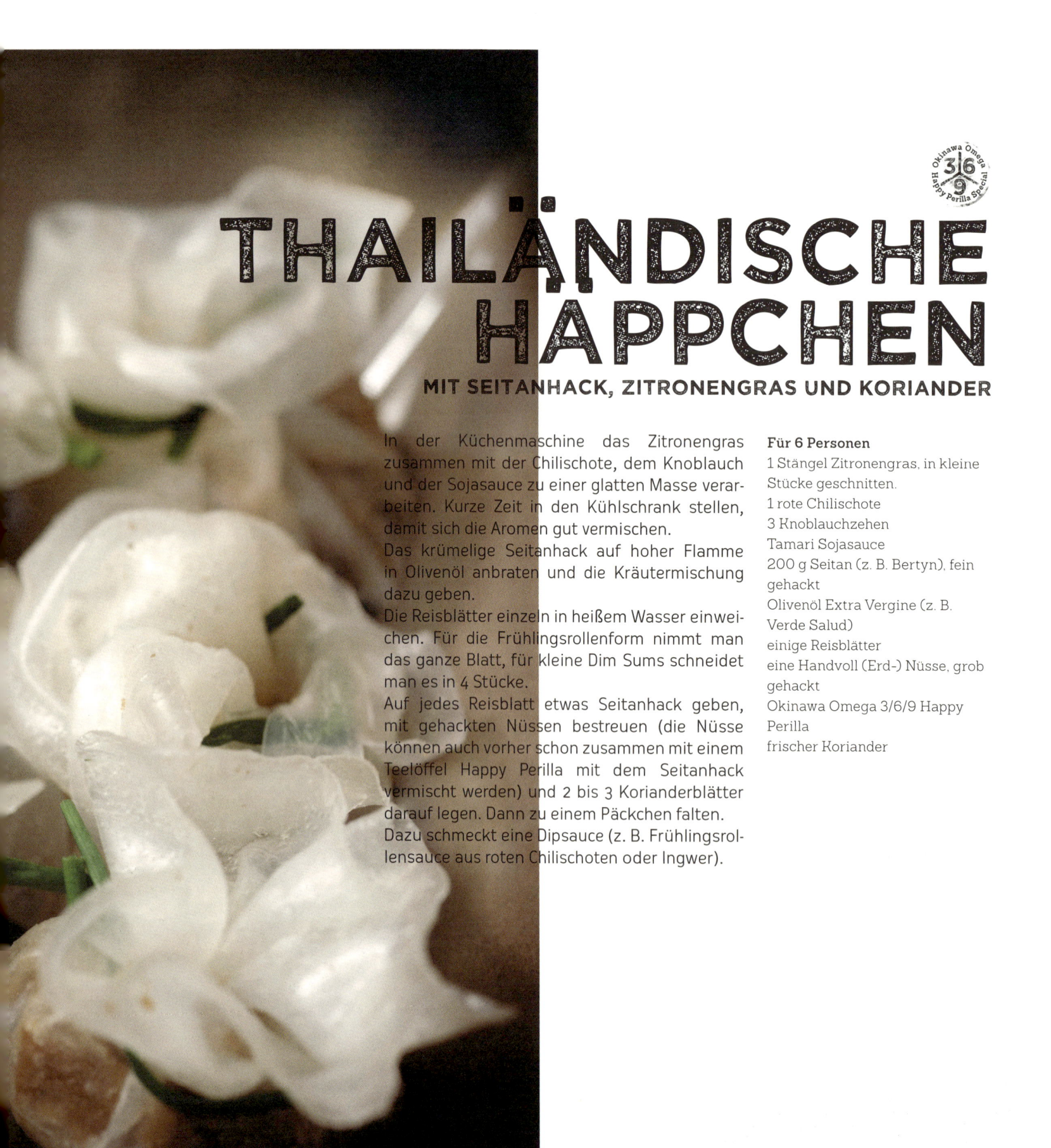

MIT SEITANHACK, ZITRONENGRAS UND KORIANDER

In der Küchenmaschine das Zitronengras zusammen mit der Chilischote, dem Knoblauch und der Sojasauce zu einer glatten Masse verarbeiten. Kurze Zeit in den Kühlschrank stellen, damit sich die Aromen gut vermischen.

Das krümelige Seitanhack auf hoher Flamme in Olivenöl anbraten und die Kräutermischung dazu geben.

Die Reisblätter einzeln in heißem Wasser einweichen. Für die Frühlingsrollenform nimmt man das ganze Blatt, für kleine Dim Sums schneidet man es in 4 Stücke.

Auf jedes Reisblatt etwas Seitanhack geben, mit gehackten Nüssen bestreuen (die Nüsse können auch vorher schon zusammen mit einem Teelöffel Happy Perilla mit dem Seitanhack vermischt werden) und 2 bis 3 Korianderblätter darauf legen. Dann zu einem Päckchen falten.

Dazu schmeckt eine Dipsauce (z. B. Frühlingsrollensauce aus roten Chilischoten oder Ingwer).

Für 6 Personen

1 Stängel Zitronengras, in kleine Stücke geschnitten.
1 rote Chilischote
3 Knoblauchzehen
Tamari Sojasauce
200 g Seitan (z. B. Bertyn), fein gehackt
Olivenöl Extra Vergine (z. B. Verde Salud)
einige Reisblätter
eine Handvoll (Erd-) Nüsse, grob gehackt
Okinawa Omega 3/6/9 Happy Perilla
frischer Koriander

QUESADILLA MIT GEGRILLTEN ZUCCHINISCHEIBEN

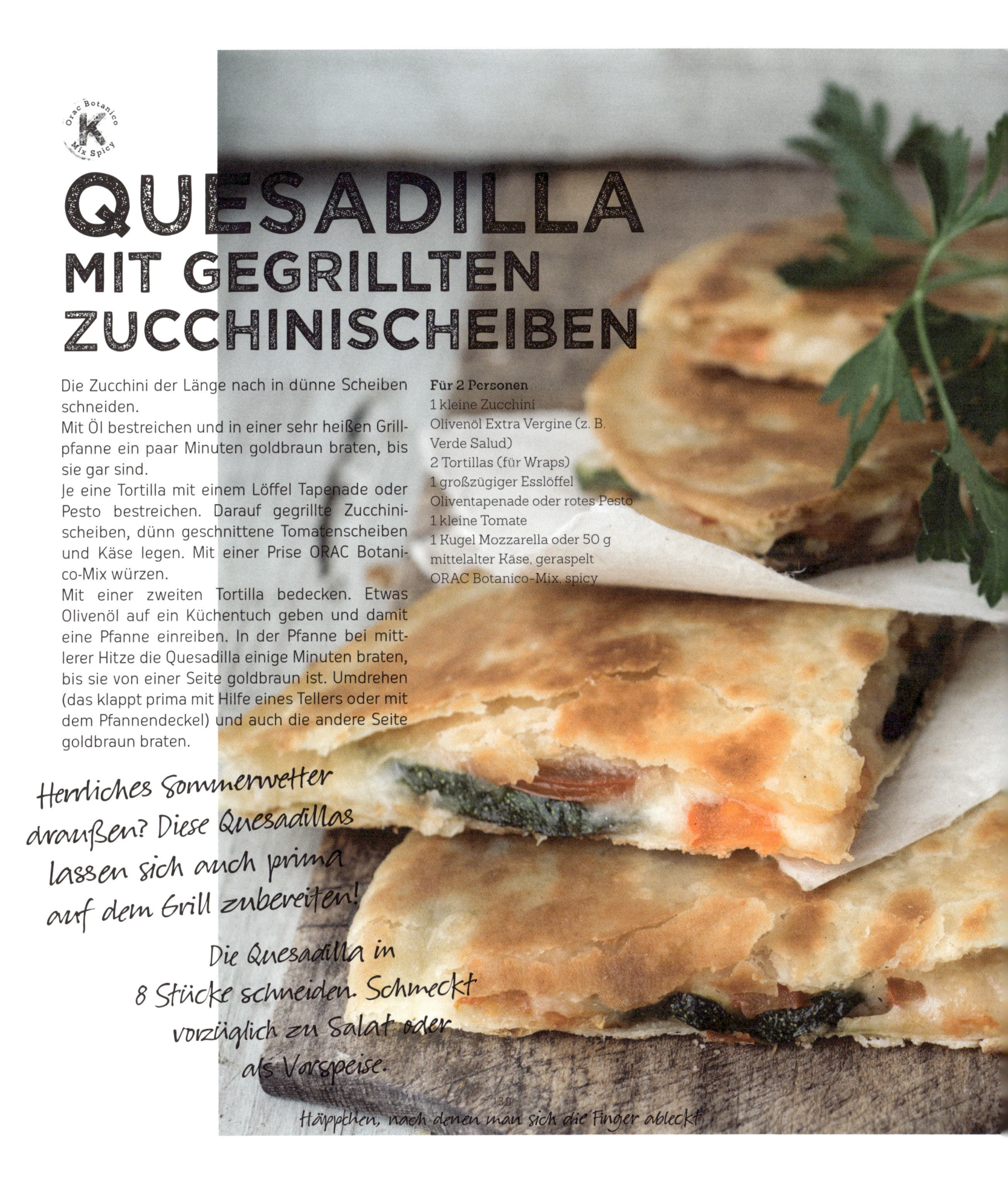

Die Zucchini der Länge nach in dünne Scheiben schneiden.

Mit Öl bestreichen und in einer sehr heißen Grillpfanne ein paar Minuten goldbraun braten, bis sie gar sind.

Je eine Tortilla mit einem Löffel Tapenade oder Pesto bestreichen. Darauf gegrillte Zucchinischeiben, dünn geschnittene Tomatenscheiben und Käse legen. Mit einer Prise ORAC Botanico-Mix würzen.

Mit einer zweiten Tortilla bedecken. Etwas Olivenöl auf ein Küchentuch geben und damit eine Pfanne einreiben. In der Pfanne bei mittlerer Hitze die Quesadilla einige Minuten braten, bis sie von einer Seite goldbraun ist. Umdrehen (das klappt prima mit Hilfe eines Tellers oder mit dem Pfannendeckel) und auch die andere Seite goldbraun braten.

Für 2 Personen
1 kleine Zucchini
Olivenöl Extra Vergine (z. B. Verde Salud)
2 Tortillas (für Wraps)
1 großzügiger Esslöffel Oliventapenade oder rotes Pesto
1 kleine Tomate
1 Kugel Mozzarella oder 50 g mittelalter Käse, geraspelt
ORAC Botanico-Mix, spicy

Herrliches Sommerwetter draußen? Diese Quesadillas lassen sich auch prima auf dem Grill zubereiten!

Die Quesadilla in 8 Stücke schneiden. Schmeckt vorzüglich zu Salat oder als Vorspeise.

Häppchen, nach denen man sich die Finger ableckt.

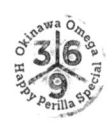

SUPER SCHNELLES ROTES PESTO

Alle Zutaten grob zerkleinern und miteinander vermengen.
Die Mischung mit dem Stabmixer zu einem dickflüssigen Pesto verarbeiten.

Für 4 Personen
1 Dose Kichererbsen (ca. 350 g)
100 g gegrillte Paprika
100 g sonnengetrocknete Tomaten
1 TL Okinawa Omega 3/6/9 Happy Perilla Special
Cayennepfeffer
Paprikapulver
Sumakpulver

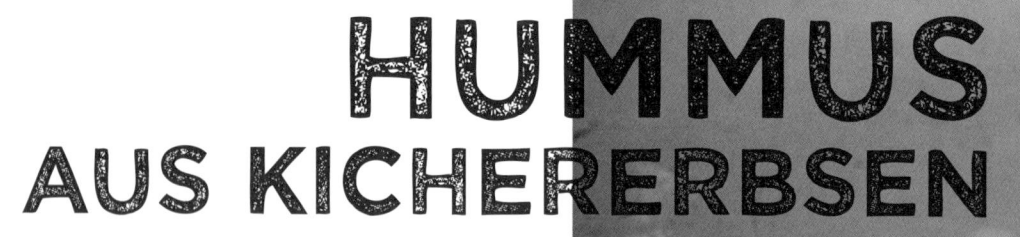

HUMMUS AUS KICHERERBSEN

In einem großen Messbecher Kichererbsen mit jungen Erbsen, Olivenöl, Knoblauch und Zitronen- oder Limettensaft pürieren.
Nach Geschmack mit ORAC Botanico-Mix und etwas Kreuzkümmelpulver abschmecken.
Abschließend mit Fenchelsamen garnieren.

Lecker als Dip oder zum Salat!

Für 4 Personen
1 Dose Kichererbsen (ca. 350 g)
1 Dose junge Erbsen (ca. 350 g)
3 EL Olivenöl (z. B. Hermanos Catalán)
1 EL Knoblauch, geraspelt
Saft einer Zitrone oder Limette
ORAC Botanico-Mix, spicy
1 TL Kreuzkümmelpulver
Fenchelsamen

Nahrung als Medizin

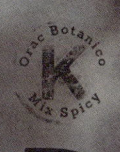

DIPSAUCE AUS KICHERERBSEN

Für 6 Personen
1 Dose Kichererbsen (ca. 350 g)
Kreuzkümmelsamen
ORAC Botanico-Mix, spicy
1 Knoblauchzehe, geschält und gepresst
Saft einer Zitrone
Olivenöl Extra Vergine (z. B. Hermanos Catalán)
Paprikapulver
Blattpetersilie, fein geschnitten

Die Kichererbsen mit einer großzügigen Prise Kreuzkümmel, dem Knoblauch, dem Zitronensaft und den Kräutern pürieren.
Extra cremig wird der Dip mit einem zusätzlichen Schuss Olivenöl.
Magst du es scharf? Füge dann noch eine getrocknete Chilischote hinzu.
Zum Garnieren mit etwas Paprikapulver und Blattpetersilie bestreuen. Wie das Original!

Variante
Eine dicke Toastscheibe mit Hummus bestreichen und darauf dünne, gegrillte Zucchinischeiben legen (noch mehr Genuss: dazu eine Sauce aus Olivenöl, Zitrone und Ingwer reichen). Mit in dünne Ringe geschnittenen Frühlingszwiebeln, Luzerne und Blattpetersilie oder Koriander garnieren.

Häppchen, nach denen man sich die Finger ableckt

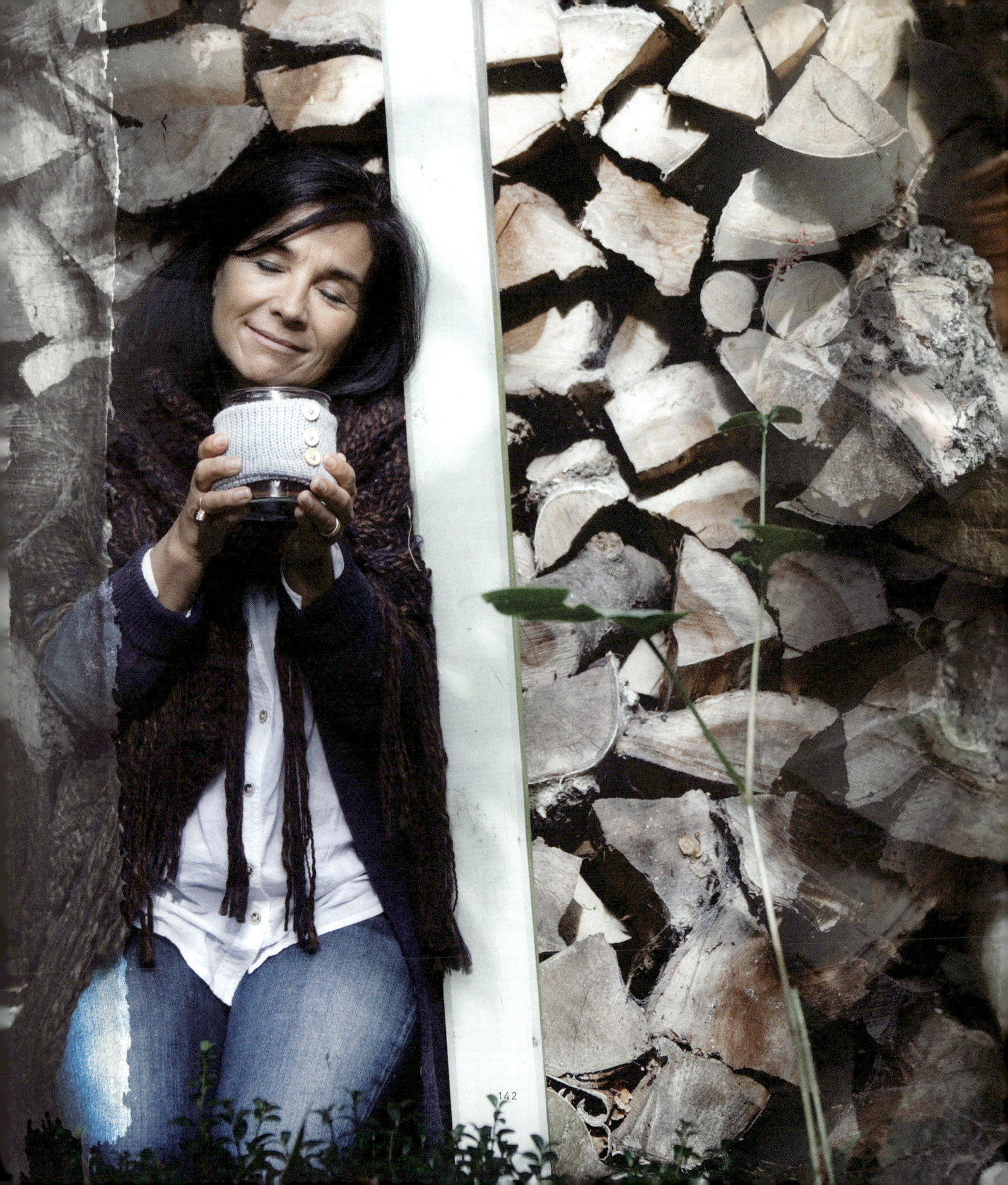

HERZ-ERWÄRMEND

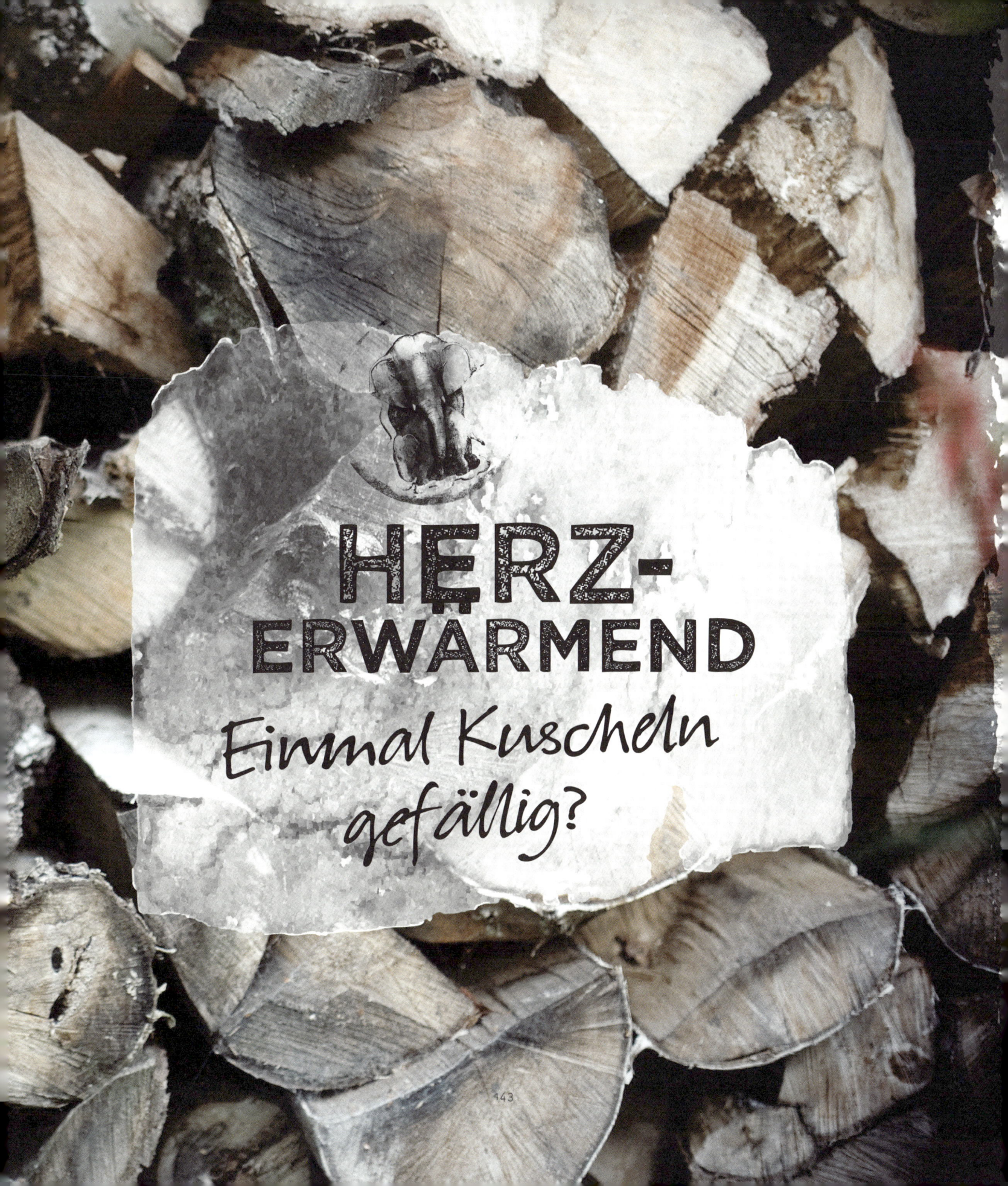

Einmal Kuscheln gefällig?

TRADITIONELLE CHINESISCHE MEDIZIN

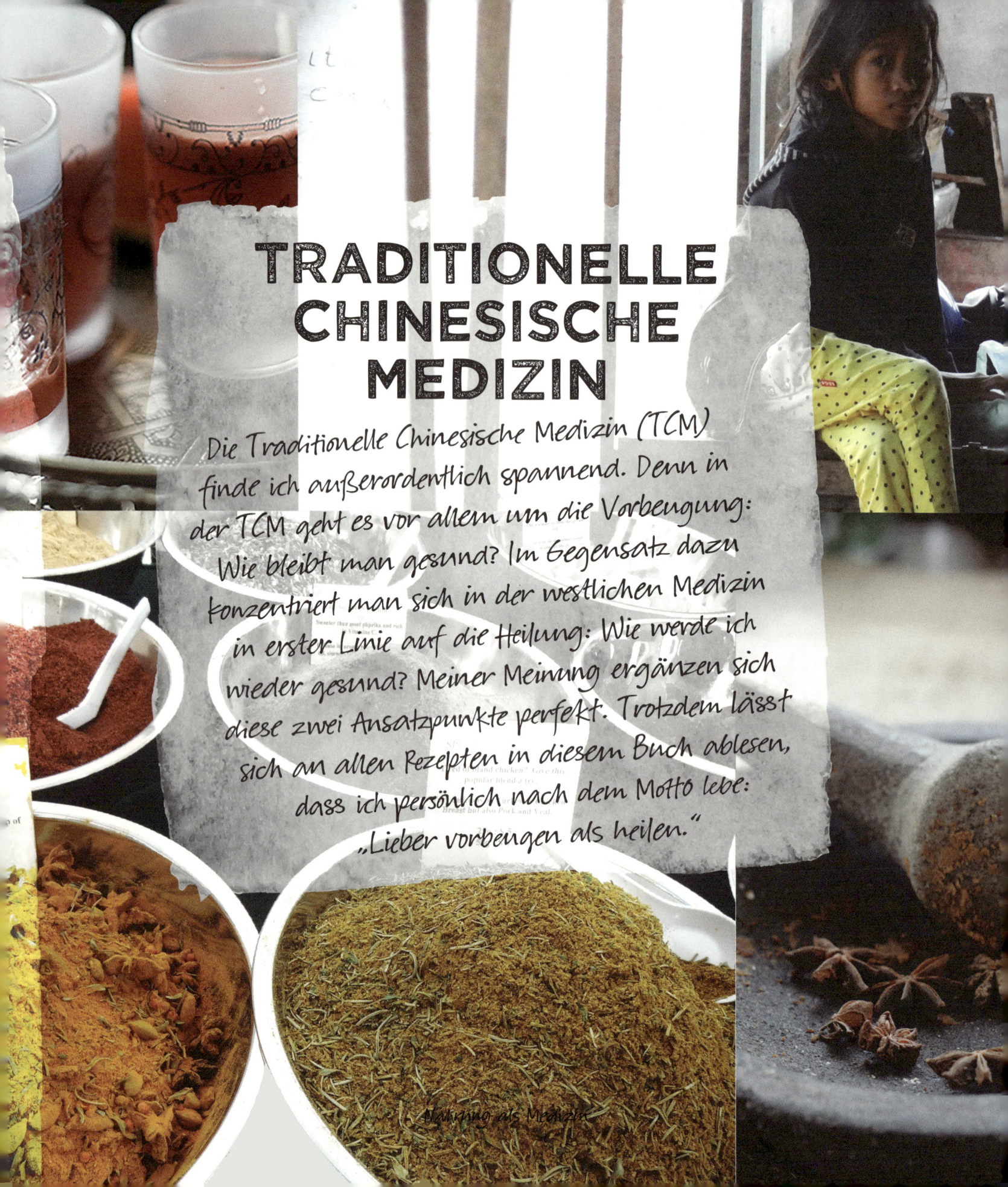

Die Traditionelle Chinesische Medizin (TCM) finde ich außerordentlich spannend. Denn in der TCM geht es vor allem um die Vorbeugung: Wie bleibt man gesund? Im Gegensatz dazu konzentriert man sich in der westlichen Medizin in erster Linie auf die Heilung: Wie werde ich wieder gesund? Meiner Meinung ergänzen sich diese zwei Ansatzpunkte perfekt. Trotzdem lässt sich an allen Rezepten in diesem Buch ablesen, dass ich persönlich nach dem Motto lebe: „Lieber vorbeugen als heilen."

Nahrung als Medizin

Am beeindruckendsten finde ich, dass die Chinesen bereits vor Hunderten von Jahren sehr genau über die Funktionen des menschlichen Körpers Bescheid wussten. Damals war die Ärzteschaft in Europa noch Lichtjahre hinter den chinesischen Kollegen zurück. Die uralten Weisheiten der TCM finden bis auf den heutigen Tag Anwendung. Das ist wirklich bemerkenswert, finde ich!

WIE GEHT ES DEINEM CHI HEUTE?

Grundlage der TCM ist der Glaube an eine universelle, allumfassende, spirituelle Energie: das Chi (auch: Qi). Bist du zufrieden und ausgeglichen, kann deine Energie ungehindert fließen. Empfindest du Angst oder Ärger, kannst du spüren, wie sich dein **Chi** im Körper zusammenzieht. Das Chi, die Lebensenergie, tritt an vielen Stellen und in unterschiedlichen Formen im Körper zutage.

Dein ganzer Körper wird von Chi durchströmt. Jedes Organ hat ein anderes Chi und negative Gefühle manifestieren sich im jeweils zugehörigen Organ. Man kann die bekannten Redewendungen also durchaus beim Wort nehmen:
- Sein Herz auf der Zunge tragen.
- Ihm ist eine Laus über die Leber gelaufen.
- Das spüre ich im Urin!
- Nicht wissen, wo einem der Kopf steht.

WARM ODER KALT? SÜSS ODER SALZIG?

Anders als bei uns im Westen denkt man in der TCM nicht in Vitaminen und Spurenelementen, sondern orientiert sich an der **(thermischen) Wirkung und dem energetischen Wert von Nahrungsmitteln:**

- **thermisch**: ist ein Lebensmittel kalt, warm oder neutral,
- **energetisch**: ist ein Lebensmittel süß, sauer, bittersüß oder scharf.

ÜBER DEIN CHI UND DEINE INNERE HEIZUNG

Es ist wichtig, dass deine „innere Heizung", deine **Verdauung**, gut funktioniert. Die TCM lehrt, dass diese Heizung zum Erlöschen kommen kann, wenn man sie beispielsweise mit zu viel Rohkost oder Kaltgetränken „füttert".

Achte also darauf, dass du deinem Leib auch immer wieder Wärme zuführst: Warme Getränke, aber auch wärmende Kräuter und Gewürze, wie z. B. Ingwer. Natürlich nimmt man im Sommer mehr erfrischende und kühlende Speisen zu sich und im Winter eher Warmes und Würziges. Die Kunst besteht darin, ein **harmonisches Gleichgewicht** zwischen deinem Chi und deiner inneren Heizung herzustellen.

Dafür gebe ich dir gerne ein paar meiner Tipps mit auf den Weg. Für mich funktionieren sie prima, hoffentlich auch für dich!
- Vermeide Fleisch, Fisch, Zucker und schnelle Kohlenhydrate (wie z. B. Weißbrot).
- Verzehre Alkohol sowie pilz- und hefehaltige Lebensmittel nur in Maßen.
- Halte dich an die gesunden Lebensmittelkombinationen:
  - Kohlenhydrate mit Gemüse (z. B. Kartoffeln mit Gemüse)
  - Eiweiß mit Gemüse (z. B Seitan mit Gemüse)
- Vermeide die Kombination von Kohlenhydraten und tierischem Eiweiß (z. B. Brot mit Käse)

Eine Kuschelrunde gefällig?

SPICY INGWERTEE

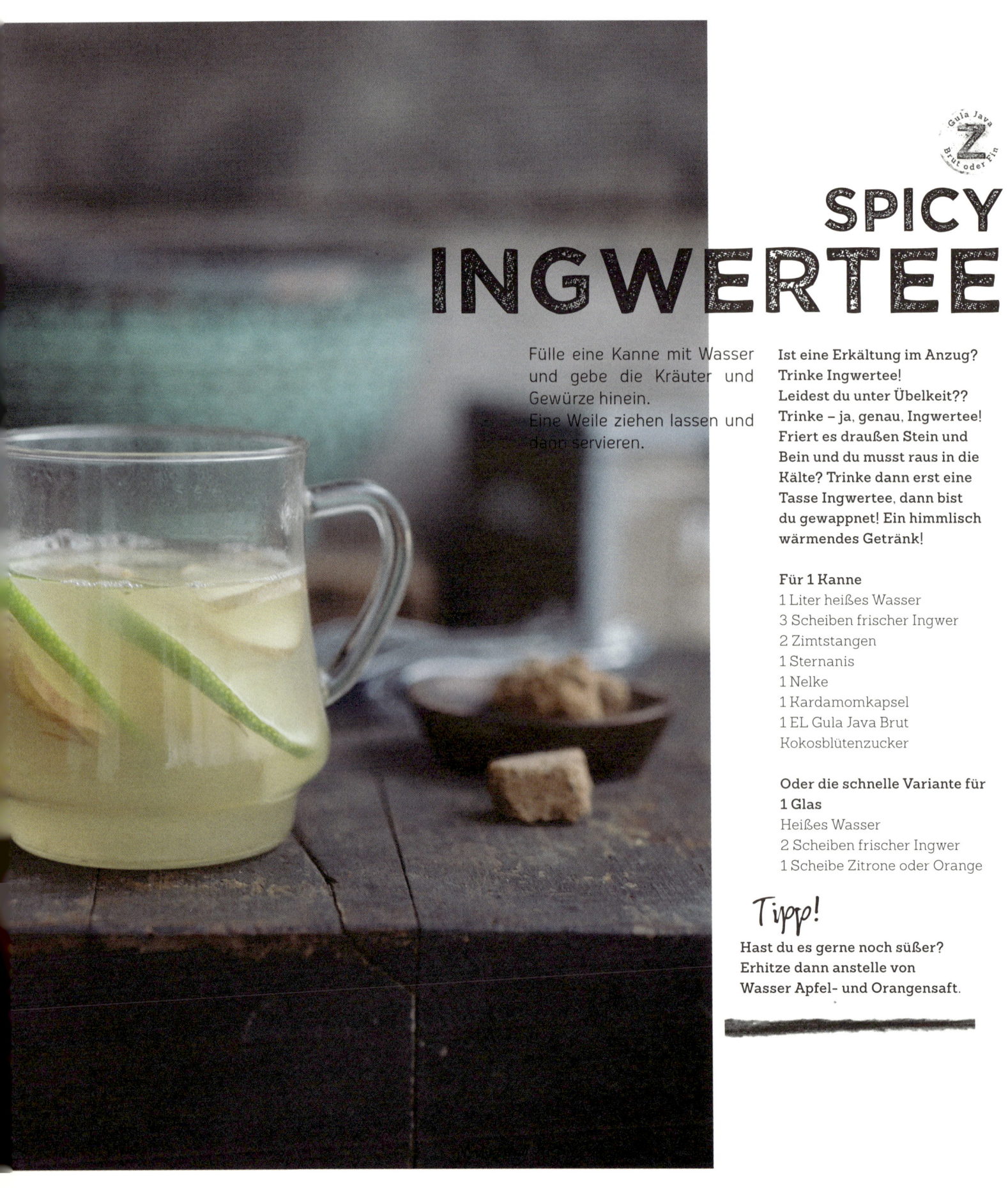

Fülle eine Kanne mit Wasser und gebe die Kräuter und Gewürze hinein.
Eine Weile ziehen lassen und dann servieren.

Ist eine Erkältung im Anzug? Trinke Ingwertee!
Leidest du unter Übelkeit?? Trinke – ja, genau, Ingwertee!
Friert es draußen Stein und Bein und du musst raus in die Kälte? Trinke dann erst eine Tasse Ingwertee, dann bist du gewappnet! Ein himmlisch wärmendes Getränk!

Für 1 Kanne
1 Liter heißes Wasser
3 Scheiben frischer Ingwer
2 Zimtstangen
1 Sternanis
1 Nelke
1 Kardamomkapsel
1 EL Gula Java Brut Kokosblütenzucker

Oder die schnelle Variante für 1 Glas
Heißes Wasser
2 Scheiben frischer Ingwer
1 Scheibe Zitrone oder Orange

Tipp!

Hast du es gerne noch süßer? Erhitze dann anstelle von Wasser Apfel- und Orangensaft.

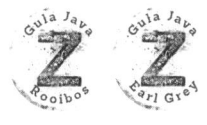

BOMBAY CHAI LATTE

Die sinnlichen Eindrücke und Genüsse, die wunderschönen Aromen und Farben Indiens – im Handumdrehen fühle ich mich wieder dorthin zurückversetzt, wenn ich einen Chai Latte trinke …

„Chai" ist das Hindu-Wort für „Tee". Dieses würzige Getränk war einst ausschließlich den indischen Herrschern vorbehalten, aber zum Glück kommen wir heutzutage alle in den Genuss. Es gibt kein Universalrezept für Chai, allerdings gibt es eine Reihe von Zutaten, die traditionell enthalten sind. Zu den Standardzutaten dieses königlichen Getränks gehören:
- Getreidedrinks oder Milch
- Tee
- Gula Java Kokosblütenzucker
- exotische Kräuter und Gewürze (z. B. Kardamom, Zimt, Nelke, Ingwer, Pfeffer)

Die Mandelmilch zum Kochen bringen und die Kräuter und Gewürze hinzufügen. Etwa 15 bis 20 Minuten köcheln lassen.
Anschließend Gula Java Rooibos oder Earl Grey hinzu und kurz ziehen lassen.
Gut umrühren und den Chai durch ein Sieb einschenken.
Nach Geschmack mit weiteren Kräuter oder Gewürzen verfeinern (z. B. Vanille).
Variiere und experimentiere ruhig, finde deine persönliche Mischung, deinen Lieblings-Chai!

Für 1 Kanne
0,5 Liter Mandelmilch oder Haferdrink (als Milchersatz)
4 cm frischen Ingwer, in Scheiben geschnitten
10 Kardamomkapseln
5 Pfefferkörner
1 Zimtstange
5 Gewürznelken
5 Sternanis
ev. 1 bis 2 EL Gula Java Rooibos oder Earl Grey

Eine Kuschelrunde gefällig?

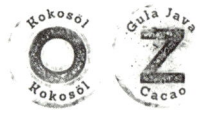

BARISTA BLEND
KAFFEE-KOKOSÖL
(BULLET PROOF)

Den Standmixer mit heißem Wasser vorwärmen, dann kühlt sich dein Kaffee oder Getreidekaffee nicht ab, wenn du ihn im Mixer verarbeitest. Sobald der Standmixer die richtige Temperatur hat, kannst du das Wasser weggießen.

Nun zwei Esslöffel Kokosöl zusammen mit dem Kaffee in die Karaffe geben und so lange mixen, bis sich eine dicke Schaumschicht bildet.

Den Kaffee in einen Becher gießen und nach Geschmack noch mit einer Prise Gula Java Cacao verfeinern.

Lass dir diesen „Barista Blend" aus Kaffee und Kokosöl schmecken und spüre, wie gut er dir tut!

Für mehr Energie!

Für 2 Portion
2 Tassen Kaffee aus hochwertigem Biokaffee
2 EL natives Kokosöl
ev. eine Prise Zimt oder Gula Java Cacao
ein Standmixer

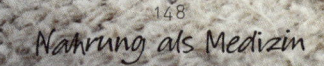

Tipp!
Hast du keinen Standmixer? Ein Stabmixer reicht auch. Der Trick ist: aufschlagen (= Luft einarbeiten), nicht nur rühren.

AMANPRANA LATTE

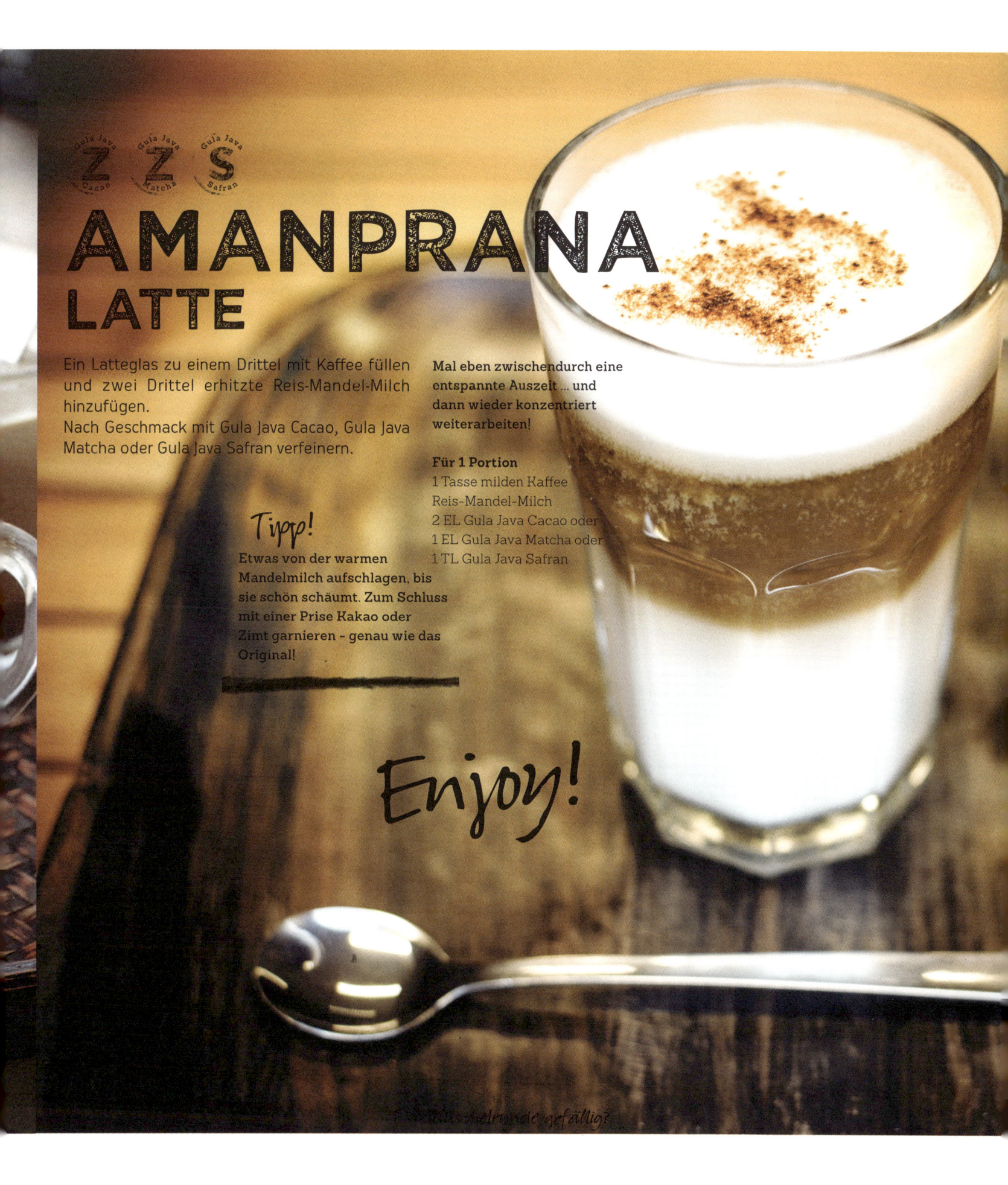

Ein Latteglas zu einem Drittel mit Kaffee füllen und zwei Drittel erhitzte Reis-Mandel-Milch hinzufügen.
Nach Geschmack mit Gula Java Cacao, Gula Java Matcha oder Gula Java Safran verfeinern.

Mal eben zwischendurch eine entspannte Auszeit ... und dann wieder konzentriert weiterarbeiten!

Für 1 Portion
1 Tasse milden Kaffee
Reis-Mandel-Milch
2 EL Gula Java Cacao oder
1 EL Gula Java Matcha oder
1 TL Gula Java Safran

Tipp!
Etwas von der warmen Mandelmilch aufschlagen, bis sie schön schäumt. Zum Schluss mit einer Prise Kakao oder Zimt garnieren - genau wie das Original!

Enjoy!

SAMTWEICHE KARTOFFEL-LAUCH-SUPPE

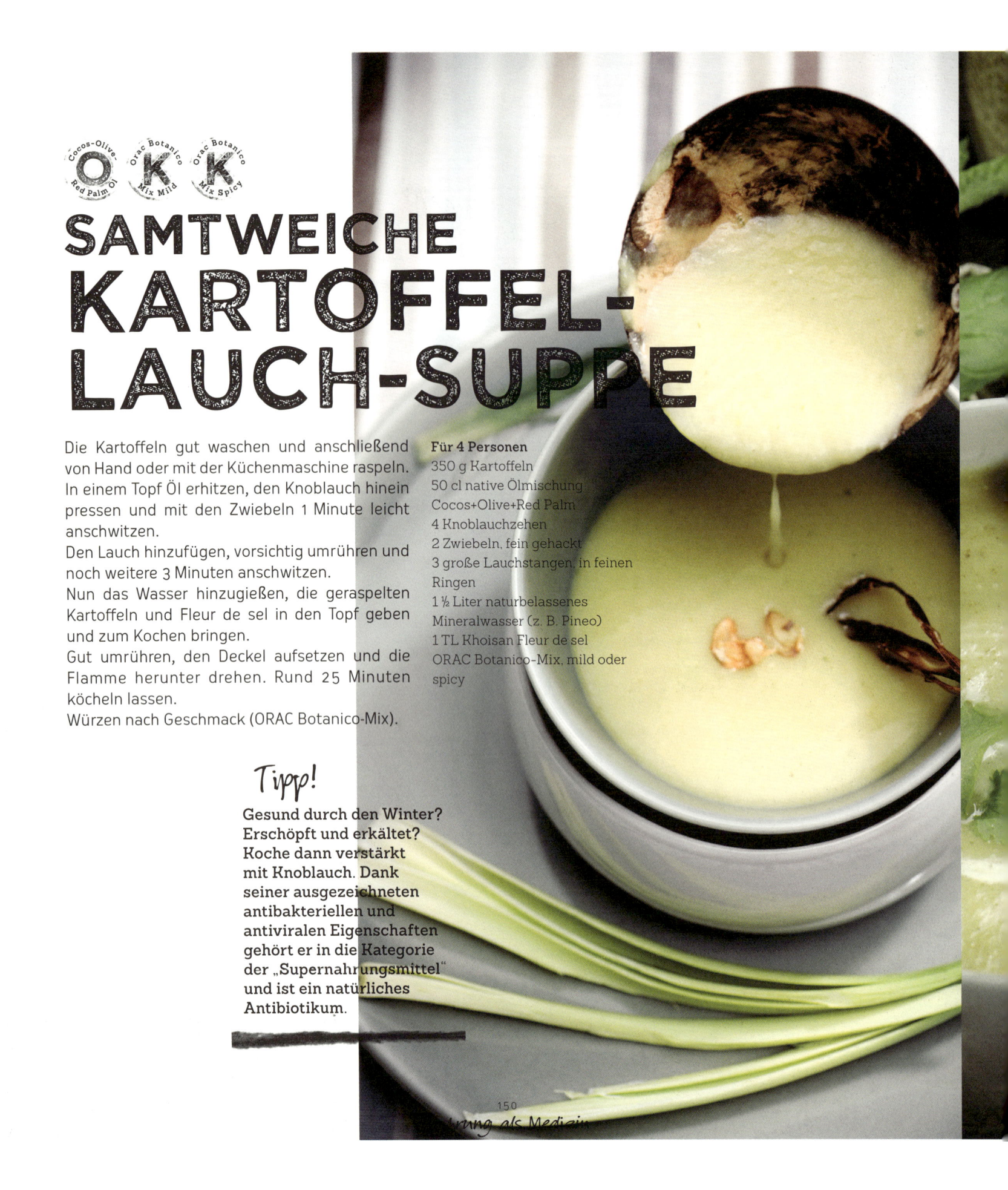

Die Kartoffeln gut waschen und anschließend von Hand oder mit der Küchenmaschine raspeln. In einem Topf Öl erhitzen, den Knoblauch hinein pressen und mit den Zwiebeln 1 Minute leicht anschwitzen.

Den Lauch hinzufügen, vorsichtig umrühren und noch weitere 3 Minuten anschwitzen.

Nun das Wasser hinzugießen, die geraspelten Kartoffeln und Fleur de sel in den Topf geben und zum Kochen bringen.

Gut umrühren, den Deckel aufsetzen und die Flamme herunter drehen. Rund 25 Minuten köcheln lassen.

Würzen nach Geschmack (ORAC Botanico-Mix).

Für 4 Personen
350 g Kartoffeln
50 cl native Ölmischung Cocos+Olive+Red Palm
4 Knoblauchzehen
2 Zwiebeln, fein gehackt
3 große Lauchstangen, in feinen Ringen
1 ½ Liter naturbelassenes Mineralwasser (z. B. Pineo)
1 TL Khoisan Fleur de sel
ORAC Botanico-Mix, mild oder spicy

Tipp!

Gesund durch den Winter? Erschöpft und erkältet? Koche dann verstärkt mit Knoblauch. Dank seiner ausgezeichneten antibakteriellen und antiviralen Eigenschaften gehört er in die Kategorie der „Supernahrungsmittel" und ist ein natürliches Antibiotikum.

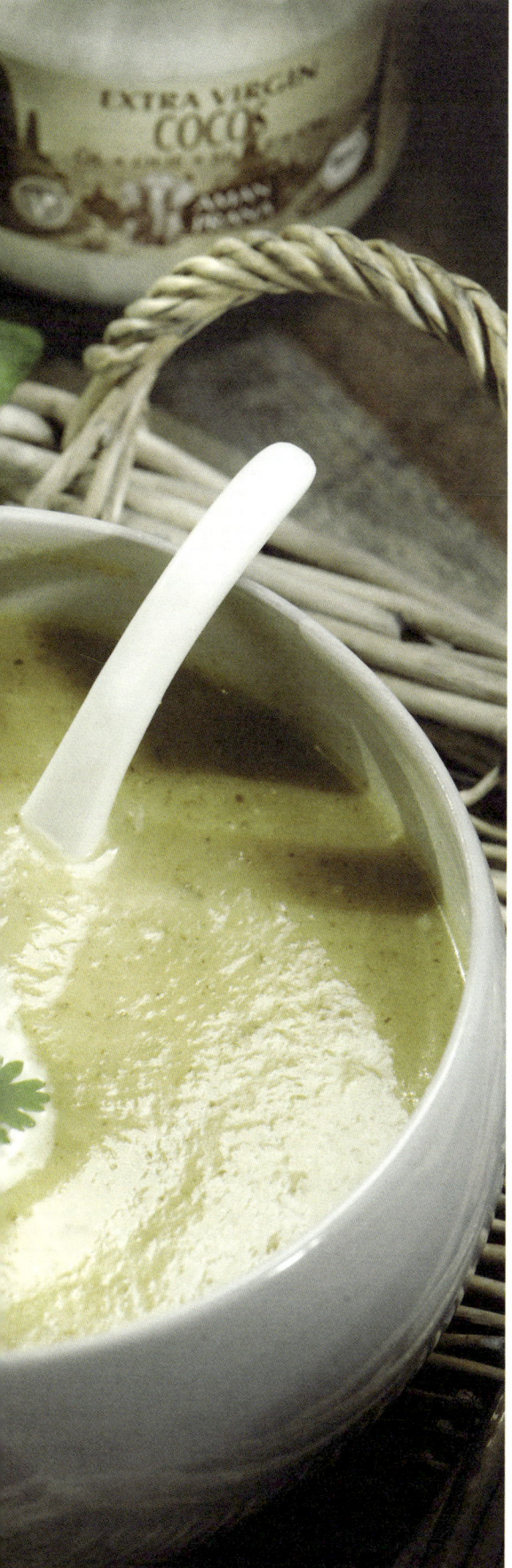

MAURISCHE ZUCCHINISUPPE

Die grob gehackten Zwiebeln und Zucchini in einem Schuss Kokosöl anschwitzen.
Mit den Kräutern und Gewürzen bestreuen.
Das Gemüse knapp mit Wasser bedecken (oder mit selbstgemachter Gemüsebrühe) und kurz kochen lassen.
Minze und Koriander dazugeben und gründlich pürieren.
Den Joghurt oder Kefir mit Minze, Koriander und einem Esslöffel frischem Pesto mischen. Kurz bevor die Suppe serviert wird etwas von dieser Würzmischung hineingeben.

Für 4 Personen
2 rote Zwiebeln, grob gehackt
4 Zucchini, grob gehackt
natives Kokosöl
1 EL Curry
1 EL Korianderpulver
1 EL Ras el Hanout
Pfeffer
selbstgemachte Gemüsebrühe
frische Minze
frischer Koriander
Joghurt oder Kefir
1 EL frisches Pesto (Rezept auf S. 69)

Tipp für die Gemüsebrühe!

Den Topfinhalt gut durchrühren und darauf achten, dass alle Gemüsestücke knapp mit Wasser bedeckt sind.
Zum Kochen bringen und eine halbe Stunde zugedeckt köcheln lassen.
Durch ein Sieb abgießen und die Gemüsebrühe auffangen.
Abschmecken und für einen intensiveren Geschmack die Brühe noch etwas reduzieren.
Portionsweise im Gefrierschrank aufbewahren oder frisch verarbeiten.

3 Liter kaltes Wasser mit Khoisan Fleur de sel (nach Geschmack: nicht zu viel, du kannst später immer noch nachwürzen)
4 weiße Zwiebeln, geschält und grob gehackt
6 Selleriestangen (die Blätter können dranbleiben), grob zerkleinert
4 Lauchstangen (auch das Grüne), gut gewaschen und grob zerkleinert
4 große Möhren, in Scheiben
ev. Gemüsereste (Stiele oder Blätter) vom Vortag, das kan alles Mögliche sein, (beispielsweise Petersilienstängel)
5 Gewürznelken
30 schwarze Pfefferkörner
½ Knoblauchknolle, ungeschält, grob zerkleinert
einige Stängel frischen Thymian
5 Lorbeerblätter
einige Stängel frisches Rosmarin

Eine Kuschelrunde gefällig?

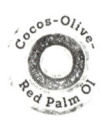

WINTERLICHE LINSENSUPPE
AUS MÜNCHEN

Dieses Gericht begegnete mir zum ersten Mal, als ich meine Freundin Veerle in München besuchte. Nach einem langen Spaziergang im Schnee aßen wir mittags auf einer Terrasse in der Wintersonne diese Bayerische Linsensuppe. Ich habe dem Rezept meine persönliche Note gegeben. Guten Appetit!

In einem Topf fein gehackte Zwiebeln und Knoblauch in einem Schuss Cocos+Olive+Red Palm anschwitzen. Den Seitan klein schneiden, in den Topf geben und mit braten, bis er schön braun ist. Die Linsen unter fließend kaltem Wasser gründlich waschen und zum Seitan geben.
Mit frisch gemachter Gemüsebrühe auffüllen, bis alles knapp bedeckt ist. Mit Wacholderbeeren, Muskatblüte, einigen Stängeln Thymian, Cayennepfeffer, Fleur de Sel und Lorbeer würzen. Den Topfinhalt zum Kochen bringen, dann die Flamme herunter drehen und etwa 30 bis 45 Minuten weiter köcheln lassen, bis die Linsen weich sind.

P.S.: Du brauchst nicht auf Schnee zu warten, bis du dir diesen Genuss gönnst!

Für 4 Personen
1 rote Zwiebel
1 Knoblauchzehe
Native Ölmischung
Cocos+Olive+Red Palm
eine halbe Packung Dinkelseitan
Tamari (225 g.) (z. B. Bertyn)
250 g braune Tellerlinsen
1 bis 1,5 Liter frische
Gemüsebrühe* oder Wasser,
gewürzt mit ORAC Botanico-Mix,
mild oder spicy
ein paar getrocknete
Wacholderbeeren
eine Prise Muskatblüte, gemahlen
einige Stängel frischen Thymian
eine Prise Cayennepfeffer
eine Prise Khoisan Fleur de sel
1 Lorbeerblatt

Muskatblüte? Muskatblüte!

Muskatblüte ist der Samenmantel der Muskatnuss und weniger scharf, dafür intensiver. Muskatnuss durch Muskatblüte ersetzen = immer; Muskatblüte durch Muskatnuss ersetzen = nur bedingt.

LINSEN SIND KRAFTPAKETE
Denn Linsen enthalten jede Menge Ballaststoffe – immerhin vier Mal mehr als Vollkornreis! Deshalb sind Linsen auch ideal für Menschen mit „trägem Darm". Darüber hinaus sind Linsen reich an pflanzlichen Eiweißen und Spurenelementen, wie z.B. Eisen, Phosphor, Magnesium und B-Vitaminen. Bunte Linsenarten sind zudem gute Lieferanten für Antioxidantien. Aus Linsen erwächst uns folglich nichts als Gutes!

Nahrung als Medizin

CREMIGE THAILÄNDISCHE KOKOSSUPPE MIT SHIITAKE

Vom Zitronengras die Wurzel abschneiden und den Stängel in 3 bis 4 Stücke hacken.
Den Ingwer, die Hälfte der Limettenblätter und die Zitronengrasstücke in einem Topf in etwas Kokosöl andünsten.
Die Gemüsebrühe und die Kokosmilch angießen und alles 10 Minuten kochen lassen.
Die Suppe durch ein Sieb passieren, dann Seitan, die Chilischote und die Shiitake-Scheiben hinzufügen. Weitere 5 Minuten sanft köcheln lassen und abschließend den Limettensaft hinzufügen.
Die restlichen Limettenblätter in feine Streifen schneiden und damit die Suppe garnieren. Man kann auch ein paar Korianderblätter darüber streuen, die bringen extra Geschmack.

Für 4 Personen
1 Stängel Zitronengras
ein Stück Ingwer, in sehr dünne Scheiben geschnitten
10 Limettenblätter (Kaffir)
natives Kokosöl
5 dl selbstgemachte Gemüsebrühe*
0,8 dl Kokosmilch
100 g Seitan Suprême (z. B. Bertyn), fein gewürfelt
1 kleine rote Chilischote, entkernt und sehr fein geschnitten.
6 Shiitake-Pilze, in dünne Streifen geschnitten
Saft einer Limette
Korianderblätter

*Gemüsebrühe für die Suppe

Keine Lust auf Brühwürfel voll mit raffiniertem Salz und gesundheitsschädlichen Geschmacksverbesserern und Glutamat? Aber keine frische Gemüsebrühe im Haus? Dann würze deine Suppe mit der Kräutermischung ORAC Botanico-Mix, mild.
Das ist mindestens ebenso lecker!
(Die Kräuter nicht zu lange mitkochen, sonst werden sie bitter)

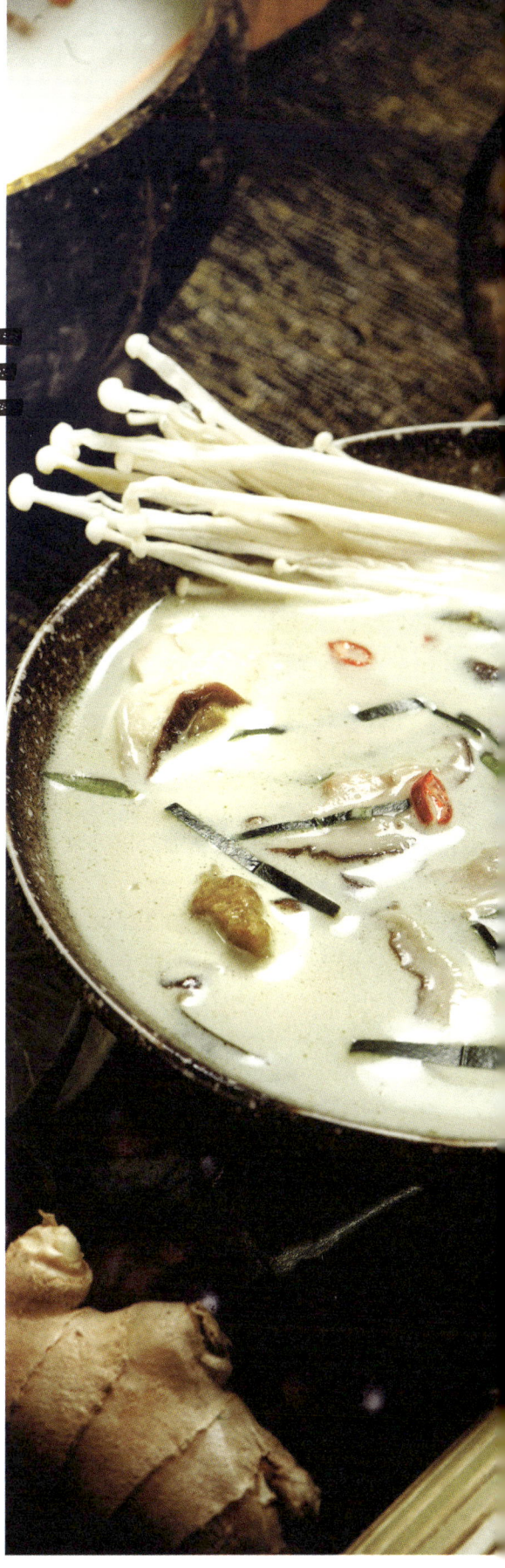

Eine Kuschelrunde gefällig?

PIKANTE SUPPE AUS SÜSSKARTOFFELN

Die Kräuterpaste zubereiten: Zwiebeln, Knoblauch, Ingwer, Zitronengras, Chilischoten, den Limettensaft und die Hälfte des Öls im Standmixer zu einer glatten Masse pürieren. Gegebenenfalls noch etwas Wasser hinzu gießen.

Den Rest des Öls in einen tiefen Topf geben, die Kräuterpaste hinzufügen und 5 Minuten auf kleiner Flamme andünsten.

Süßkartoffeln, Kokosmilch und Wasser hinzufügen. So lange köcheln lassen, bis die Süßkartoffeln gar sind.

Alles zu einer glatten Suppe pürieren.

Mit in Ringe geschnittenen Chilischoten und Limettenscheiben garnieren.

Für 4 Personen
1 Zwiebel, fein gehackt
2 Knoblauchzehen, gepresst
3 cm Ingwerwurzel, fein gehackt
1 Stängel Zitronengras, fein gehackt
1 rote Chilischote, in Ringe geschnitten
+ extra Chiliringe zum Garnieren
3 Limetten, 1 ausgepresst, 2 in Scheiben geschnitten
1 TL natives Kokosöl
500 g Süßkartoffeln (ca. 2 große Exemplare), geschält und gewürfelt
500 ml Kokossahne (hergestellt aus 500 ml Wasser und ⅓ Packung Kokosnusscreme)
500 ml bis 1 Liter Wasser

> "WIDME DICH DER LIEBE UND DEM KOCHEN MIT RÜCKSICHTSLOSER HINGABE."
> Dalai Lama Tenzin Gyatso

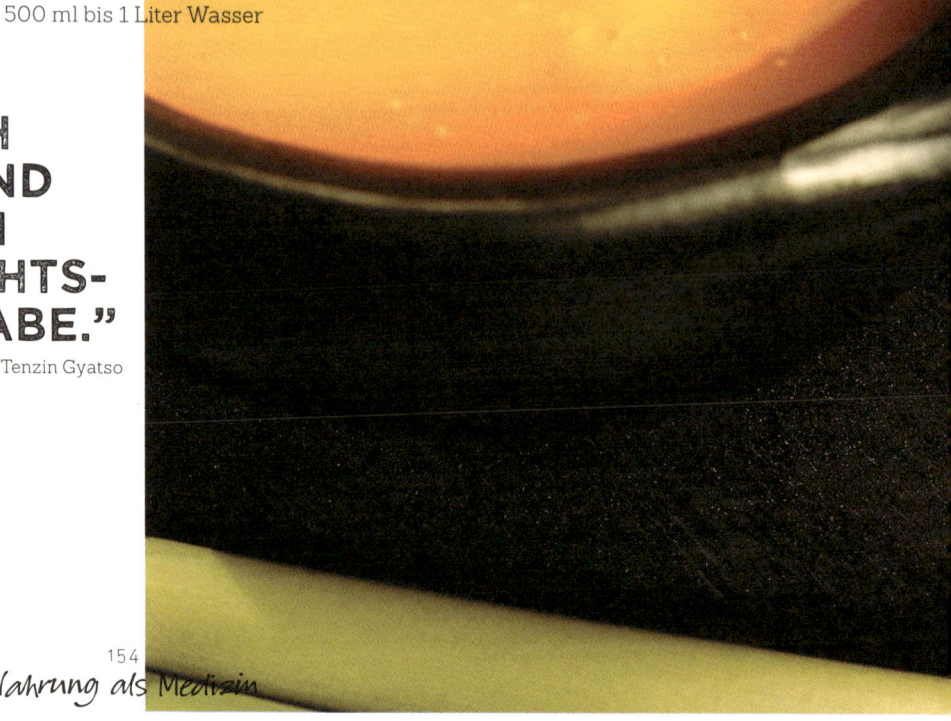

Nahrung als Medizin

MISOSUPPE

Das Wasser erhitzen und den Kombu sowie die Shiitake-Pilze hinein geben. Alles sanft köcheln lassen, bis die Algen und die Pilze weich sind. Algen und Pilze aus der Brühe schöpfen.
Miso-Paste hinzufügen und so lange rühren, bis diese sich aufgelöst hat (Achtung: Miso darf nicht kochen).
Ganz zum Schluss Ingwer, Sake und Seidentofu hinzufügen.
In eine kleine Schüssel füllen und nach Geschmack mit Frühlingszwiebelringen o. Ä. garnieren.

UMAMI

Die japanische Küche hat viele Gerichte, in denen die „fünfte Geschmacksrichtung" auftaucht. In der abendländischen Küche kennen wir traditionell die Geschmacksrichtungen süß, sauer, salzig und bitter. Wie aber soll man den Geschmack von Trüffeln und sehr reifem Käse beschreiben?
Dafür gibt es die Bezeichnung umami, ein Begriff, der aus dem Japanischen kommt und in etwa „fleischig, herzhaft, wohlschmeckend" bedeutet. Dieser Umami-Geschmack ist sehr dominant in dem (Fisch-) Sud „Dashi", der aus Kombu und Katsuoboshi (Thunfischflocken) oder Shiitake-Pilzen hergestellt wird. Lass' deine Zunge und deine Nase Bekanntschaft mit umami machen!

Für 2 Personen

Grundrezept
500 ml Wasser
15 g getrocknete Shiitake-Pilze
1 Stück Kombu (für die Brühe)
2 EL weiße Miso-Paste (milde Geschmacksrichtung)
1 EL dunkle Miso-Paste (Terrasana hat diverse Varianten)
1 TL Sake (japanischer Reiswein) oder Mirin (süßer Reiswein)
1 cm frischer Ingwer
1 EL weicher Seidentofu, gewürfelt

Vegetarischer Dashi
1 Liter kaltes Wasser
10 g Kombu
15 g Shiitake-Pilze, getrocknet

Varianten zum Garnieren
Daikon, in Halbmonde geschnitten
Frühlingszwiebel, in dünne Ringe geschnitten
frische Spinatblätter
Enoki-Pilze
gekochte Udon-Nudeln

Tipp!

Ich verwende keinen Dashi, weil dieser japanische Sud Bonitoflocken enthält: Das ist das fermentierte, getrocknete und geschabte Fleisch des Bonito-Thunfischs und eine der Hauptzutaten von Dashi.

Eine Kuschelrunde gefällig?

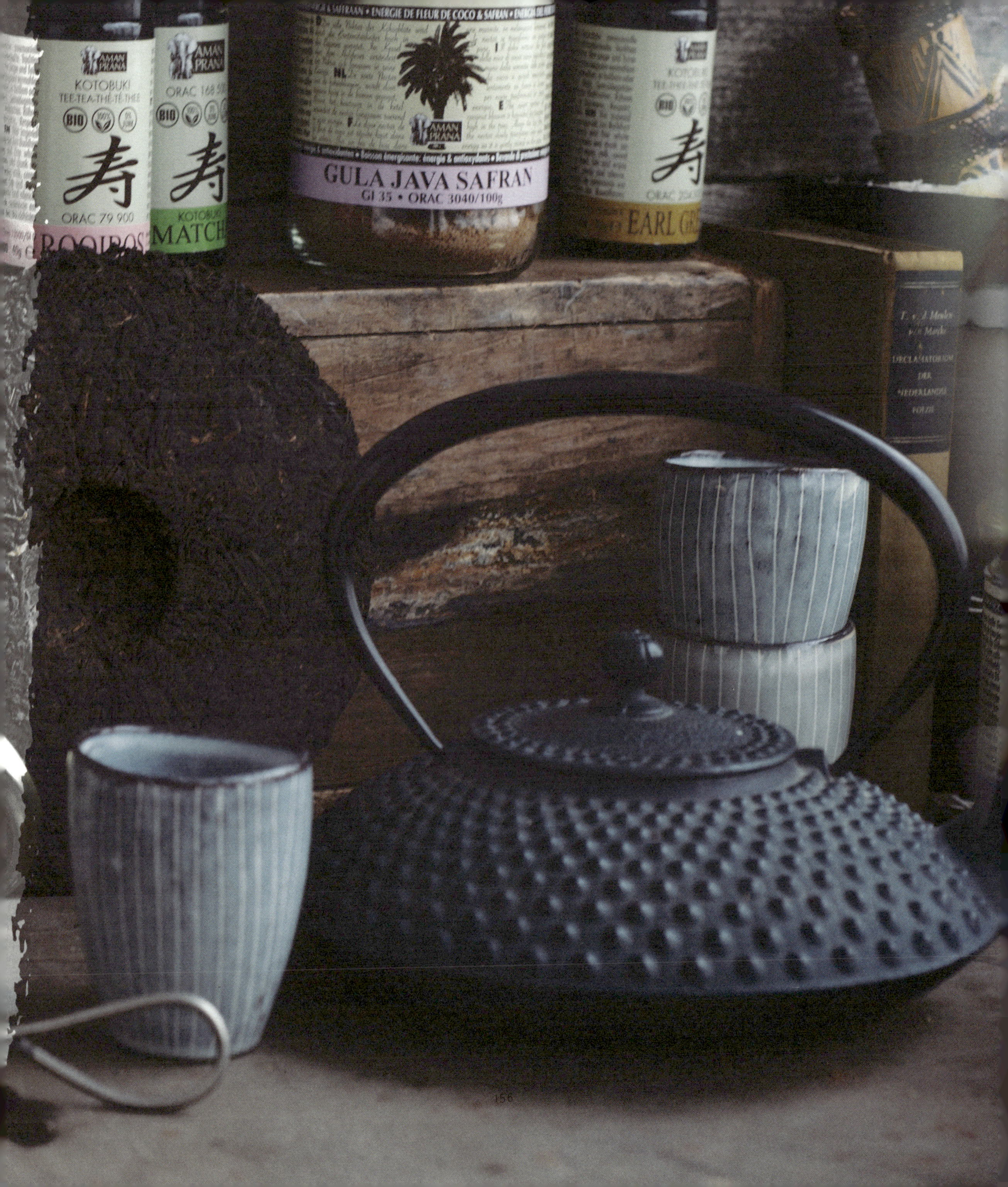
KOTOBUKI
ORAC 79 900
GULA JAVA SAFRAN
GI 35 • ORAC 3040/100g
ENERGIE DE FLEUR DE COCO & SAFRAN

ICH TRINKE IMMER TEE

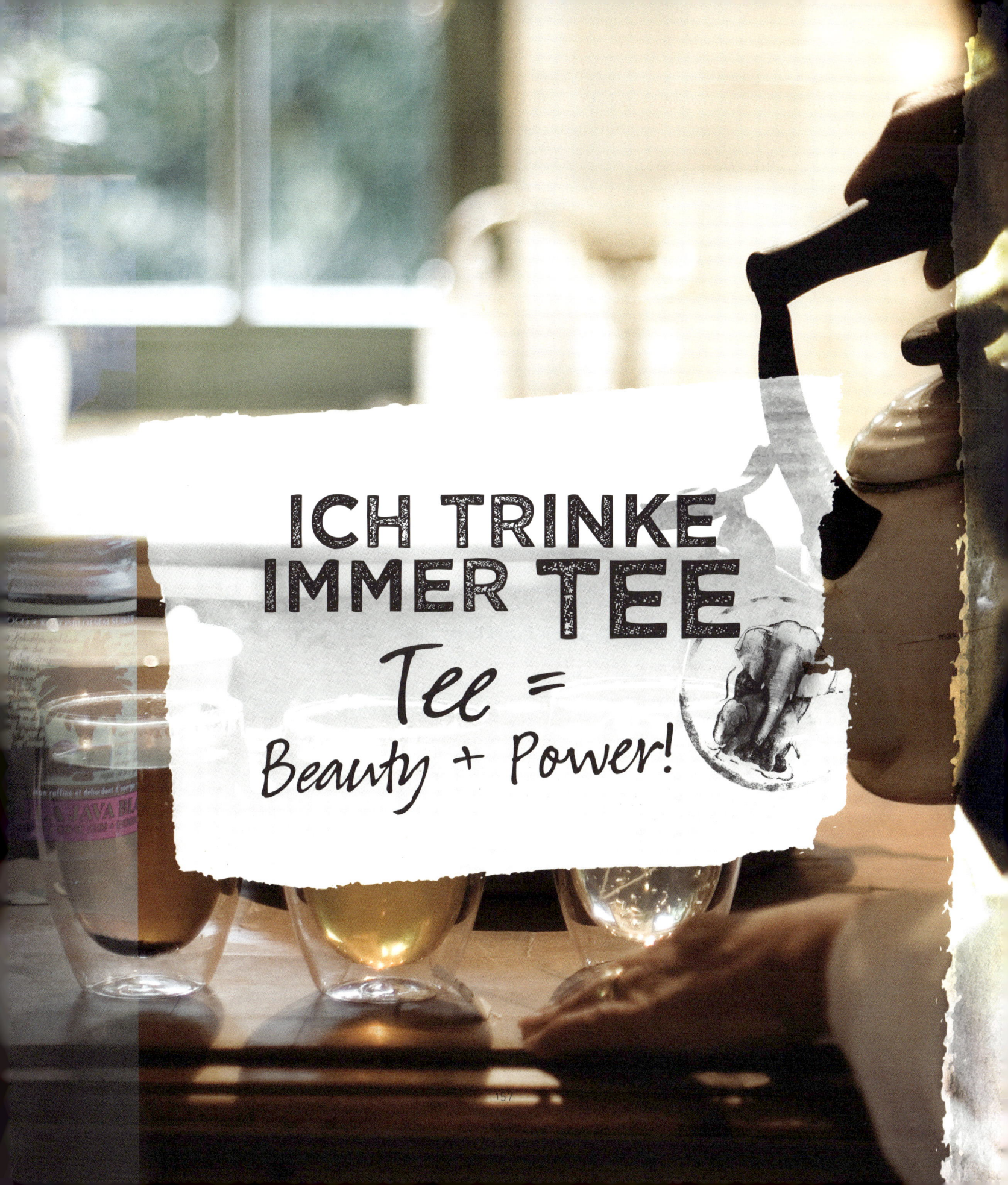

Tee = Beauty + Power!

SO LANGE ICH ZURÜCKDENKEN KANN, TRINKE ICH TEE.

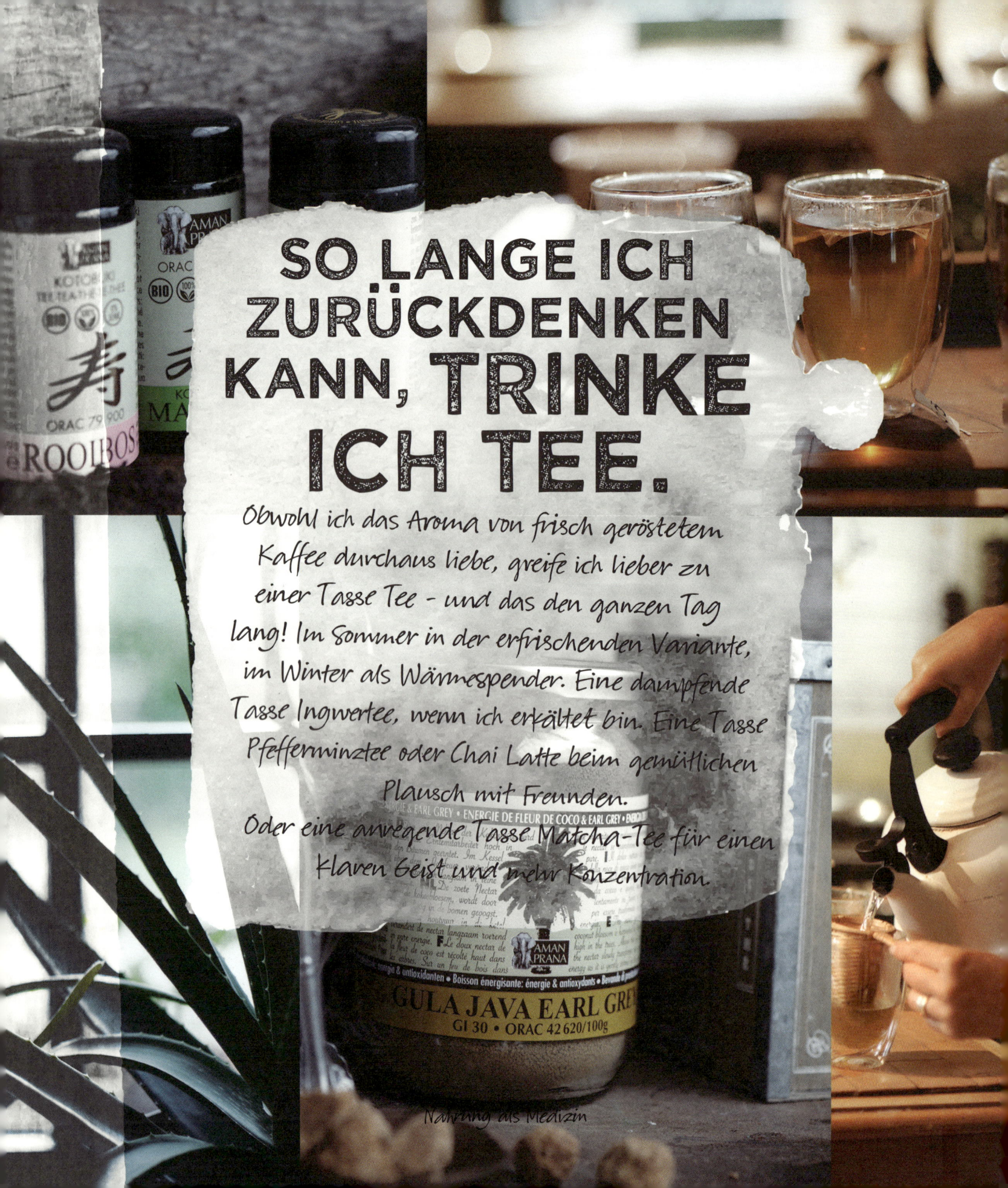

Obwohl ich das Aroma von frisch geröstetem Kaffee durchaus liebe, greife ich lieber zu einer Tasse Tee – und das den ganzen Tag lang! Im Sommer in der erfrischenden Variante, im Winter als Wärmespender. Eine dampfende Tasse Ingwertee, wenn ich erkältet bin. Eine Tasse Pfefferminztee oder Chai Latte beim gemütlichen Plausch mit Freunden. Oder eine anregende Tasse Matcha-Tee für einen klaren Geist und mehr Konzentration.

Nahrung als Medizin

"WIE BEREITS VON ANDEREN TEEMARKEN, WURDE ICH AUCH VON AMANPRANA GEBETEN IHRE TEESORTEN ZU BEURTEILEN. BIS JETZT HATTE ICH NOCH KEINE MARKE GEFUNDEN, DER ICH IN SACHEN QUALITÄT, VERANTWORTUNG UND REINHEIT VOLLE PUNKTZAHL GEBEN KONNTE. AMANPRANA IST DIE ERSTE MARKE, DIE NICHT NUR MEINE GESCHMACKSNERVEN, SONDERN AUCH MEIN HERZ BERÜHRT HAT."

Ann Vansteenkiste (Tee-Sommelier), 20/6/2014

Während meiner vielen Reisen entdeckte ich in jedem Land eine andere **Teekultur**. Süßer Minztee in Marokko (während das Thermometer rund 40°C anzeigte!). Chai Latte in Indien (der Beginn einer Sucht!). Very British mit dem Klassiker Earl Grey in Großbritannien. Himmlisch duftender Jasmintee in Thailand (wo ich zu meiner Scham und Schande vor Jahren lernte, dass man Tee wirklich absolut niemals mit Zucker süßt – ups!). Frühstück mit einer Tasse Ceylon-Breakfast-Tee und Panoramablick über die Teeplantagen auf Sri Lanka. Teeverkostung in einer Reihe von prächtig ausgestatteten, teuren chinesischen Teehäusern (noch nie so viel Geld bezahlt für eine Tasse Tee!). In Kyoto habe ich einer japanischen Teezeremonie beigewohnt und mein Herz an den grünen Matcha-Tee verloren! Und last but not least: in Südafrika in einem wunderschönen, gebirgigen Landstrich die Rotbusch-Pflanze entdeckt und in einem kleinen Teehaus die unterschiedlichen Qualitäten und Varianten des Rotbuschtees erforscht!

Du merkst schon: Tee ist mein Begleiter auf vielen Reisen und Wegen. Genieße auch du dein eigenes Tässchen!

WARUM WELCHES WASSER

Leute fragen mich manchmal: „Welcher Tee ist der Leckerste?" Aber sie vergessen dabei, dass alles beim Wasser anfängt, mit dem man den Tee aufbrüht. Das sollte nämlich möglichst wenig Mineralien enthalten. Spurenelemente nimmt der Körper über Obst, Gemüse und Kräuter auf, nicht durch das Trinken von mineralstoffreichem Wasser!

Hast du Lust auf eine köstliche Tasse Tee? Dann merke dir diese drei Regeln:

- Tee immer mit weichem, reinem und mineralstoffarmem Wasser aufbrühen. Das Ergebnis steht und fällt mit der Qualität des Wassers! Leitungswasser ist dafür wirklich nicht geeignet: es ist hart (d. h. es hat einen hohen Kalkanteil) und schmeckt meist leicht nach Chlor. Man sollte besser mineralstoffarmes Quellwasser oder gefiltertes Wasser nehmen.
- Das Wasser nicht sprudelnd kochen lassen, sondern nur knapp bis unter den Siedepunkt erhitzen, der liegt je nach Teesorte zwischen 70°C und 95°C.
- Tee am besten in einer Kanne aus Glas oder Porzellan aufbrühen. So erhältst du den optimalen Geschmack und nur minimalen Beigeschmack.

ICH ♥ TEE-SOMMELIERS

In Restaurants schaudert es mich immer vor den industriellen Teebeuteln ohne Flair und Liebe. Am fachkundig servierten Tee erkennt man die Qualität der Küche! Die Teezubereitung erlebt zum Glück neuerdings einen Aufschwung, es gibt mittlerweile sogar Tee-Sommeliers. Wie froh war ich deshalb, als Ann Vansteenkiste meinen Weg kreuzte! Ann ist eine Dame mit jeder Menge Charisma. Ihrer Leidenschaft verlieh sie in einem sehr schönen Buch über Tee Ausdruck - und hat meine Liebe zu diesem Getränk bestärkt! Was und wie sie darin über fünftausend Jahre Teekultur ist sehr lesenswert!

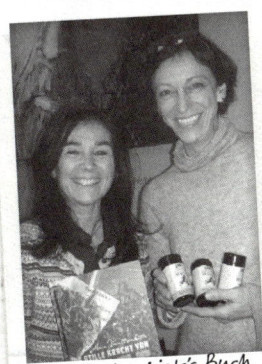

Ann Vansteenkiste's Buch 'De stille pracht van thee'.

Tee = Beauty + Power!

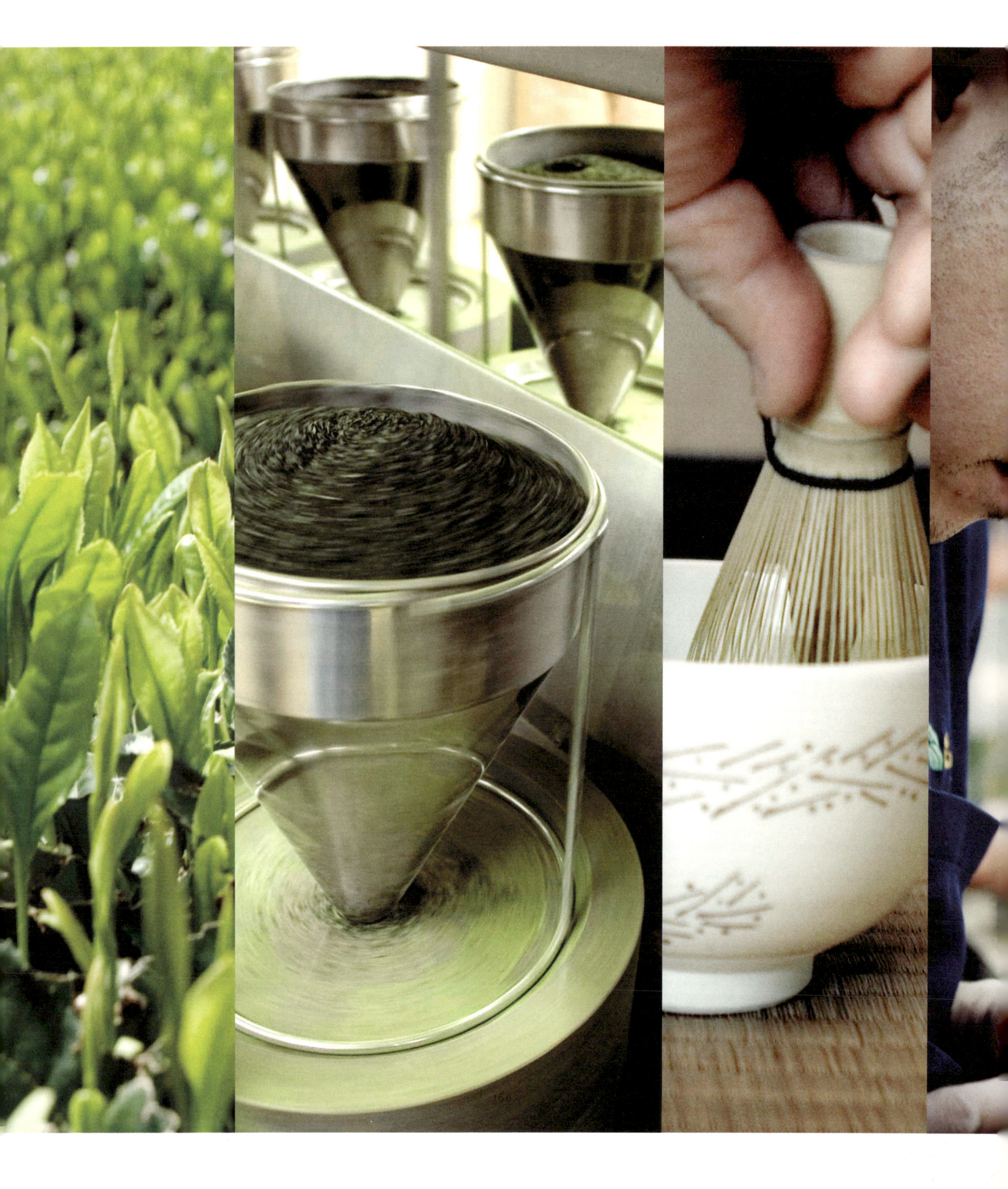

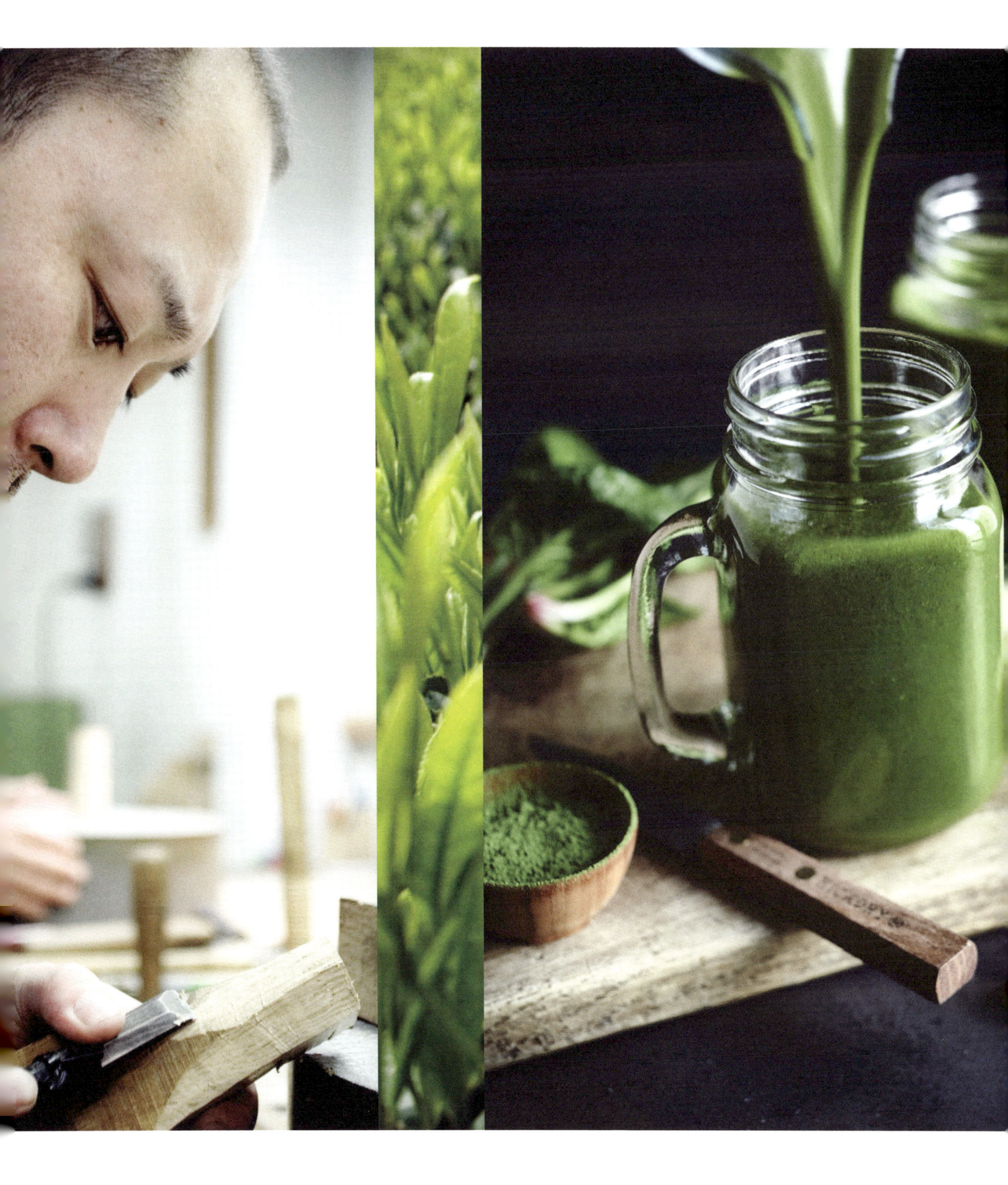

EIN TÄSSCHEN DUFTENDER TEE: WELCH EIN GENUSS!

Für viele Menschen ist eine duftende Tasse Tee eine Gelegenheit, sich eine kurze Auszeit zu nehmen. Einen Moment lang innehalten in der Hektik des Alltags und das Hier und Jetzt genießen ... welch ein Genuss!

KOTOBUKI-TEE

Bei vielen der heutzutage hergestellten Tees bleiben 85 Prozent der Nährstoffe im Teebeutel hängen. Für Amanprana haben wir den traditionellen „Kotobuki"-Tee entwickelt. Dabei haben wir uns durch das Herstellungsverfahren des einzigartigen japanischen Matcha-Tees inspirieren lassen, bei dem man nämlich sozusagen das ganze Blatt trinkt. Dadurch ist diese kaiserliche Teesorte besonders gesundheitsfördernd (diese Verzehrform heißt unter Kennern „holistisch").
Wir komponierten drei Sorten „Kotobuki"-Tee: Matcha, Rooibos und Earl Grey. Diese Teepulver können einfach in heißem Wasser aufgelöst werden, aber es sind auch eine ganze Reihe von anderen Einsatzmöglichkeiten denkbar!

MATCHA

Wenn ich den ganzen Tag auf vollen Touren laufen muss und dabei konzentriert bleiben möchte, ist Matcha meine „Nahrung als Medizin"!
Matcha ist quasi ein Supernahrungsmittel, das vorwiegend als Getränk verzehrt wird. Matcha der höchsten Qualität kostet zehnmal so viel wie seine billigste Variante, aber dafür bekommt man auch das Beste vom Besten. Er wird zwischen zwei Steinen gemahlen, aber mit einer Höchstmenge von 40 Gramm pro Stunde! Im Vergleich zu allen anderen Matchas verfügt unser Kotobuki Matcha demzufolge auch über die meisten Antioxidantien.
Woran man den Amanprana Matcha erkennt:
- an seiner intensiven, grünen Farbe (mehr Chlorophyll)
- an seinem süßen Geschmack und weicheren Nachgeschmack (weniger bitter im Abgang)
- an seinem subtileren Duft

Dieser Tee wirkt sowohl anregend als auch gleichzeitig erfrischend und beruhigend.

EARL GREY

Der Kotobuki Earl Grey ist immer noch eine meiner Lieblingsteesorten: sehr wohlschmeckend und mit jeder Menge Antioxidantien. Das Besondere an unserem gemahlenen Kotobuki Earl Grey ist seine Herstellung aus den besten Darjeeling- und Assamsorten Indiens, kombiniert mit einem Hauch Bergamotte aus Sizilien.
Genossen wird dieser Tee einfach, indem man ihn in heißem Wasser auflöst und nach Geschmack einen Schuss Reis-Mandel-Milch hinzufügt.
Gibt auch Kuchen, Keksen und anderem Gebäck ein unvergleichliches Aroma.

ROTBUSCH

Bevor ich Südafrika entdeckte, kannte ich den Rotbuschtee kaum und war eigentlich auch kein großer Fan. Aber zu Südafrika gehört nun einmal Rotbuschtee, und so begegnete ich Rotbusch mit oder ohne Milch, Rotbusch-Schokomilch, Rotbusch-Cappuccino, Rotbusch-Latte und noch viele weitere verrückte Variationen. Die Wertschätzung für diese Teesorte wuchs, als wir ein paar Tage in den unberührten, wilden Zederbergen verbrachten, dem einzigen Ort der Welt, wo die Rotbuschpflanze wächst. Hier kennt man die heilkräftigen Eigenschaften dieser Pflanze schon seit Jahrhunderten (S. 164 und 165).
Wann immer ein Rezept Wasser oder Milch erwähnt, kannst du diese problemlos durch Rotbuschtee ersetzen. Als erfrischender Eistee an heißen Tagen oder abends als Schlaftrunk – immer eine gute Wahl!

Tipp!

Dem Matcha-Tee ein paar Stängel Minze und Verveine (Eisenkraut) hinzufügen.

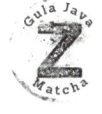

MAGIC MATCHA EISTEE

Ein leckerer, gesunder und erfrischender Eistee und zugleich ein Superfood! Matcha, ein japanischer Grüner Tee mit besonders viel Antioxidantien, unterstützt die Konzentration und gibt jede Menge Energie. Vielen lieben Dank, Gudrun, für diese erfrischende Variation.

Den Gula Java Matcha in heißem Wasser auflösen. Mit dem Schneebesen geht das ganz leicht (siehe Foto).
Eine Messerspitze Vanille hinzufügen.
Die Gläser mit Apfelsaft, Eiswürfeln und der Matcha-Mischung füllen.

Für 2 Personen
1 TL Gula Java Matcha
2 EL heißes Wasser
1 MS Vanille
kalter Apfelsaft
Eiswürfel

Tipp!
Magst Du keinen Apfelsaft?
Dieser Eistee mundet ebenso gut mit Ananassaft, Traubensaft oder jedem anderen Saft deiner Präferenz!

S. 160 - Matcha Erste Ernte 40 g/Stunde - Schneebesen aus Bambus
S. 161 - Sachkunde

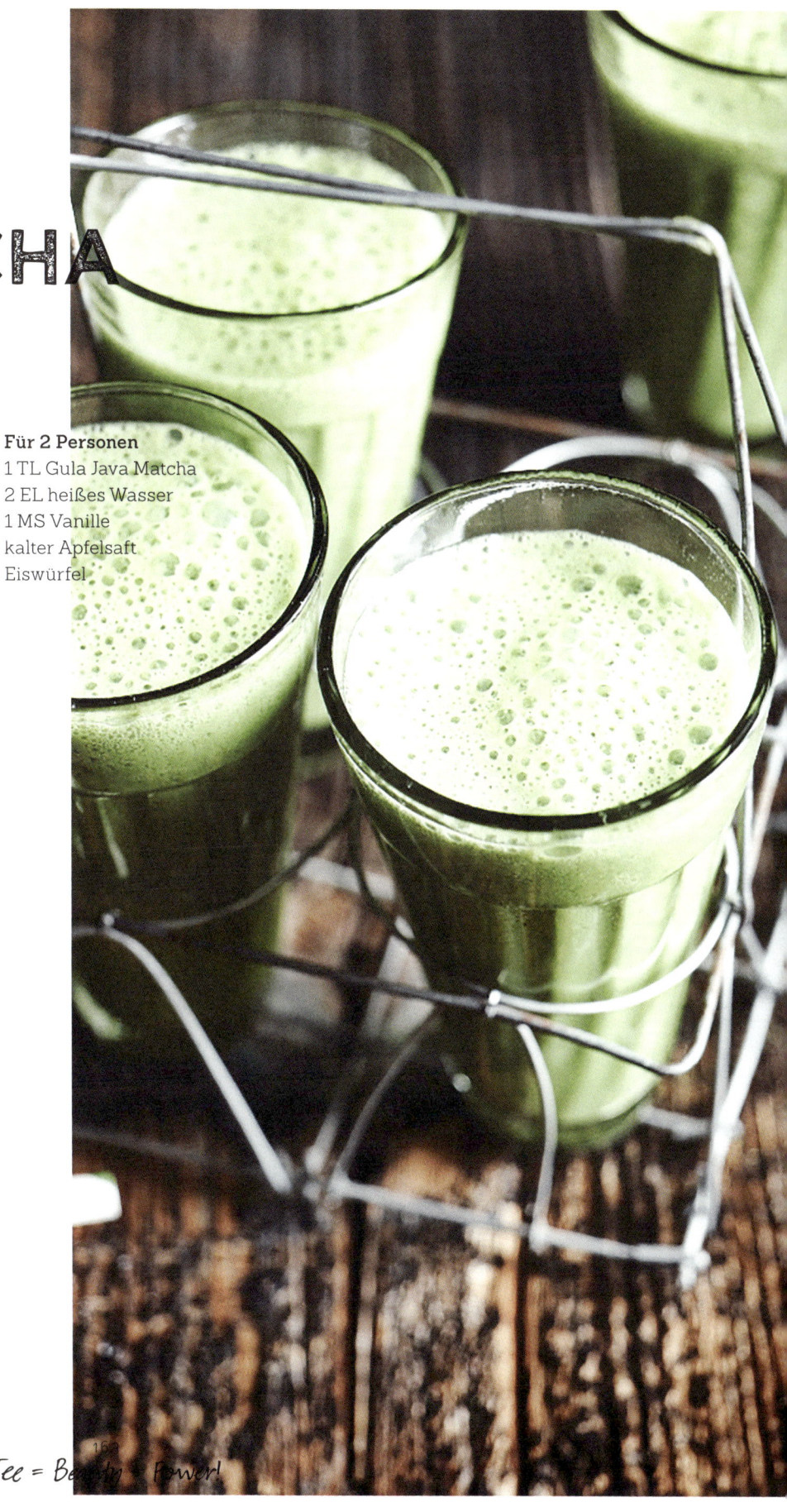

Tee = Beauty + Power!

AFRICAN DAWN
estate
ROOIBOS

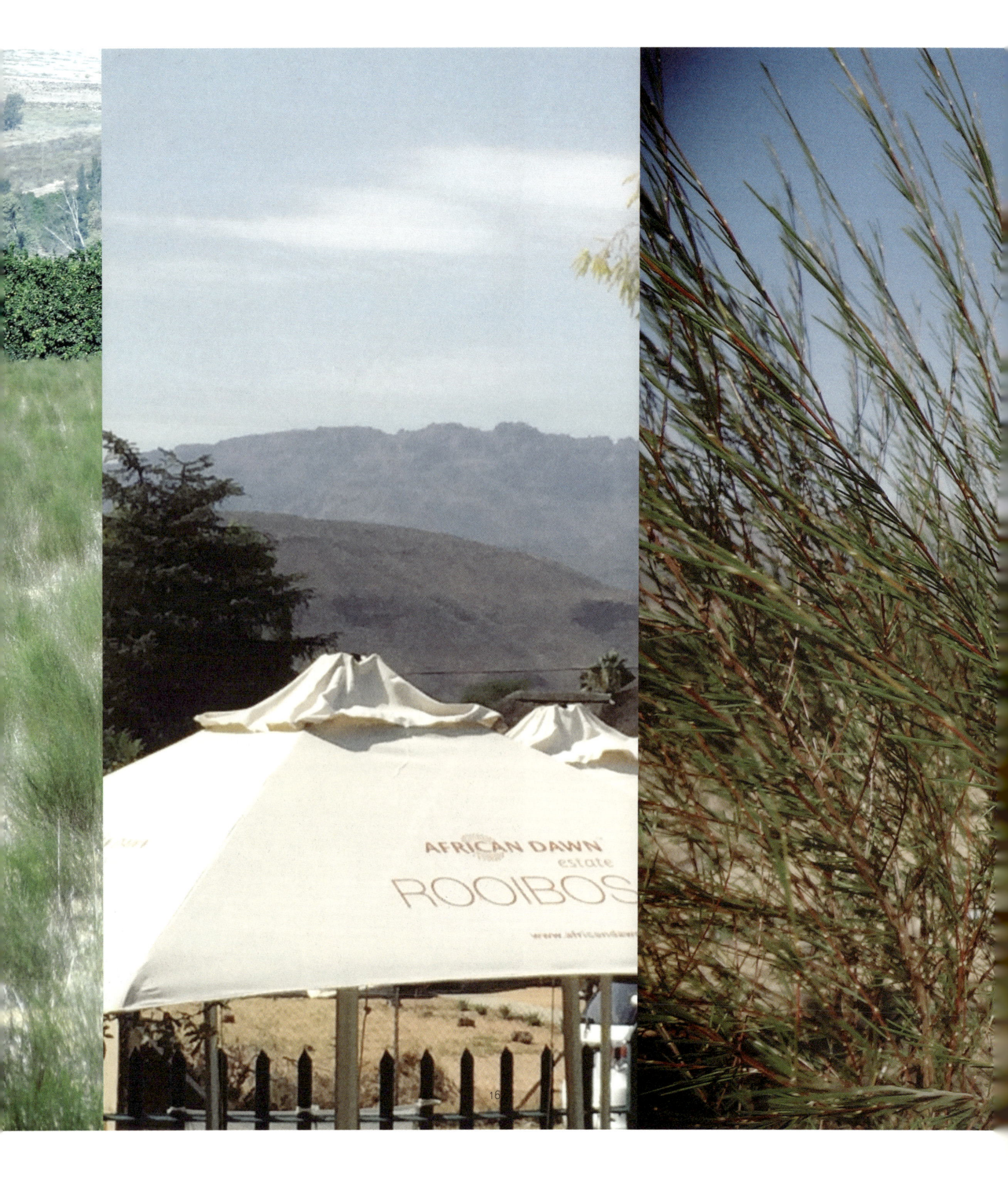

Rooibos · Tea

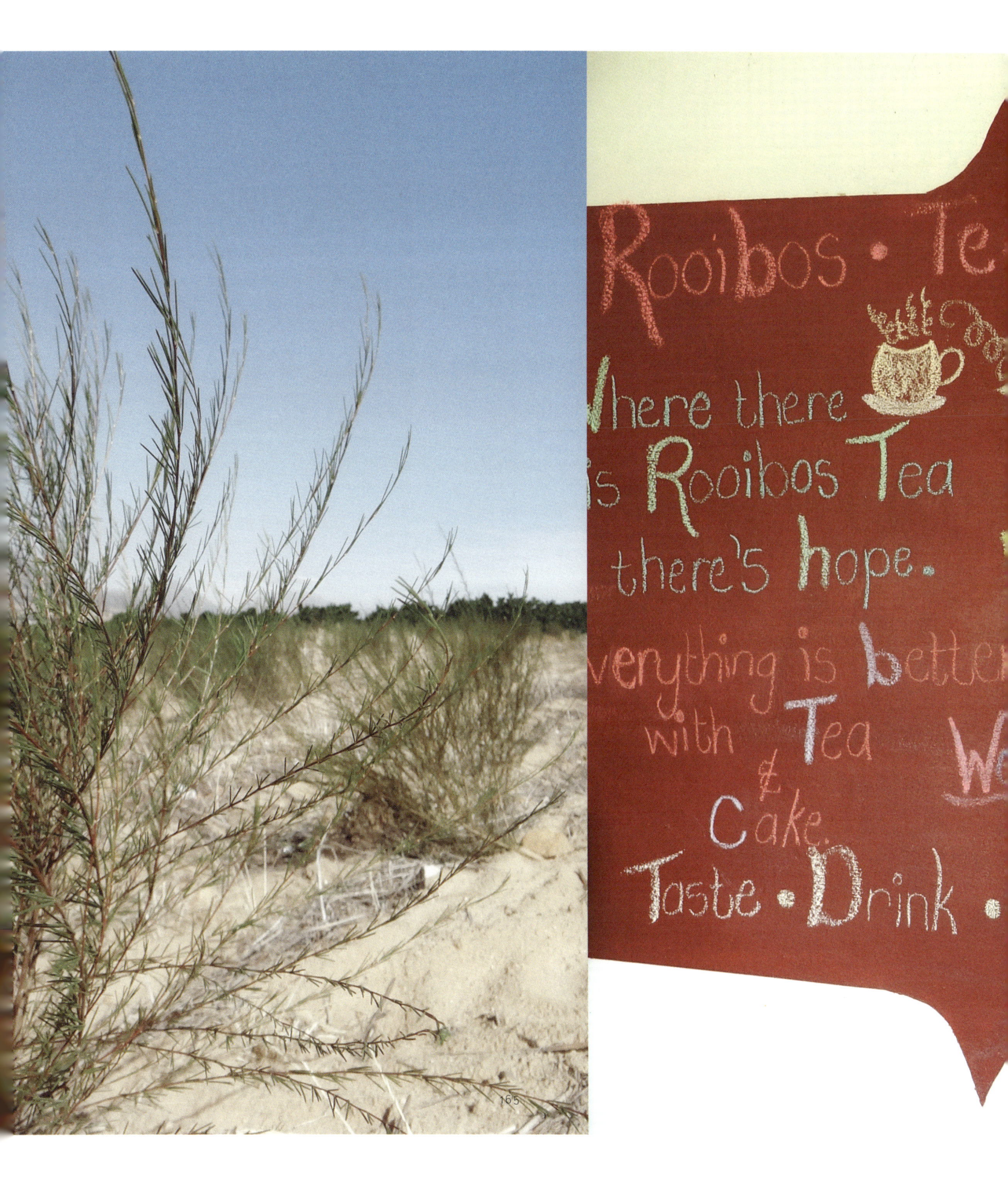

Where there is Rooibos Tea there's hope.

Everything is better with Tea & Cake.

Taste · Drink ·

AUS DEM SÜDAFRIKANISCHEN BUSH: ROTBUSCHTEE

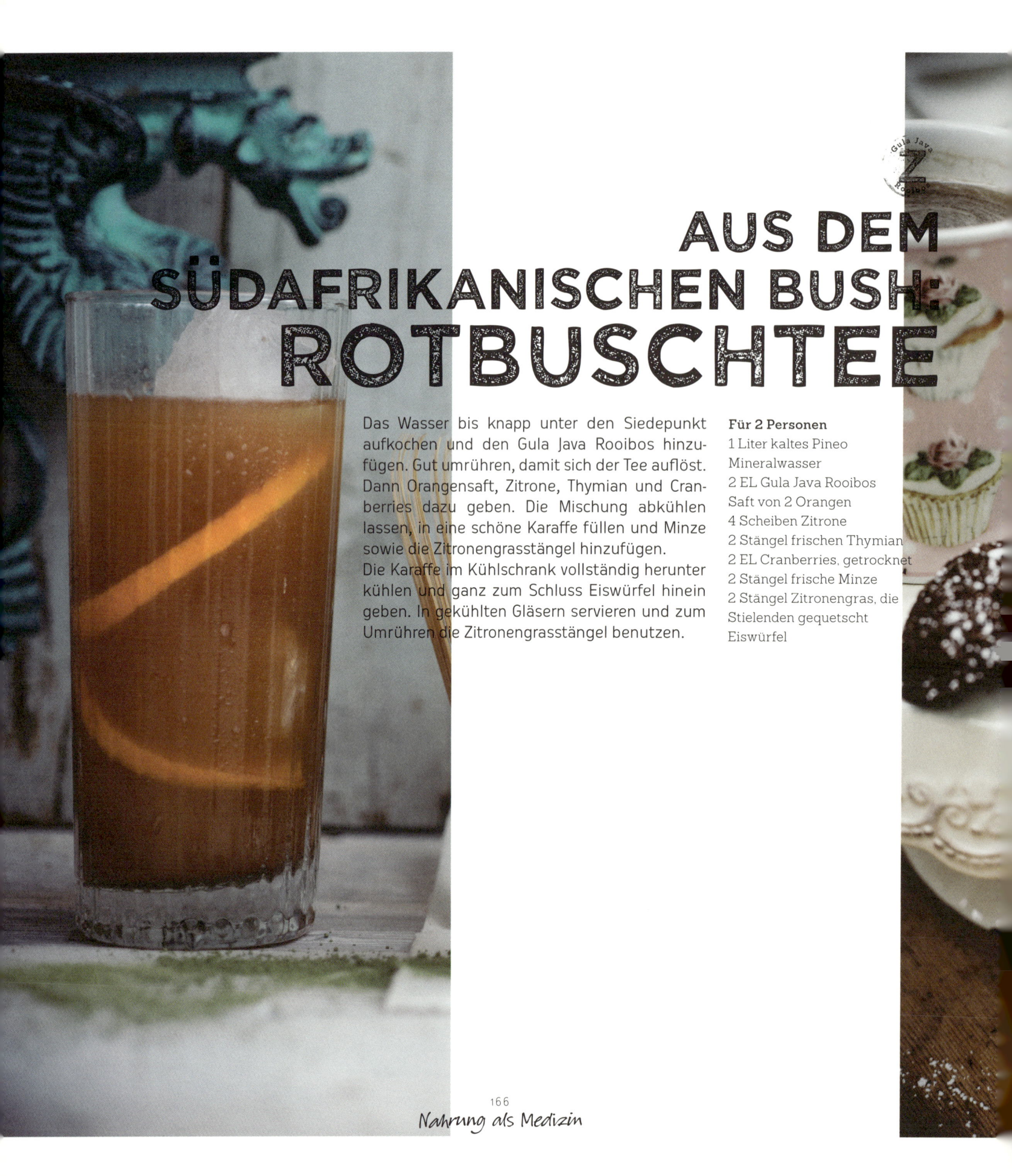

Das Wasser bis knapp unter den Siedepunkt aufkochen und den Gula Java Rooibos hinzufügen. Gut umrühren, damit sich der Tee auflöst. Dann Orangensaft, Zitrone, Thymian und Cranberries dazu geben. Die Mischung abkühlen lassen, in eine schöne Karaffe füllen und Minze sowie die Zitronengrasstängel hinzufügen.
Die Karaffe im Kühlschrank vollständig herunter kühlen und ganz zum Schluss Eiswürfel hinein geben. In gekühlten Gläsern servieren und zum Umrühren die Zitronengrasstängel benutzen.

Für 2 Personen
1 Liter kaltes Pineo Mineralwasser
2 EL Gula Java Rooibos
Saft von 2 Orangen
4 Scheiben Zitrone
2 Stängel frischen Thymian
2 EL Cranberries, getrocknet
2 Stängel frische Minze
2 Stängel Zitronengras, die Stielenden gequetscht
Eiswürfel

SUPER ENGLISH TEA

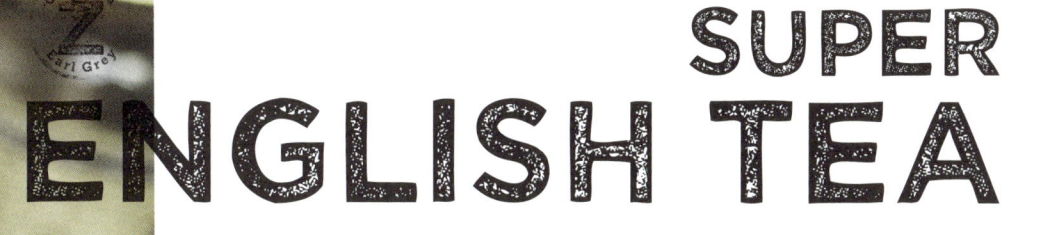

Nussmilch, Getreide- oder Reisdrink in einer Stielkasserolle erhitzen.
Pro Tasse 1 Esslöffel Gula Java Earl Grey hinzufügen.
Gut umrühren und heiß servieren.

Für 2 Personen
Heiße (Nuss-) Milch,
Getreidedrink
oder Mandel-Reis-Milch
2 EL Gula Java Earl Grey

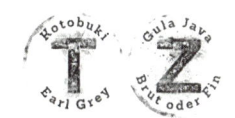

MADELEINES
MIT EARL GREY

Den Backofen auf 180°C vorheizen.
Butter in einem Topf bei mittlerer Hitze zerlassen.
Den Earl Grey einrühren und abkühlen lassen.
Unterdessen die Backform mit Butter oder Öl einfetten.
Das Ei in der Küchenmaschine auf hoher Stufe aufschlagen, bis es rund das dreifache Volumen hat. Das dauert ungefähr 3 Minuten.
Die Küchenmaschine auf der hohen Stufe weiterlaufen und dabei den Gula Java einrieseln lassen.
Die Geschwindigkeit der Küchenmaschine reduzieren und nach und nach Vanille, Dinkelmehl und Weinsteinbackpulver hinzufügen.
Den Teig eine halbe Stunde im Kühlschrank ruhen lassen.
Die Madeleineförmchen zu zwei Dritteln füllen und ca. 12 Minuten backen, bis sie goldbraun sind.

Ideal zum very British high tea!

Für 8 Madeleines
3 EL Butter oder natives Kokosöl
1 Ei
2 ½ EL Gula Java Fin
Kokosblütenzucker
½ TL Vanillepulver
3 EL Dinkelmehl
1 TL Weinsteinbackpulver
EXTRA: Backform für Madeleines

Tee = Beauty + Power!

THYMIANTEE

Thymian ist ein natürliches Antibiotikum. Aus ihm lässt sich ein ausgezeichneter Tee gegen Erkältungen und grippale Infekte zubereiten.

Einige Stängel Thymian (Thymus vulgaris) in ein Gefäß geben, mit kochendem Wasser übergießen und 15 Minuten ziehen lassen.
Den Thymiantee durch ein Sieb in einen Becher filtern. Bis auf Trinktemperatur abkühlen lassen und dann gegebenenfalls einen Löffel Honig einrühren. (Wenn der Tee noch zu heiß ist, lösen sich wertvolle Inhaltsstoffe aus dem Honig und verflüchtigen sich.)
Im Sommer ist dieser Tee auch als Kaltgetränk zu empfehlen.

"WIR ÜBERLEBEN DURCH DAS, WAS WIR BEKOMMEN, ABER WIR LEBEN DURCH DAS, WAS WIR GEBEN."

Winston Churchill

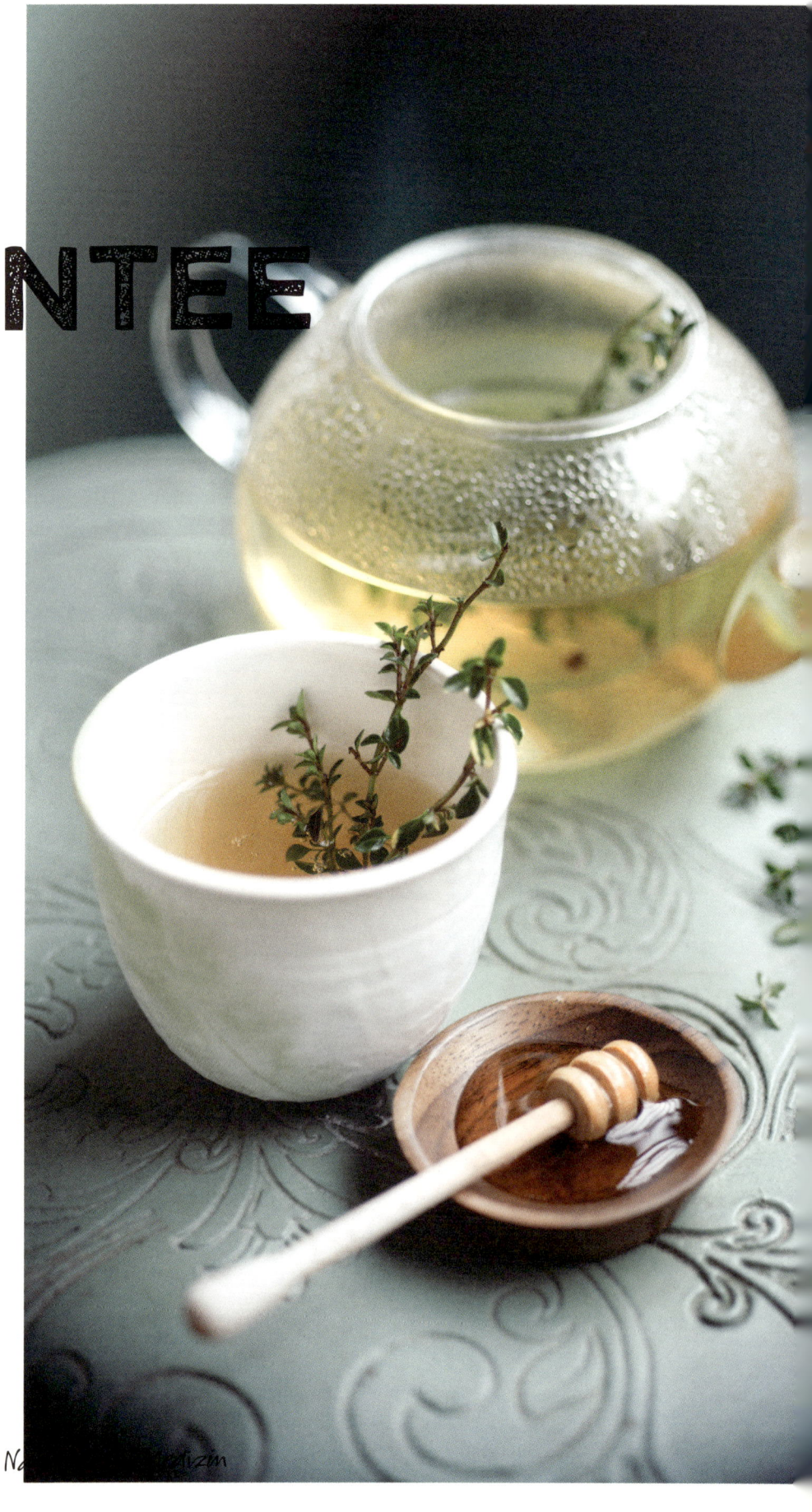

LAVENDELTEE
MIT ZITRONENMELISSE

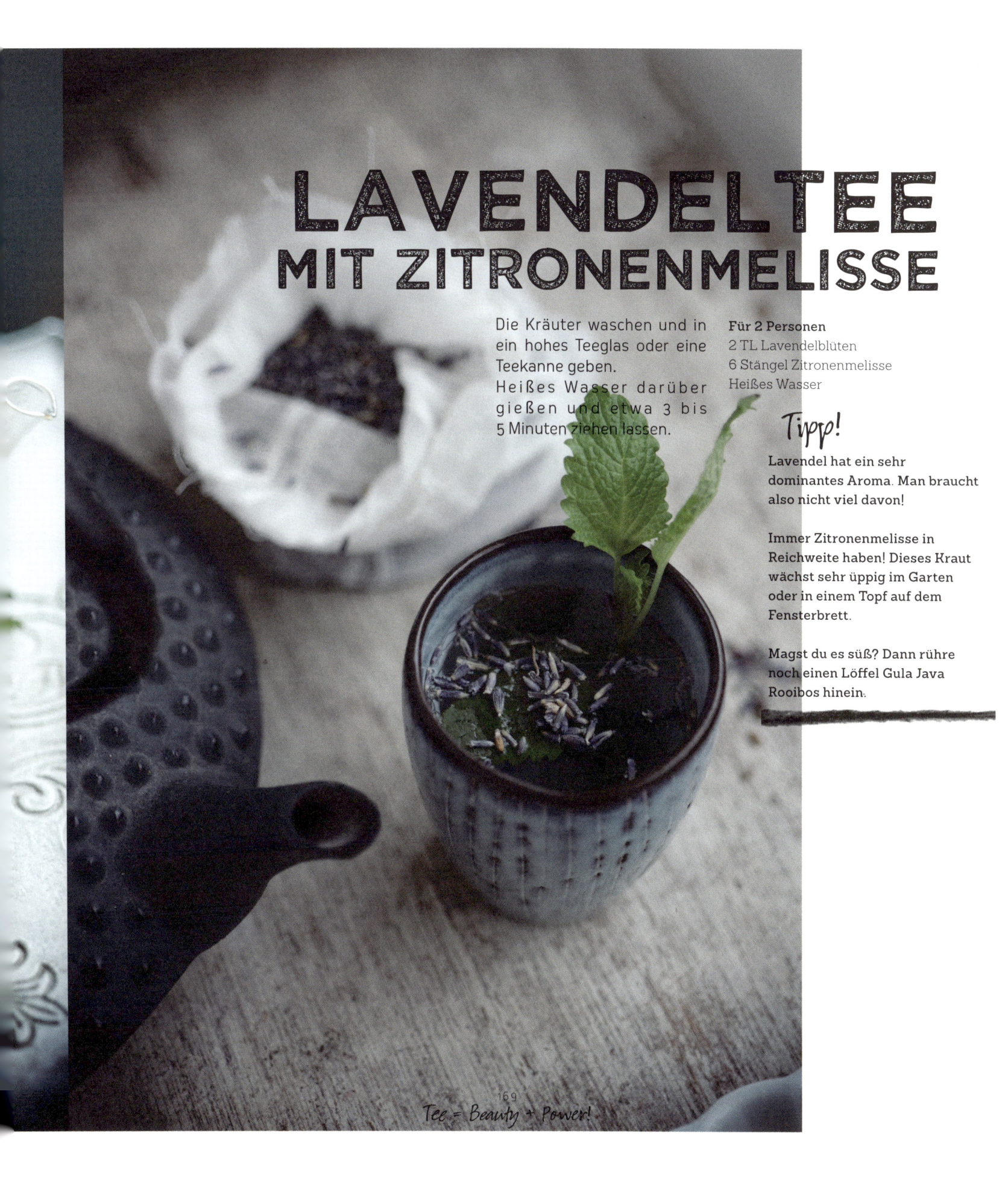

Die Kräuter waschen und in ein hohes Teeglas oder eine Teekanne geben. Heißes Wasser darüber gießen und etwa 3 bis 5 Minuten ziehen lassen.

Für 2 Personen
2 TL Lavendelblüten
6 Stängel Zitronenmelisse
Heißes Wasser

Tipp!

Lavendel hat ein sehr dominantes Aroma. Man braucht also nicht viel davon!

Immer Zitronenmelisse in Reichweite haben! Dieses Kraut wächst sehr üppig im Garten oder in einem Topf auf dem Fensterbrett.

Magst du es süß? Dann rühre noch einen Löffel Gula Java Rooibos hinein.

SPORTGETRÄNKE
MIT SUPERFOOD

An manchen Tagen benötigt man eine gewisse Extraportion Energie, um seine Aufgaben zu schaffen. In diesem Fall bietet es sich an, zu diesen Sportgetränken mit einer Fülle von Antioxidantien zu greifen. Und das funktioniert tatsächlich! Sogar manche Spitzensportler sind mittlerweile zu Fans geworden, wie z. B. Tennisstar Kim Clijsters, Eisschnellläufer Joost Vink, Marathonläufer Johan Vercammen und der Omega Pharma-Quick-Step Radrennstall.

FÜR DIE TRINKFLASCHE

Die Trinkflasche mit Wasser füllen und 2 bis 3 Esslöffel Gula Java Matcha oder Gula Java Cacao hinzufügen. Gut schütteln und schon kann es losgehen!
Unser Körper wandelt den Zucker des Kokosblütenzuckers nur langsam um, ideal also für Ausdauersportler.

MILKY MATCHA

1 Esslöffel Gula Java Matcha und den Kakao in 2 Esslöffel heißem Wasser auflösen.
Der Mischung die Milch hinzufügen und gut verrühren.

Für 2 Gläser
1 TL Gula Java Matcha
1 TL Kakao
2 EL heißes Wasser
Mandelmilch oder Reismilch
(warm oder kalt)

SAFRAN-REIS-MILCH

Die Reismilch erhitzen.
Gula Java Safran hinzufügen und gut verrühren.

Für 1 Portion
1 Tasse Reismilch
1 EL Gula Java Safran

Tipp!
Dieses Getränk schmeckt auch mit eiskalter Mandelmilch!

GULA JAVA CACAO MIT INGWER UND ORANGE

Die Mandelmilch mit den Ingwerscheiben erhitzen.
Gula Java Cacao hinzufügen und gut verrühren.
Zuletzt die Orangenscheiben hinzufügen.

Für 1 Portion
1 Tasse Mandelmilch
3 Scheiben frischen Ingwer
2 EL Gula Java Cacao
2 Orangenscheibenl

Nahrung als Medizin

Tee = Beauty + Power!

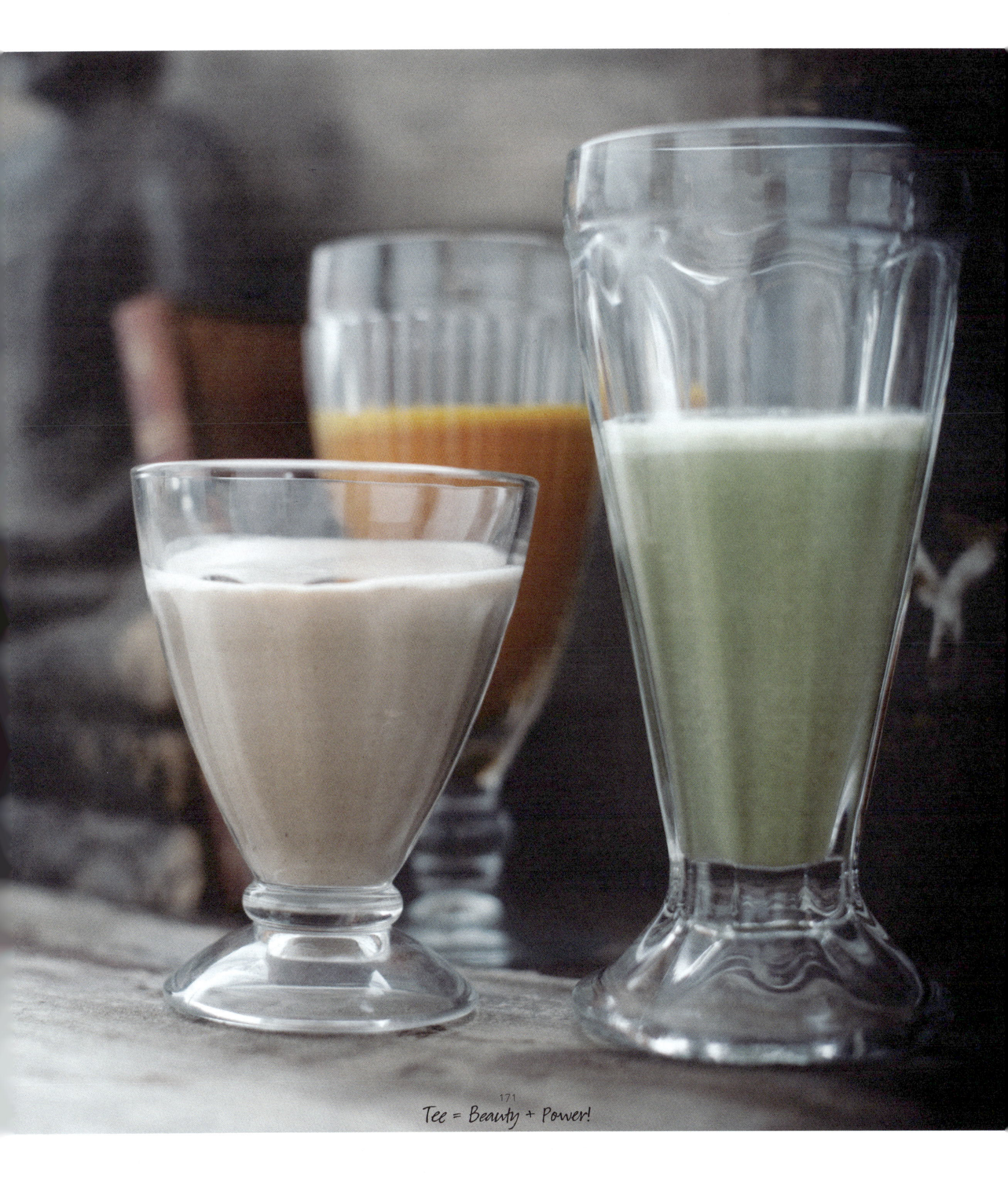

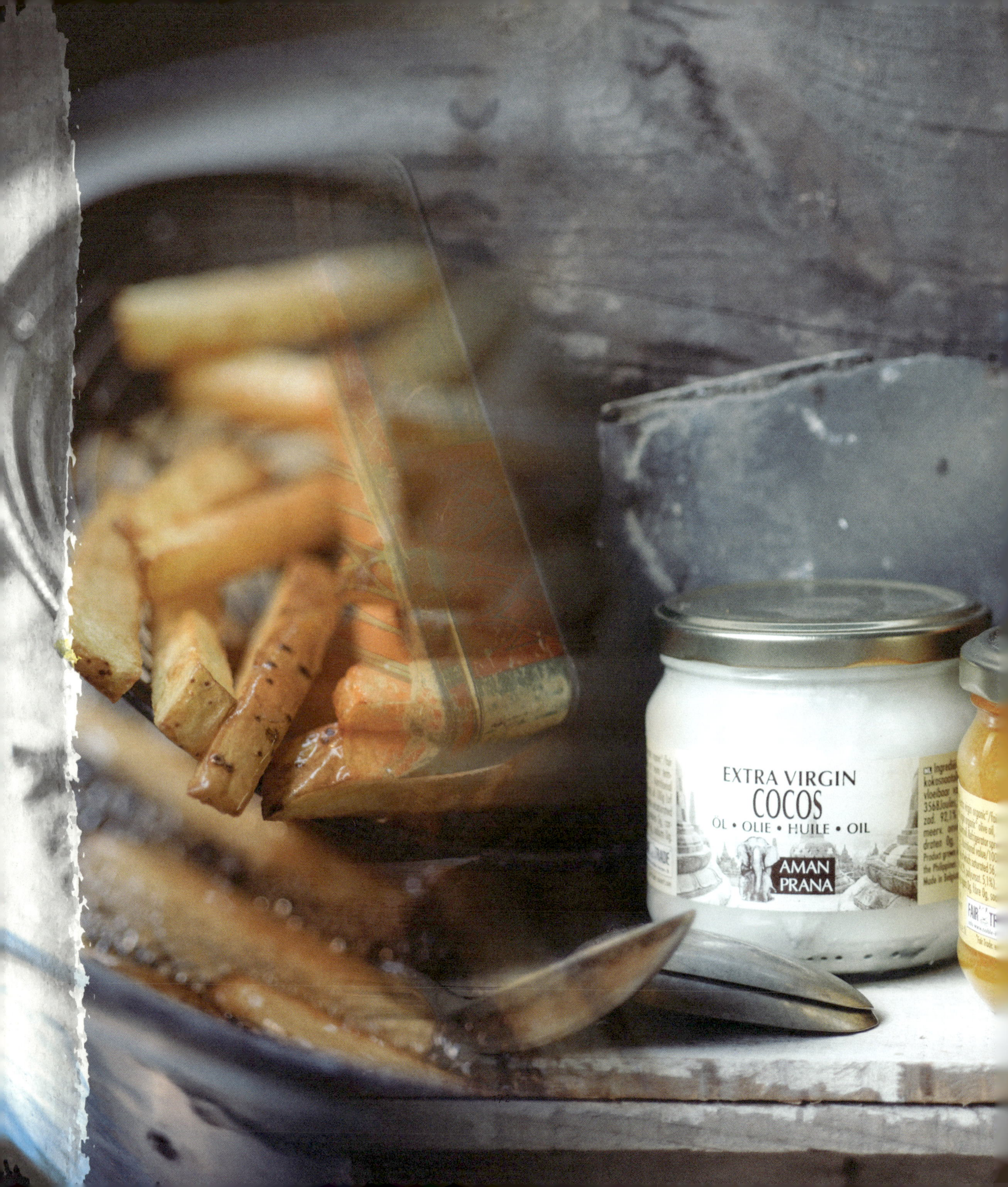
EXTRA VIRGIN
COCOS
ÖL • OLIE • HUILE • OIL
AMAN
PRANA

EIN HOCH AUF FETTE UND ÖLE!

Eine Kleidergröße weniger dank Fetten und Ölen

(oder: wie die ewig zu engen Jeans plötzlich wieder passen)

IN ALLEM, WAS LEBT, STECKEN FETTE UND ÖLE

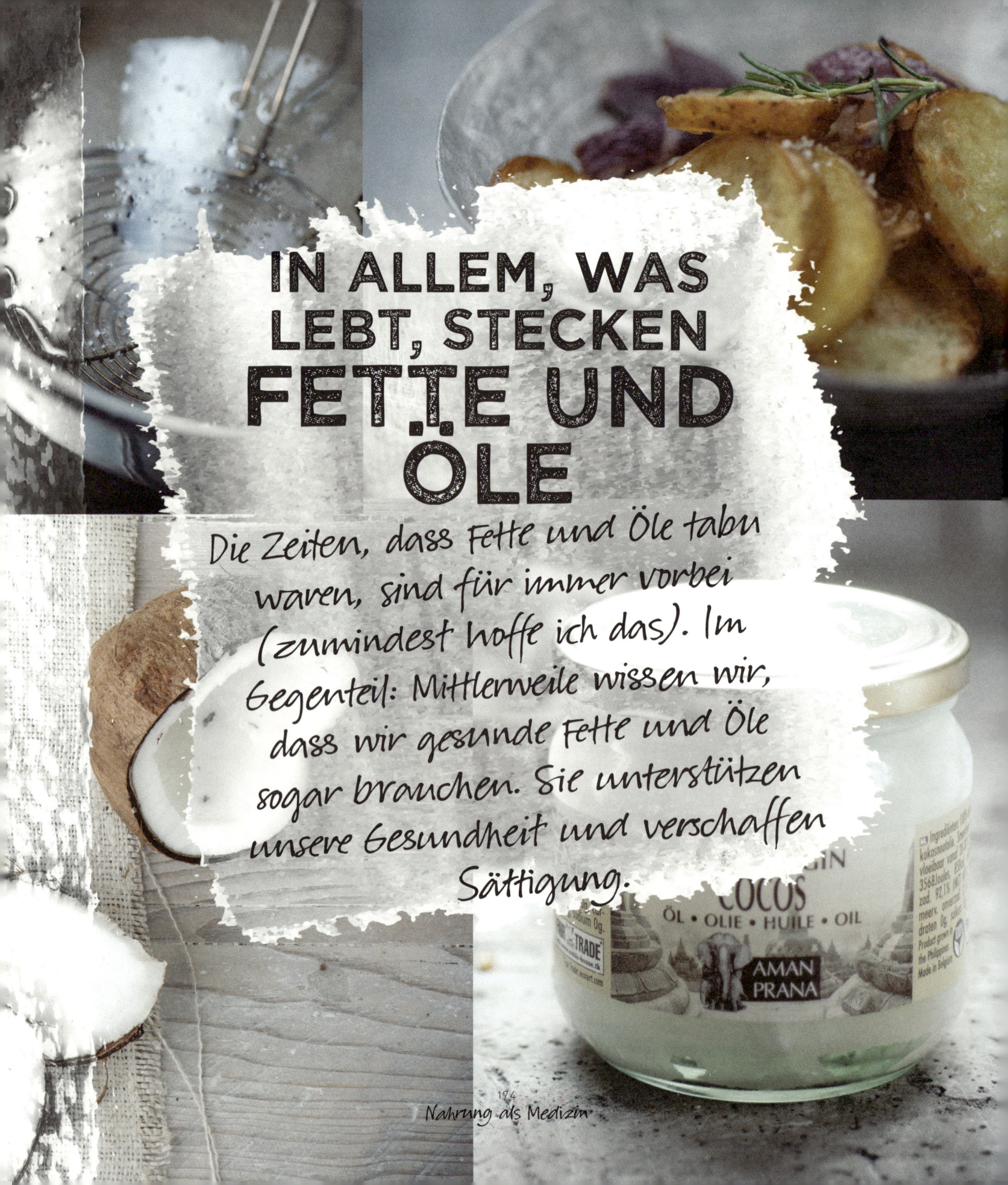

Die Zeiten, dass Fette und Öle tabu waren, sind für immer vorbei (zumindest hoffe ich das). Im Gegenteil: Mittlerweile wissen wir, dass wir gesunde Fette und Öle sogar brauchen. Sie unterstützen unsere Gesundheit und verschaffen Sättigung.

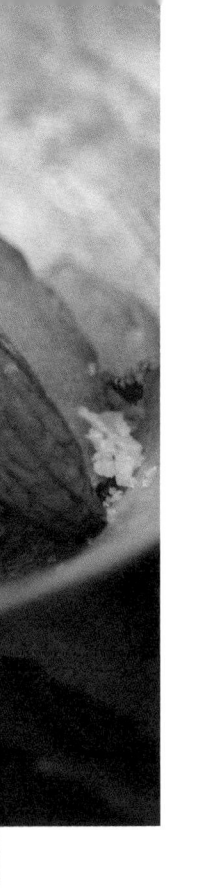

KEIN FETT IST WIE DAS ANDERE

Während unserer vielen Reisen nach Asien fand ich heraus, dass in der dortigen Küche nicht Margarine, Erdnussöl oder raffiniertes Sonnenblumenöl zum Einsatz kommen, sondern dass das Öl von Palmen, also Kokosöl oder rotes Palmöl, sowie viel Kokosmilch verwendet wird.

Die Kokospalme und ihre Kokosnüsse gilt in Asien als „Baum des Lebens": Alle Teile werden verwertet, ihr wirtschaftlicher Wert ist immens hoch. Im indischen Sanskrit heißt sie „kalpavriksha", was frei übersetzt etwa so viel bedeutet wie: „Der Baum, der alle menschlichen Bedürfnisse zu erfüllen vermag".

Ich habe Gewinnung, Eigenschaften und Vorteile von Kokosöl bei den Einheimischen auf Malaysia und in Thailand kennen gelernt. Damals ging mir eine neue Welt auf, in der es gute und schlechte Fette und Öle gibt, die wir brauchen, um gesund zu bleiben! Im Westen hingegen werden wir in zahlreichen Produkten und Fertiggerichten mit verborgenen Fetten und Ölen der ungesunden Variante konfrontiert.

Da sich das Thema „gesunde Fette und Öle" durch das gesamte Buch zieht, weisen die Rezepte dieses Kapitels hauptsächlich auf die empfohlene Verwendung von „pflanzlichem, gesättigtem Fett" beim Braten hin.

Warum es so wenige dicke Französinnen gibt?
Französische Frauen trinken Wein, essen mindestens drei Mal am Tag ausgedehnte Mahlzeiten, treiben kaum Sport und bleiben dennoch schlank. Das französische Paradox ... Ihr Geheimnis?
Sie essen nur kleine Portionen Nudeln, vorab immer einen kleinen Salat und dazu genügend Olivenöl oder anderes Fett, damit sich das Sättigungsgefühl einstellt!

Es gibt die unterschiedlichsten Arten von Fetten und Ölen und alle haben ihre individuelle, einzigartige Wirkung auf unseren Körper:

1. Gesättigte Fette und Öle
• Ideal zum Erhitzen und Frittieren
• Butter
• Natives Kokosöl (gut verdaulich und antibakteriell)
• Rotes Palmöl (reich an Vitamin E und Carotinen)

2. Ungesättigte Fette und Öle
A. Einfach ungesättigte Fettsäuren
   - Avocado
   - Olivenöl (Omega 9)
B. Mehrfach ungesättigte Fettsäuren
• Nur kalt verwenden.
• Reagieren sehr empfindlich auf Licht, Temperatur und Sauerstoff
• Werden sehr schnell ranzig und wirken bei falscher Anwendung giftig
   - Omega 3: Perillaöl (Omega-3-Spitzenreiter), Leinöl, Walnussöl, Hanföl
   - Omega 6: Sonnenblumenöl, Maisöl

3. Ungesunde Fette und Öle
- alle raffinierten Fette und Transfette
- Margarine.
- Frittierfett
- raffiniertes weißes Palmfett in Keksen und Schokolade
- hydrogenierte Fette in Crackern und Fertiggerichten

Eine Kleidergröße weniger dank Öl

KARTOFFELN AUS DEM OFEN

MIT COCOS+OLIVE+RED PALM

Die Kartoffeln gründlich waschen und gut abtrocknen (wenn die Kartoffeln noch zu feucht sind, fängt das Öl an zu schäumen).

Die Kartoffeln (ungeschält) in 4 Stücke oder in Scheiben schneiden und die ebenfalls ungeschälten Knoblauchzehen sowie den Rosmarin hinzufügen.

Eine Ofenform mit reichlich Öl einfetten und die Kartoffeln etwa 45 Minuten bei 160°C knusprig goldbraun backen. Regelmäßig wenden!

Die Kartoffeln mit Fleur de sel bestreuen und servieren.

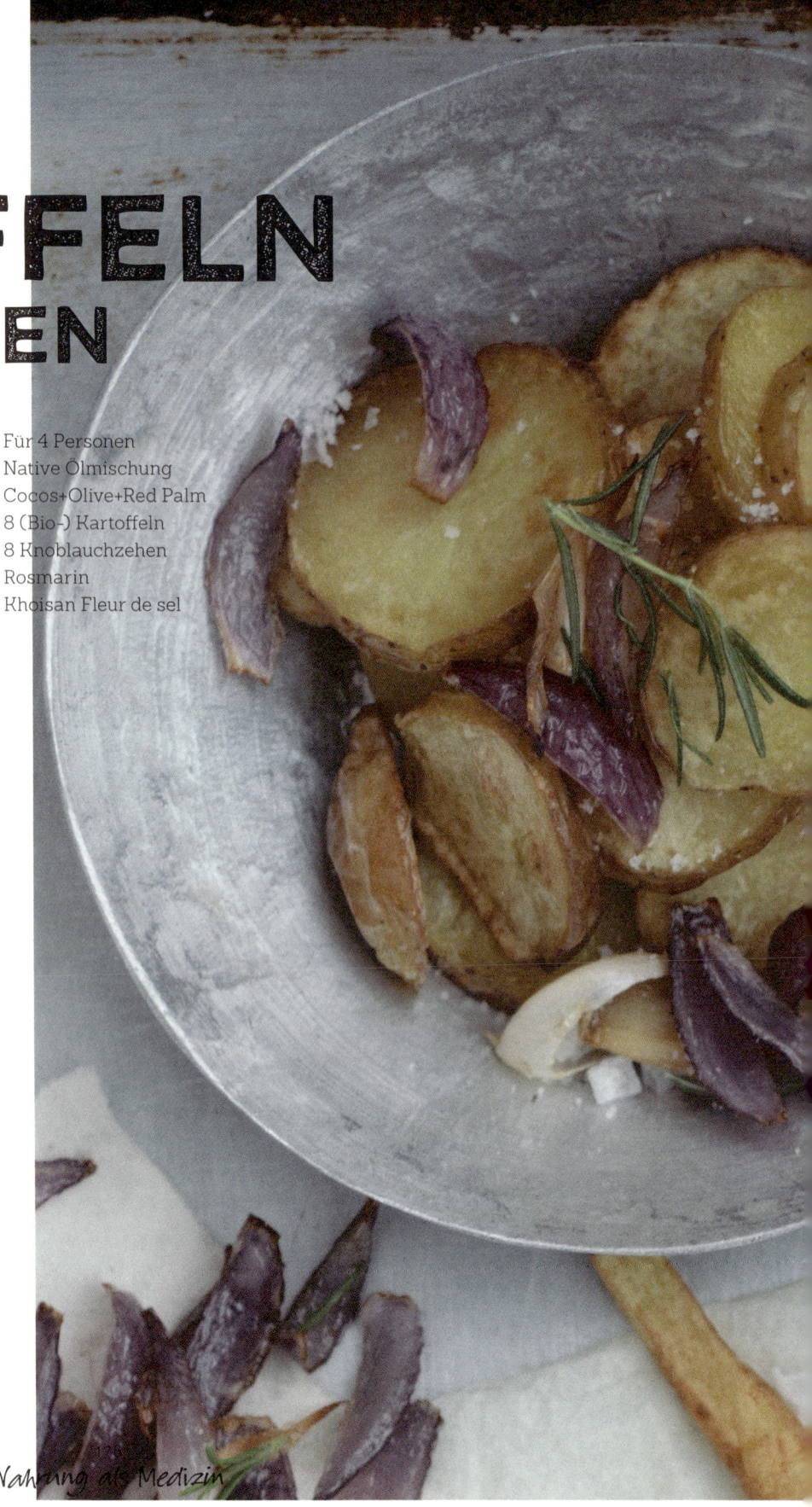

Für 4 Personen
Native Ölmischung
Cocos+Olive+Red Palm
8 (Bio-) Kartoffeln
8 Knoblauchzehen
Rosmarin
Khoisan Fleur de sel

Nahrung als Medizin

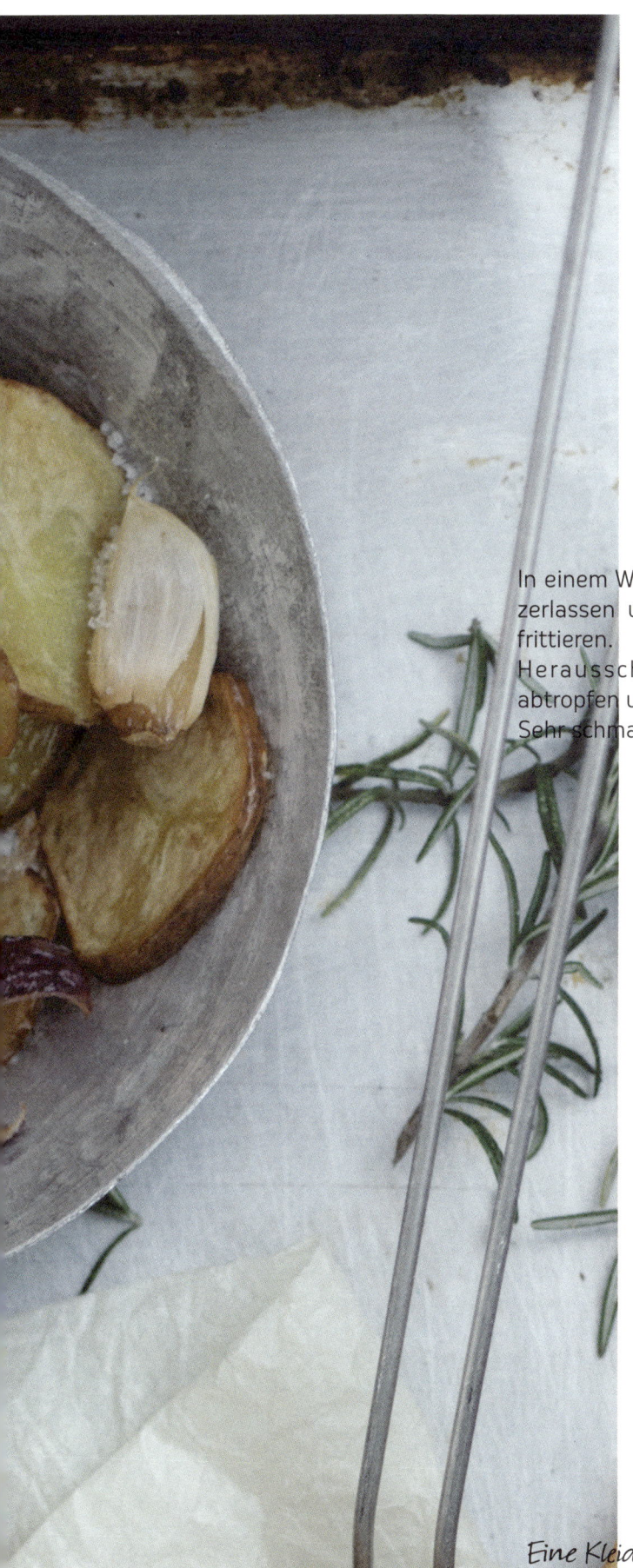

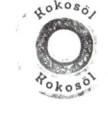

DIE LECKERSTEN GEMÜSE-CHIPS

DER WELT, MIT NATIVEM KOKOSÖL

In einem Wok oder in der Fritteuse das Kokosöl zerlassen und die Gemüsescheiben bei 160°C frittieren.
Herausschöpfen und auf Küchenpapier abtropfen und abkühlen lassen.
Sehr schmackhaft mit einer Prise Fleur de sel!

Natives Kokosöl
In dünne Scheiben geschnitten:
1 Süßkartoffel
1 Möhre
1 Rote Bete
1 Pastinake

Tipp!

Damit die Gemüsechips alle gleich dick werden, leistet bei diesem Rezept ein Gemüsehobel sehr gute Dienste. Gelingt aber auch prima mit einem Sparschäler.

Eine Kleidergröße weniger dank Öl

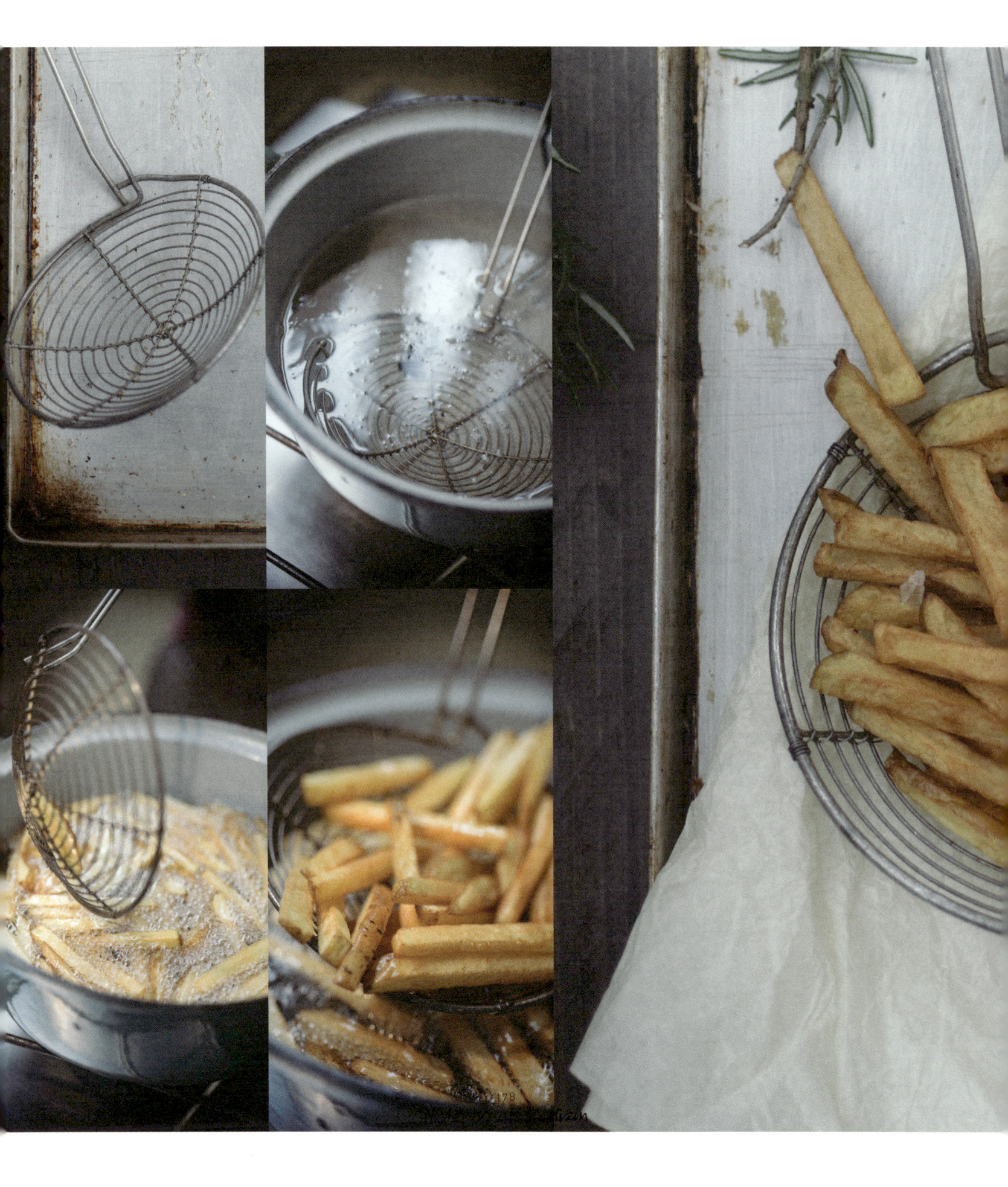

GESUNDE POMMES FRITES
IN NATIVEM KOKOSÖL

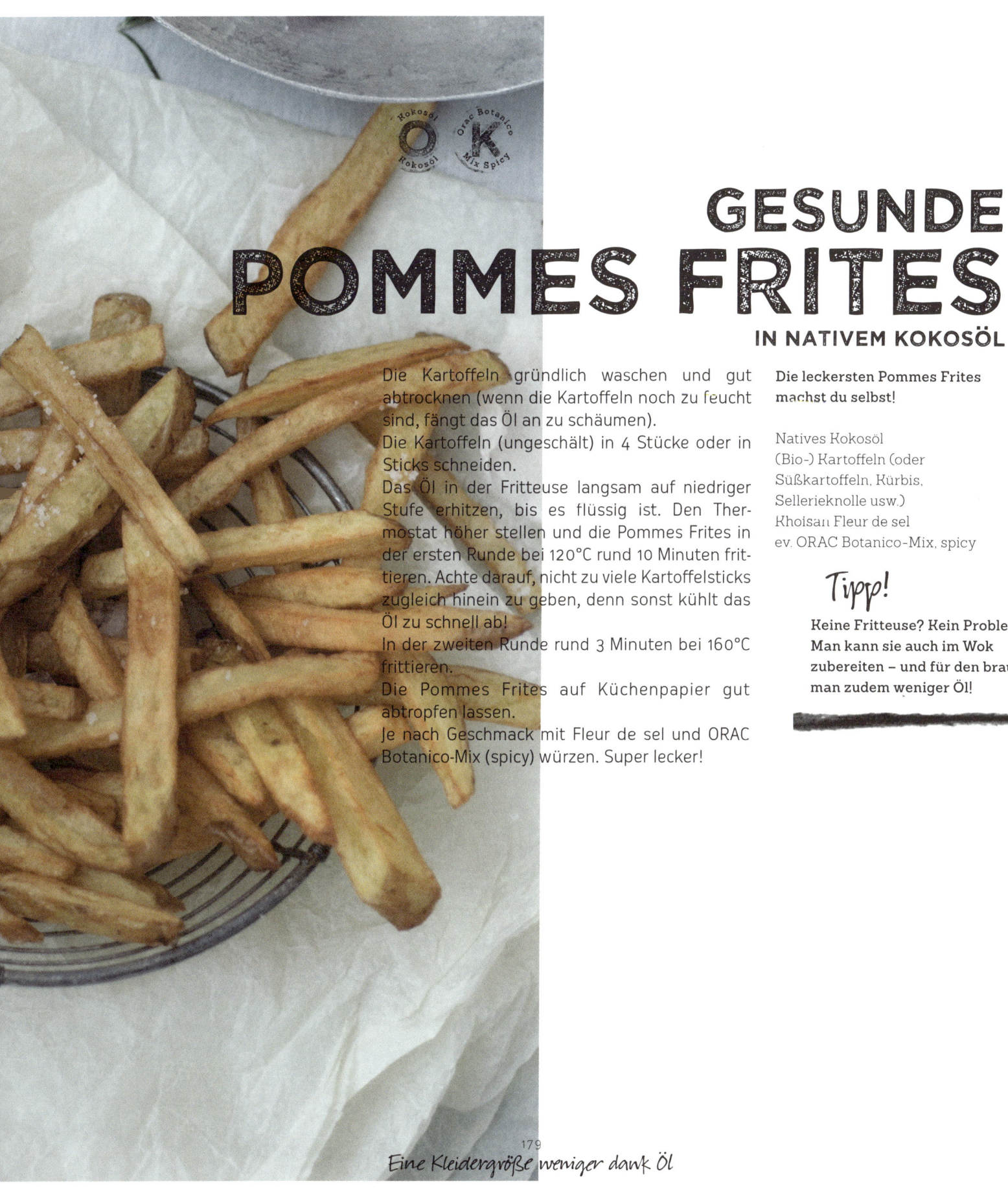

Die Kartoffeln gründlich waschen und gut abtrocknen (wenn die Kartoffeln noch zu feucht sind, fängt das Öl an zu schäumen).

Die Kartoffeln (ungeschält) in 4 Stücke oder in Sticks schneiden.

Das Öl in der Fritteuse langsam auf niedriger Stufe erhitzen, bis es flüssig ist. Den Thermostat höher stellen und die Pommes Frites in der ersten Runde bei 120°C rund 10 Minuten frittieren. Achte darauf, nicht zu viele Kartoffelsticks zugleich hinein zu geben, denn sonst kühlt das Öl zu schnell ab!

In der zweiten Runde rund 3 Minuten bei 160°C frittieren.

Die Pommes Frites auf Küchenpapier gut abtropfen lassen.

Je nach Geschmack mit Fleur de sel und ORAC Botanico-Mix (spicy) würzen. Super lecker!

Die leckersten Pommes Frites machst du selbst!

Natives Kokosöl
(Bio-) Kartoffeln (oder Süßkartoffeln, Kürbis, Sellerieknolle usw.)
Khoisan Fleur de sel
ev. ORAC Botanico-Mix, spicy

Tipp!

Keine Fritteuse? Kein Problem! Man kann sie auch im Wok zubereiten – und für den braucht man zudem weniger Öl!

Eine Kleidergröße weniger dank Öl

ORGANIC
COCONUTS

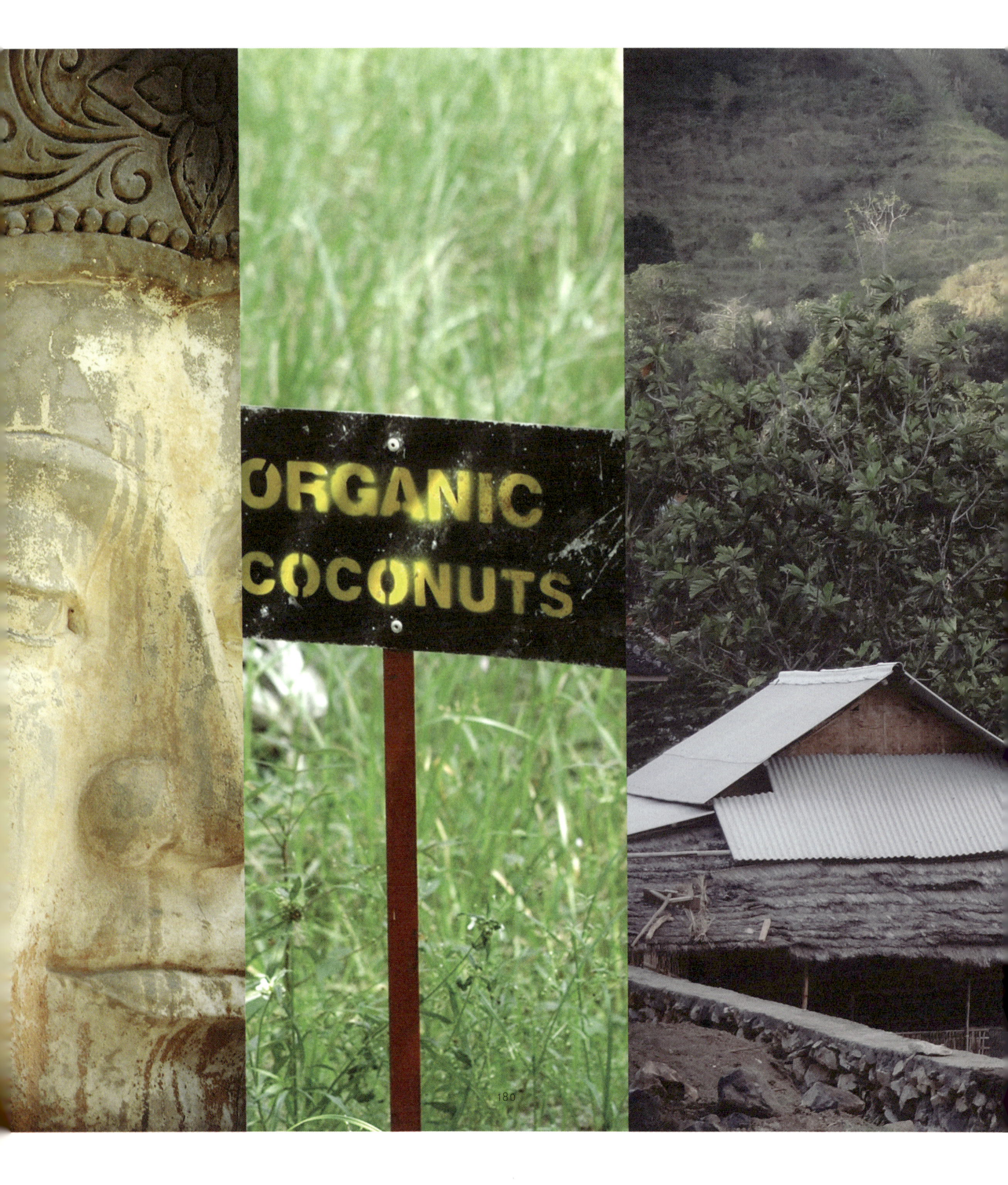

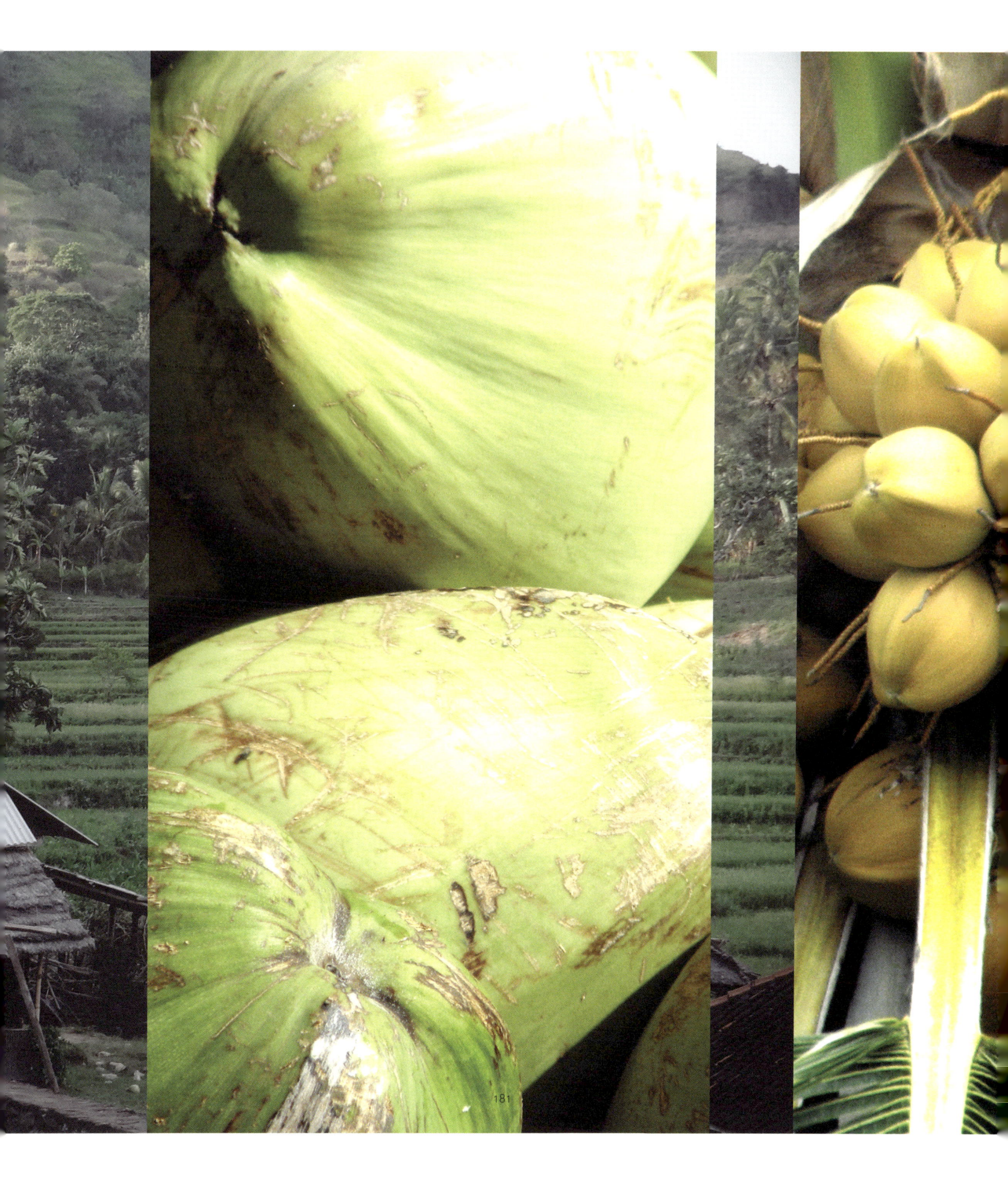

50 ARTEN, KOKOSÖL ZU VERWENDEN

1. **Brate** Spiegeleier in Kokosöl (statt Margarine).

2. Bestreiche dein Brot damit. Himmlisch!

3. Bereite damit cremige Kräuterdips als Brotaufstrich zu.

4. Frittiere deine Pommes Frites darin, ein leckerer und leichter Genuss!

5. Stelle gesunde Schokocreme aus Kokosöl, Haselnussmus, Kakaopulver und Kokosblütenzucker her.

6. Stelle Mayonnaise aus Kokosöl her. Besonders lecker mit etwas Wasabi!

7. Schlage einen Esslöffel Kokosöl schaumig und verfeinere damit deinen Kaffee. Himmlisch cremig!

8. Mach aus deinen Säften mit Kokosöl die köstlichsten Smoothies.

9. Verwende es bei Wokgerichten.

10. **Trinke** flüssiges Kokosöl, um dein Immunsystem in Schwung zu bringen.

11. Suppen mit Kokosöl verfeinern (statt Sahne).

12. Verwende es als Bodylotion nach der Dusche oder dem Baden. Deine Haut wird sich super geschmeidig anfühlen!

13. Zum Entfernen deines Make-ups bietet Kokosöl eine natürliche Alternative.

14. Kokosöl ist ein Wundermittel gegen die Kälte. Verwende es als Hautcreme, dann hast du es immer warm.

15. Auch wenn die Sonne scheint, leistet Kokosöl deiner Haut gute Dienste. Bye, bye, trockene Haut!

16. Verwende Kokosöl als Lippenbalsam für sinnlich, weiche Lippen.

17. Massiere es in deine Haare als Haarkur gegen trockene Spitzen.

18. Verwöhne deine Kopfhaut durch eine wohltuende Massage mit Kokosöl.

19. Verwende es als natürlichen, weichen Conditioner. Du brauchst wirklich nur ganz wenig!

20. Kokosöl wirkt lindernd und antibakteriell auf Babys rotem Po.

21. Mische Kokosöl mit Kokosblütenzucker und Limette und stelle so eine fantastische Körper-Peeling-Creme her.

22. Männer: verwendet Kokosöl beim Rasieren. Super glatte Haut und keine Irritationen!

23. Stelle ein Deodorant aus Kokosöl her: duftet gut und wirkt antibakteriell.

24. Schmiere das Fell deines Hundes oder deiner Katze damit ein.

25. Verwende es als Balsam gegen Juckreiz.

26. Putze dir damit die Zähne.

27. Verwöhne deinen Schatz mit einer Kokosölmassage.

28. Auch als Gleitmittel lässt sich Kokosöl prima einsetzen!

29. Warzen und Nagelpilz bekämpfen mit einer Mischung aus Kokosöl, Knoblauch und Teebaumöl.

30. Fasten oder Entgiften? Iss drei Esslöffel Kokosöl pro Tag und trinke zwischendurch zwei Liter Quellwasser.

31. Lästige Läuseplage? Diesen Biestern geht man mit einer Haarkur aus Kokosöl, Lavendel und Terpentin zu Leibe.

32. Stelle ein Mittel gegen Mücken damit her: Kokosöl mit ätherischen Ölen von Lavendel, Eukalyptus und Zitronella vermischen.

33. Gib deinem Hund oder deiner Katze täglich etwas Kokosöl ins Futter, das hilft gegen Haarballen und Parasiten.

34. Verwende es als wirkungsvolle Salbe gegen Schrunden.

35. Iss Kokosöl direkt aus dem Glas (gut für Schilddrüse, Verdauung, in der Menopause, gegen Alzheimer usw.).

36. Schmiere deinen Bauch während der Schwangerschaft mit Kokosöl ein, das verhindert Schwangerschaftsstreifen.

37. Schmiere in der Stillzeit deine Brustwarzen mit Kokosöl ein. Das hilft gegen Risse und ist auch gleichzeitig ein Superfood für dein Baby!

38. Fange mit Ölziehen an: Kokosöl vermischt mit Olivenöl und Minze sorgen für einen frischeren Atem.

39. Verwende es als Grundlage für einen selbstgemachten Balsam zum Inhalieren oder Einreiben für die Brust. Weitere Zutaten: ätherische Öle, wie z. B. Kampfer, Eukalyptus, Menthol oder Wintergrün (Gaultheria procumbens).

40. Raue und trockene Ellenbogen werden mit Kokosöl wieder geschmeidig.

41. Reibe deine Nagelhaut damit ein, das stärkt die Nägel.

42. Iss einen Löffel Kokosöl vor oder während der Mahlzeit, das hilft gegen das Hungergefühl.

43. Pflege Leder oder Holz mit Kokosöl (aber teste erst an einer kleinen Stelle, es kann zu einer dunklen Verfärbung kommen).

44. Gebe einen Schuss Kokosöl in die Badewanne. Noch wohltuender wird es in Kombination mit ätherischem Rosen- oder Lavendelöl.

45. Massiere dein Baby mit dieser natürlichen Babylotion.

46. Verwende Kokosöl als Anti-Aging-Tagescreme.

47. Bietet Linderung für Menschen mit Psoriasis oder Ekzemen.

48. Schmiere mit ein wenig Kokosöl deine Fingerspitzen ein und streiche damit durch deine Haare. Ideal zum Bändigen wilder Locken!

49. Herpesbläschen? Lindere die Schmerzen mit Kokosöl.

50. In jedem Gericht und in jeder Form ersetzt es Butter!

Eine Kleidergröße weniger dank Öl

COCO LOCO!

Kokoswasser, natives Kokosöl, Kokosmilch, Kokoscreme usw. Verwirrende Begriffe, die häufig durcheinander verwendet werden. Nachfolgend erläutere ich die unterschiedlichen Produkte gerne einmal näher für dich!

1. KOKOSWASSER

Eine Kokosnuss enthält sehr viel Kokoswasser und nur relativ wenig Fruchtfleisch – und alles ist pure Natur! Darüber hinaus ist frisches Kokoswasser ein köstliches Erfrischungsgetränk, sogar besser als Quellwasser!

2. NATIVES KOKOSÖL

Vor der Ernte voll ausgereifte Kokosnüsse enthalten mehr Kokosfleisch und nur diese werden für Amanprana bei max. 45°C getrocknet. Nach etwa 24 Stunden, wird das Öl aus dem Kokosfleisch gepresst. Darum gibt es auf Amanprana-Produkte die „frischer als frisch"-Garantie. Zwischen dem Schälen der Nuss bis zum Pressen des Öls liegen allerhöchstens 48 Stunden, garantiert!

3. ENTAROMATISIERTES KOKOSÖL:

Reife Kokosnüsse werden aufgebrochen und in der Sonne oder in offenen Trockenöfen getrocknet. Ergebnis: ein horrender Gestank und Schimmel. Das so getrocknete Kokosfleisch (jetzt: „Copra") wird industriell ausgepresst, das Öl entaromatisiert und bei hoher Temperatur gebleicht. Danach ist es geruchlos und zwar zum Verzehr geeignet, aber, wie klar sein dürfte, ohne gesunde Eigenschaften. Dafür billig!

4. KOKOSMEHL

Kokosmehl ist das getrocknete Fruchtfleisch, das nach der Pressung des nativen Kokosöls zurück bleibt. Kokosmehl enthält wenig Öl, ist dafür aber besonders reich an Ballaststoffen (30 bis 60 %). Das Kokosmehl von Amanprana enthält einen auffallend hohen Anteil an Ballaststoffen (50 %), im Gegensatz zu anderen Sorten (30 bis 40 %). Achtung: Verwechsle Kokosmehl nicht mit Kokosraspeln!

5. KOKOSRASPELN

Kokosraspeln sind nichts anderes als das getrocknete und unterschiedlich fein gemahlene Fruchtfleisch der Kokosnuss. Es gibt feine „Kokosraspeln" oder gröbere „Kokosflocken".

6. KOKOSMILCH

Wenn man das komplette Fruchtfleisch der reifen Kokosnuss fein mahlt und mit Leitungswasser vermischt, erhält man Kokosmilch. Häufig wird dieser Mischung auch noch ein Emulgator hinzugefügt, damit die Masse homogener wird. Auch Konservierungsmittel sind standardmäßig darin enthalten. Je nachdem, wie viel Wasser man hinzufügt, enthält Kokosmilch mehr oder weniger Fett pro 100 Gramm.

7. KOKOSCREME (AUCH: SANTEN)

Coconut Cream, Creamed Coconut, Kokossahne oder *Santen Kental* aus Indonesien: Das sind alles unterschiedliche Begriffe für dasselbe Produkt. Kokoscreme ist im Grunde der Ausgangsstoff für Kokosmilch. Sie besteht aus sehr fein vermahlenem Kokosfleisch und wird in Blöcken oder im Schraubglas verkauft. Eine Delikatesse als Brotaufstrich oder als Basis für eine ganze Reihe von Saucen! Amanprana bevorzugt die Kokoscreme der Kokosmilch. Warum? Weil sie keine Emulgatoren, keine Konservierungsmittel und, noch wichtiger, kein Leitungswasser aus asiatischen Ländern enthält. Und hatte ich schon erwähnt, dass sie extrem lecker schmeckt?

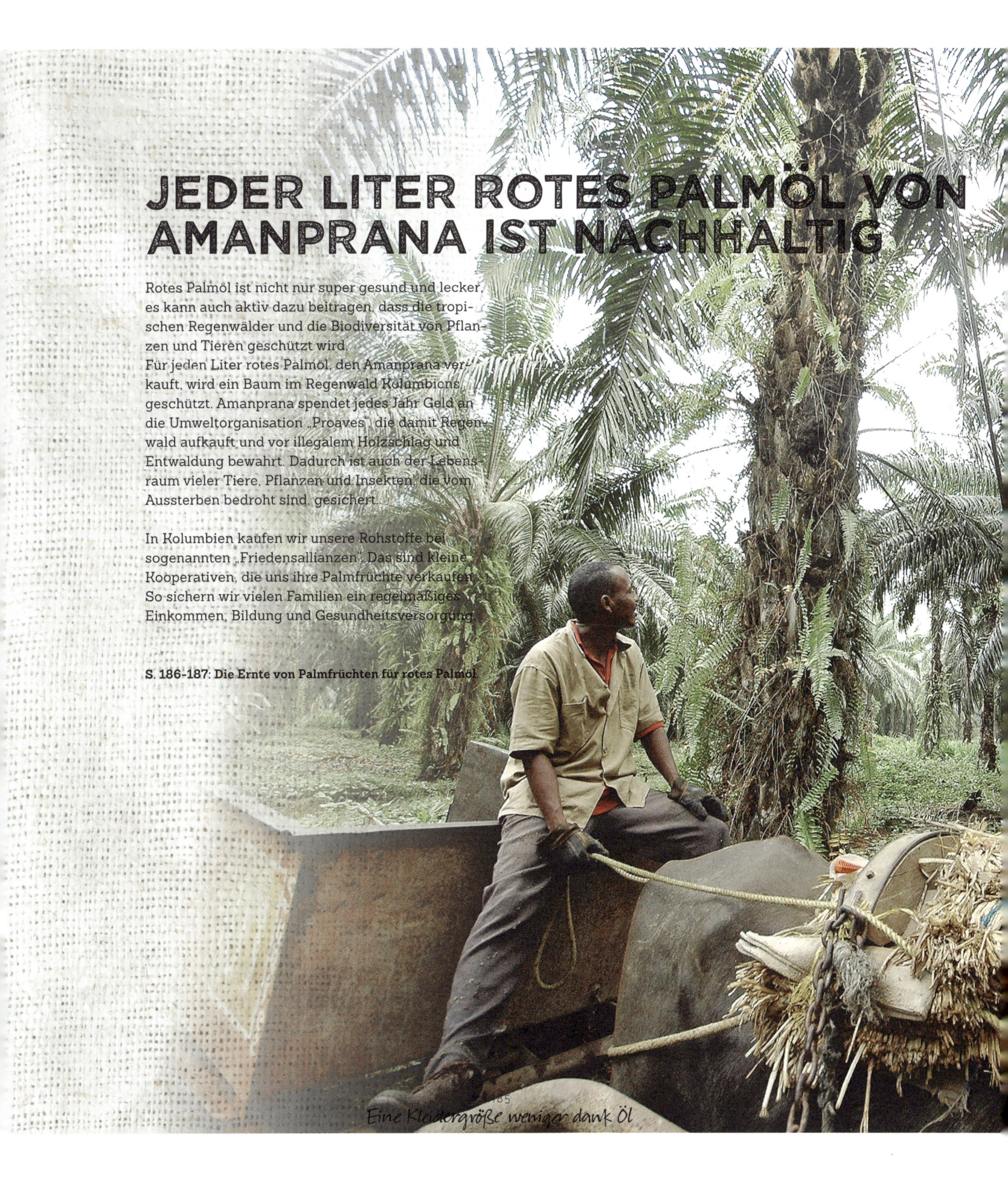

JEDER LITER ROTES PALMÖL VON AMANPRANA IST NACHHALTIG

Rotes Palmöl ist nicht nur super gesund und lecker, es kann auch aktiv dazu beitragen, dass die tropischen Regenwälder und die Biodiversität von Pflanzen und Tieren geschützt wird.
Für jeden Liter rotes Palmöl, den Amanprana verkauft, wird ein Baum im Regenwald Kolumbiens geschützt. Amanprana spendet jedes Jahr Geld an die Umweltorganisation „Proaves", die damit Regenwald aufkauft und vor illegalem Holzschlag und Entwaldung bewahrt. Dadurch ist auch der Lebensraum vieler Tiere, Pflanzen und Insekten, die vom Aussterben bedroht sind, gesichert.

In Kolumbien kaufen wir unsere Rohstoffe bei sogenannten „Friedensallianzen". Das sind kleine Kooperativen, die uns ihre Palmfrüchte verkaufen. So sichern wir vielen Familien ein regelmäßiges Einkommen, Bildung und Gesundheitsversorgung.

S. 186-187: Die Ernte von Palmfrüchten für rotes Palmöl.

Eine Kleidergröße weniger dank Öl

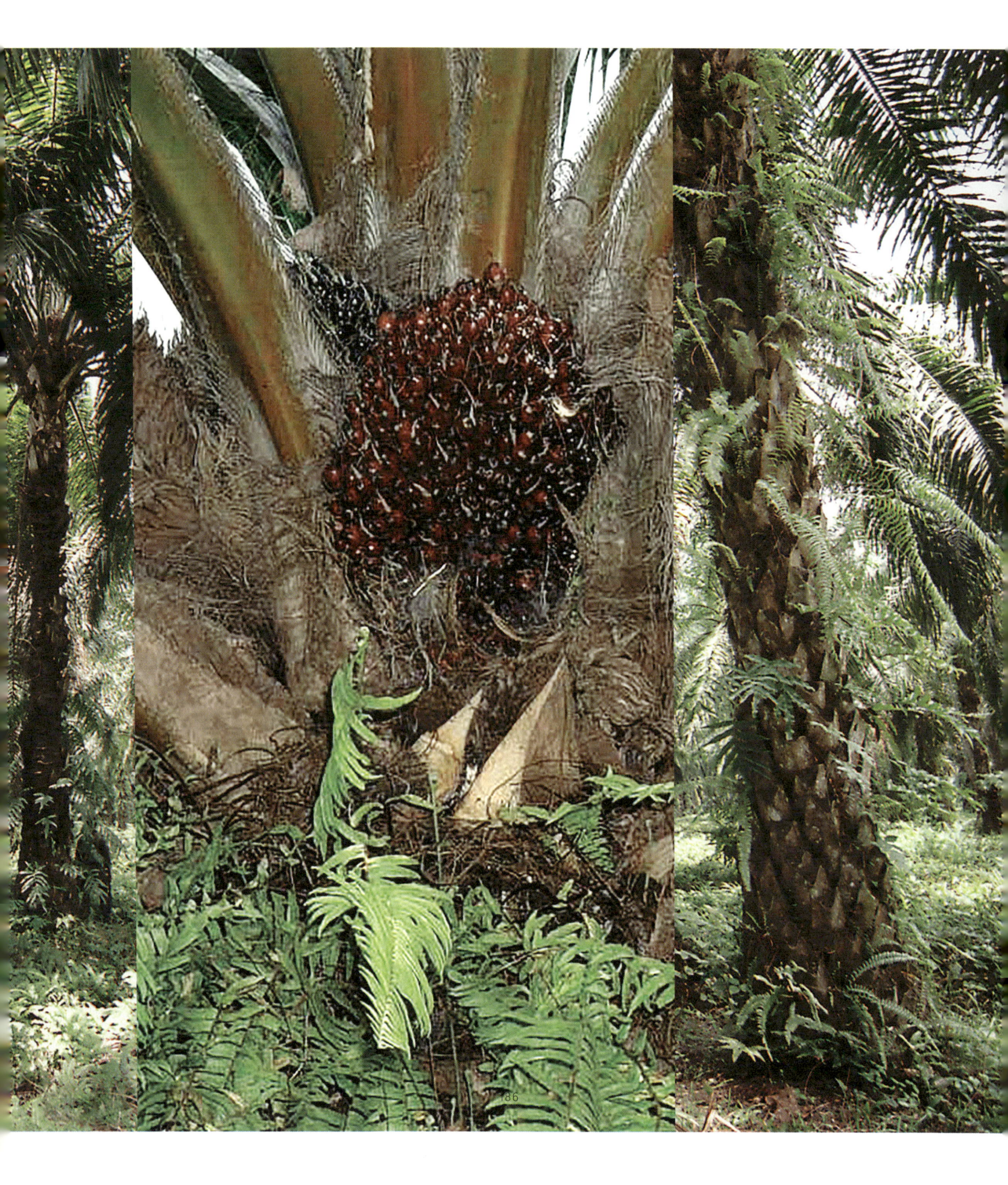

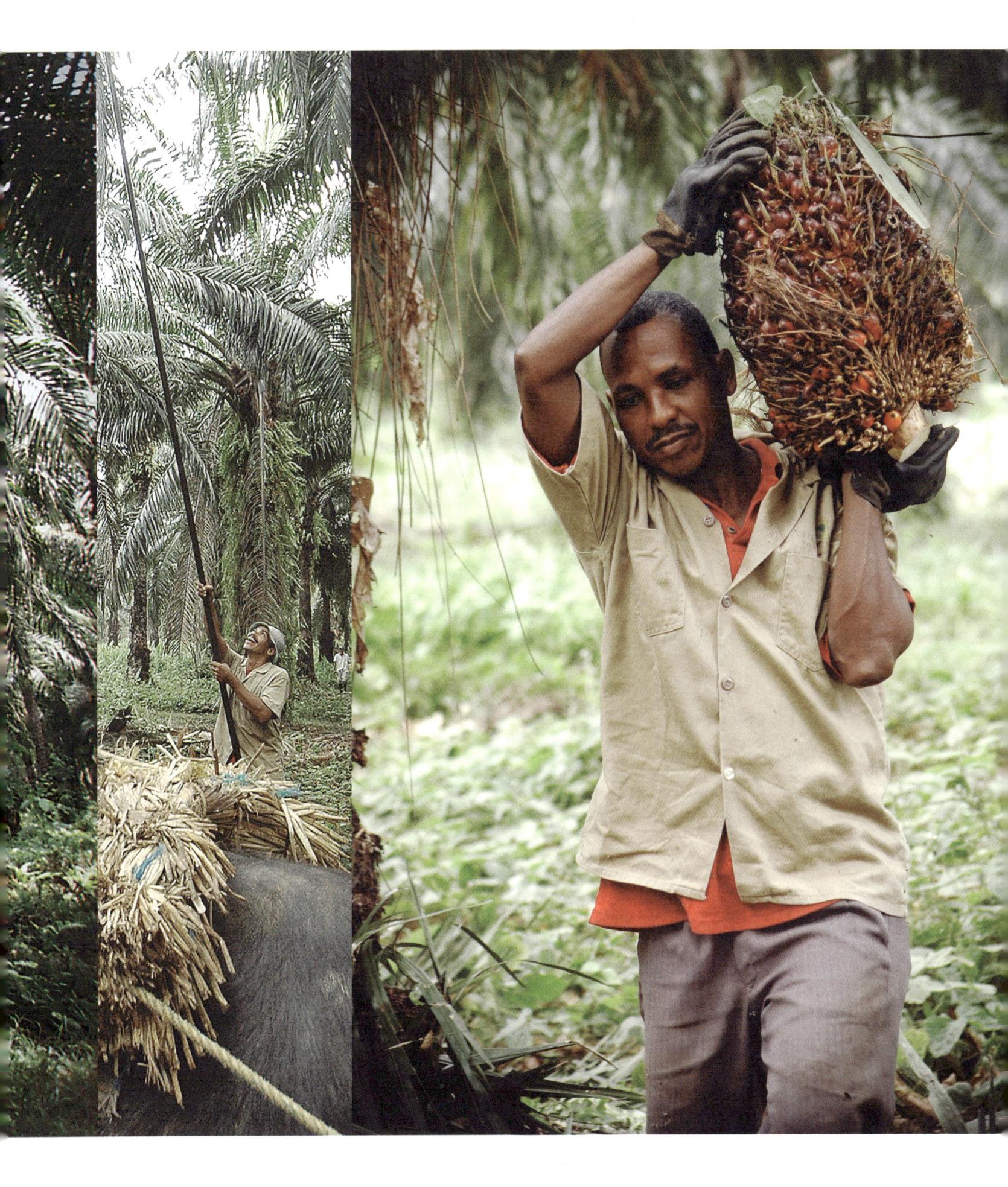

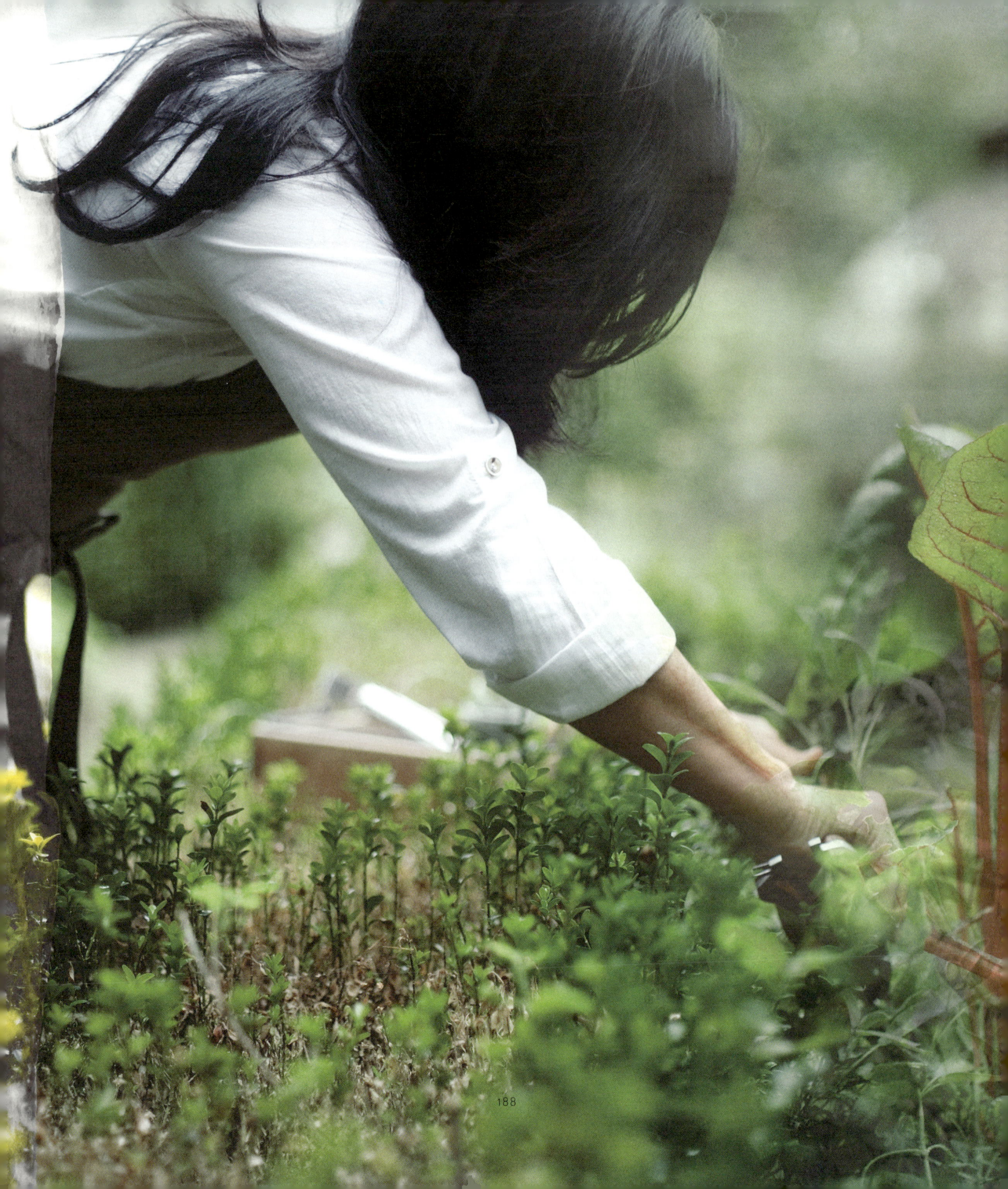

FRISCHES GEMÜSE AUS DEM GARTEN

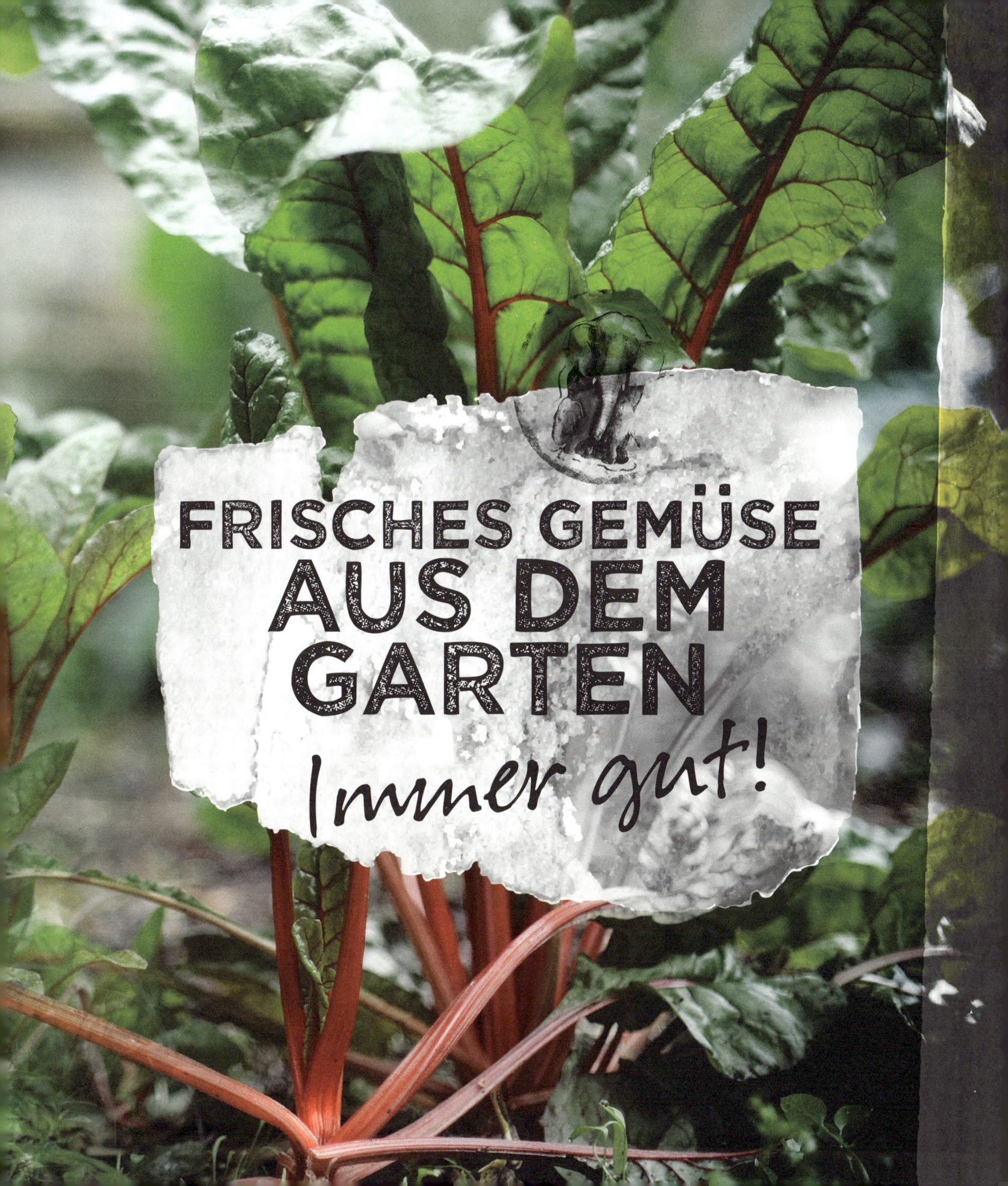

Immer gut!

WENN DU DICH GESUND ERNÄHREN MÖCHTEST,

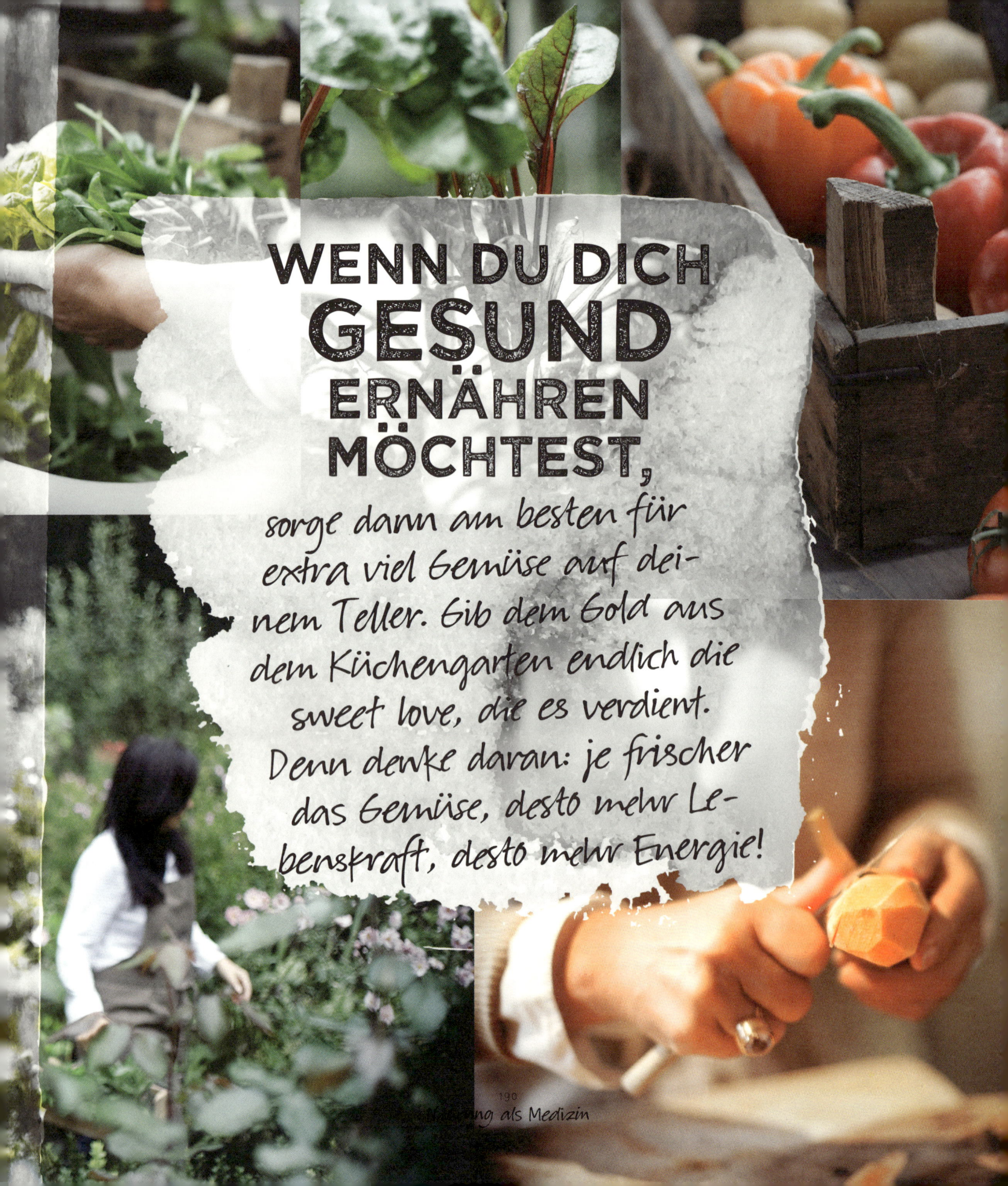

sorge dann am besten für extra viel Gemüse auf deinem Teller. Gib dem Gold aus dem Küchengarten endlich die sweet love, die es verdient. Denn denke daran: je frischer das Gemüse, desto mehr Lebenskraft, desto mehr Energie!

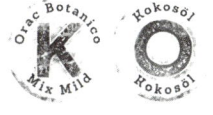

VICHYSSOISE MIT ZITRONENGRAS UND KORIANDER

In einem Topf die Zwiebeln in etwas Kokosöl andünsten.

Das Zitronengras zu einem Bündel binden und zu den Zwiebeln geben.

Nun den Koriander fein hacken und ebenfalls hinzufügen.

Die Flamme höher drehen und 500 ml Mandelmilch sowie die Kartoffeln in den Topf geben. Drei Minuten zugedeckt kochen lassen. Anschließend die anderen 500 ml Mandelmilch dazu gießen.

Mit etwas ORAC Botanico-Mix (mild) aus der Gewürzmühle würzen.

Das Zitronengras aus dem Topf nehmen, den Topfinhalt durch ein Sieb passieren und anschließend im Standmixer zu einer dickflüssigen Suppe pürieren. Gut abkühlen lassen und im Kühlschrank aufbewahren.

Für 8 Personen
4 weiße Zwiebeln, fein gehackt
100 ml Kokosöl
8 dicke Stängel Zitronengras, der Länge nach halbiert
ein Bund frischer Koriander
1 l Mandelmilch
ORAC Botanico-Mix, mild
8 Frühlingszwiebeln
750 g Kartoffeln

Frisches Gemüse

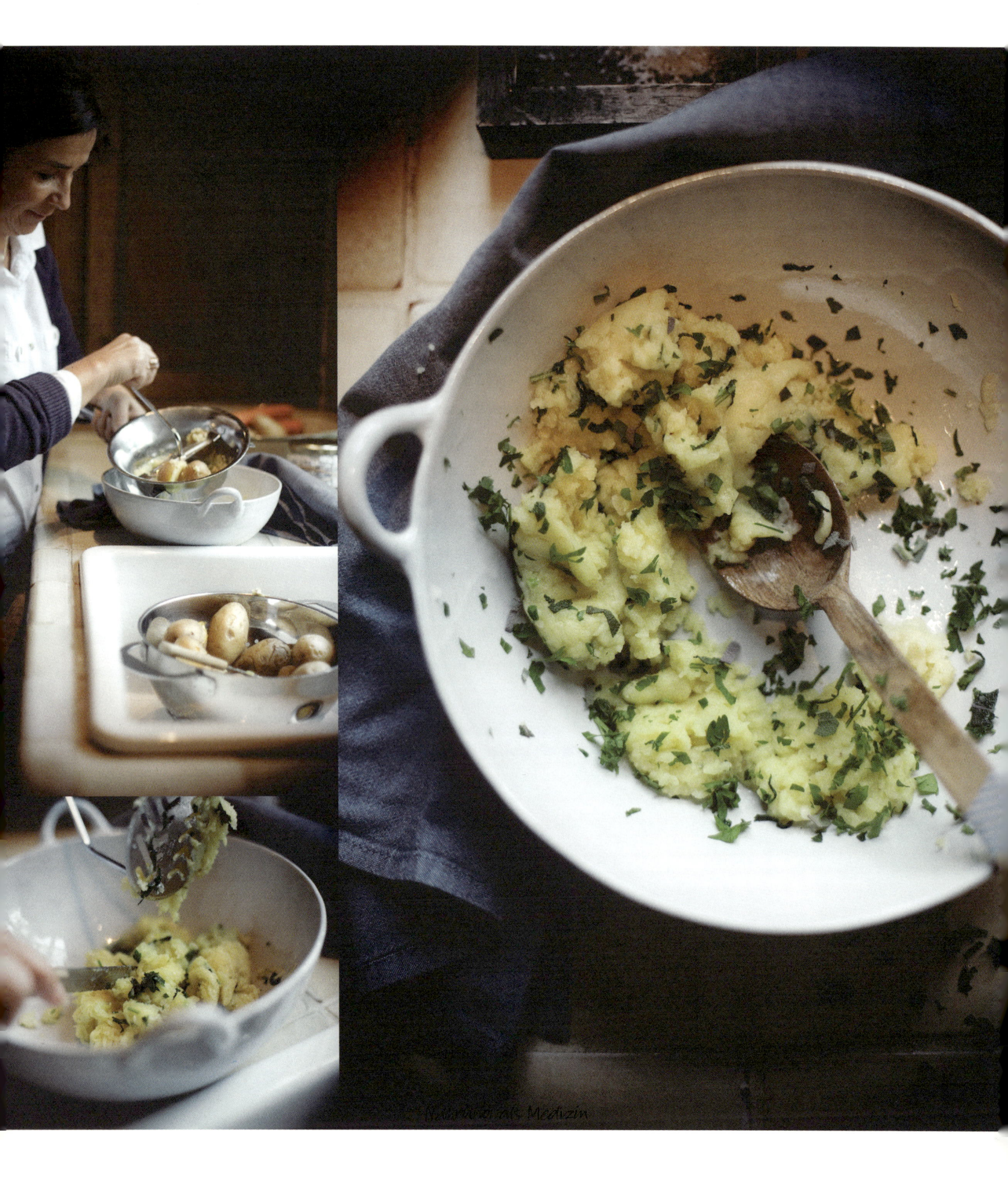

WÜRZIGES KARTOFFELPÜREE

Die Kartoffeln gründlich waschen und in der Schale gar kochen, dann pellen.
Die Kräuter fein hacken, zu den Kartoffeln geben und alles zu einem Püree stampfen.
Die Ölmischung Cocos+Olive+Red Palm hinzufügen und gut durchrühren.
Nach Geschmack mit Knoblauch aus der Knoblauchpresse und einer Prise Fleur de sel abschmecken.

Für 4 Personen
8 Kartoffeln
1 Bund frische Kräuter (z. B. Blattpetersilie, Koriander oder Basilikum)
1 EL native Ölmischung Cocos+Olive+Red Palm
1 Knoblauchzehe
eine Prise Khoisan Fleur de sel

MÖHREN-PÜREE

Kartoffeln und Möhren gründlich waschen und gar kochen. Schälen ist nicht nötig.
Die Kräuter fein hacken, zu den Kartoffeln und Möhren geben und alles zu einem Püree stampfen.
Die Ölmischung Cocos+Olive+Red Palm hinzufügen und gut durchrühren.
Nach Geschmack mit einer Prise Fleur de sel abschmecken.

Für 4 Personen
1 kg frische Möhren
8 Kartoffeln
1 Bund frische Kräuter (z. B. Blattpetersilie)
1 EL native Ölmischung Cocos+Olive+Red Palm
eine Prise Khoisan Fleur de sel

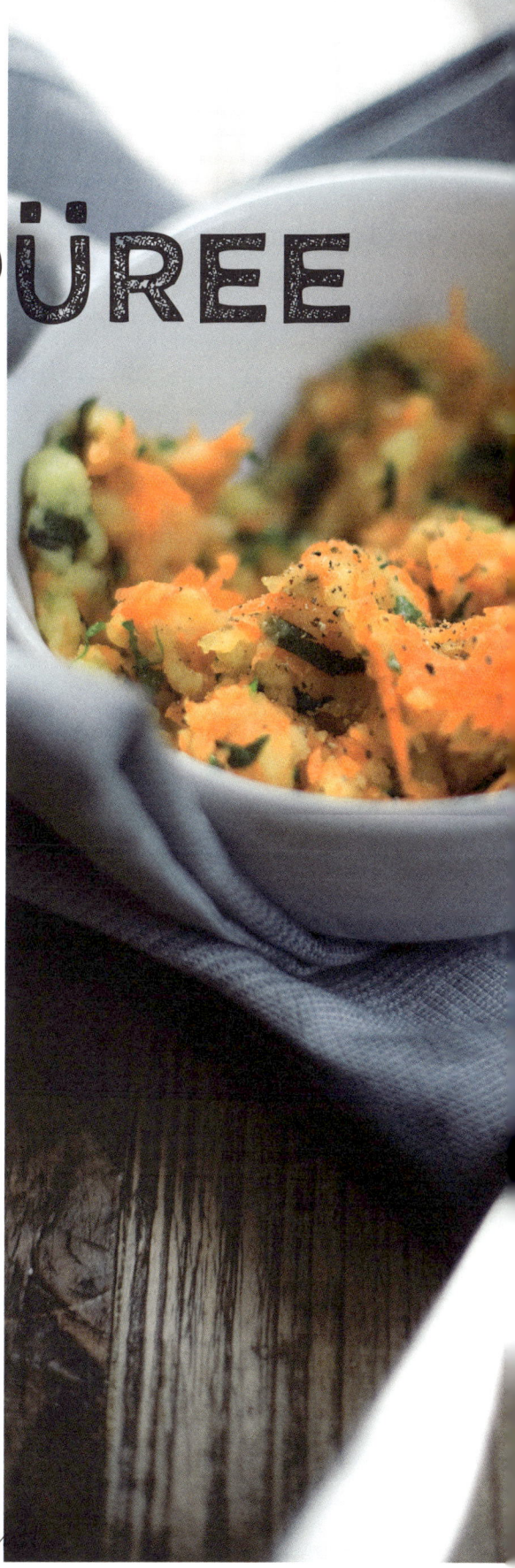

Frisches Gemüse aus dem Garten: immer g

Nahrung als Medizin

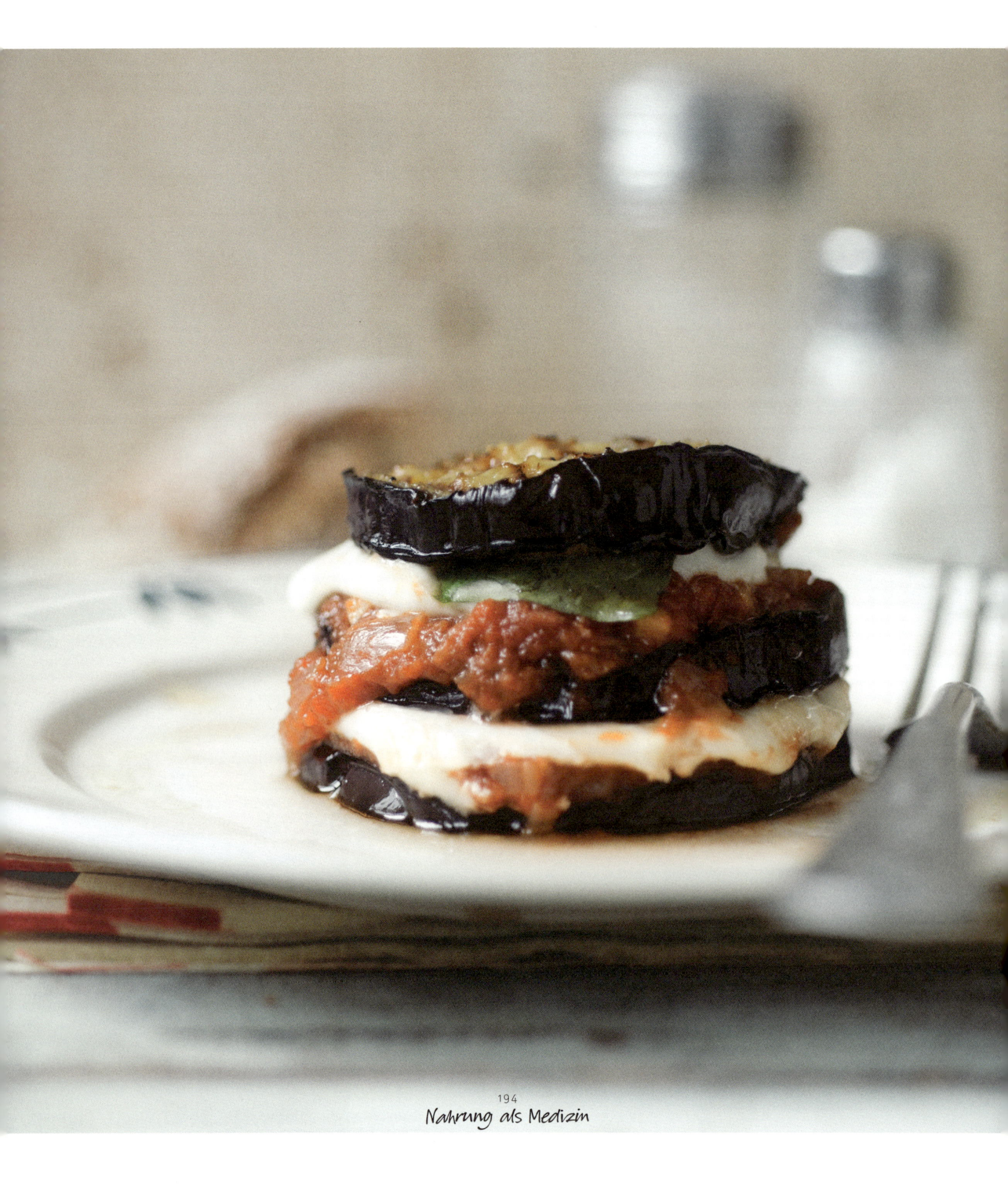

PARMIGIANA

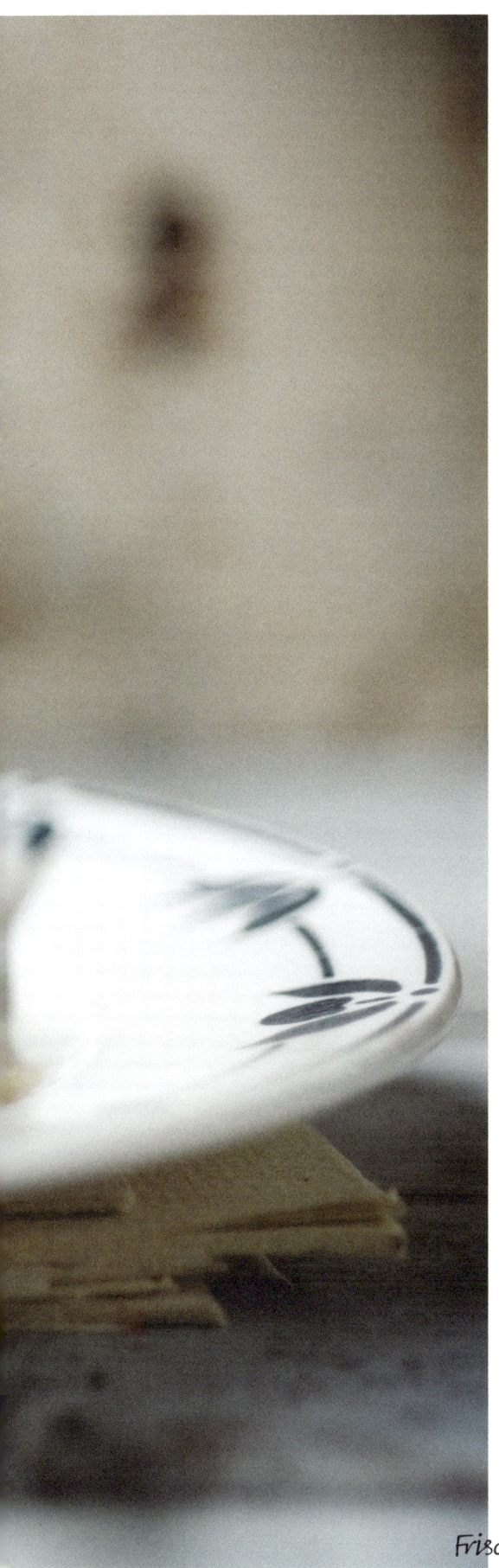

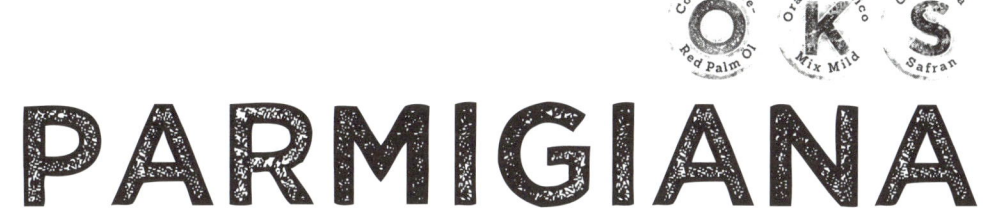

Beginne mit der Tomatensauce: Die Knoblauchzehen und die Schalotten fein hacken und in etwas Olivenöl goldbraun andünsten. Mit etwa der Hälfte des Tomatensafts aus der Flasche ablöschen.

Die sonnengetrockneten Tomaten fein schneiden, zu dem Tomatensaft geben und alles zu einer dicken Sauce pürieren. Mit ORAC Botanico-Mix, etwas Gula Java und Weißwein abschmecken und kurz köcheln lassen. Anschließend die Sauce vom Herd nehmen.

Die Aubergine in 0,5 Zentimeter dicke, runde Scheiben schneiden. In etwas Olivenöl grillen oder braten, bis sie fast gar sind. Zur Seite stellen. Verwende nicht zu viel Olivenöl, sonst wird das Gericht zu gehaltvoll und zu fettig.

Den Boden der Ofenform mit einer Schicht Tomatensauce bedecken. Darauf eine Schicht Auberginen, eine Schicht Mozzarellascheiben und erneut eine Schicht Auberginen legen. So weiter verfahren, bis alle Zutaten aufgebraucht sind.

Jede Schicht mit etwas Sauce, ein wenig ORAC Botanico-Mix und Basilikumblättern bedecken.

Zum Schluss den Rest der Sauce auf der obersten Schicht in der Ofenform verteilen. In den Ofen schieben.

Garen lassen, bis der Mozzarella vollständig geschmolzen ist und es in der Form (180°C) anfängt zu blubbern.

Aaah, *parmiagana* ...! Dieses wohlschmeckende Ofengericht ist die Lieblingsspeise meiner liebsten Jugendfreundin Karin. Schon seit vierzig Jahren teilen wir Freud und Leid und natürlich auch jede Menge Rezepte miteinander. Aus ihrer Hand stammen zum Beispiel die leckersten Früchte-Nuss-Brote, die man sich nur vorstellen kann!

Für 4 Personen
3 Knoblauchzehen
2 Schalotten
Olivenöl Extra Vergine (z. B. Verde Salud)
1 Flasche passierte Tomaten
4 sonnengetrocknete Tomaten
ORAC Botanico-Mix, mild
1 EL Gula Java Safran
ein Schuss Weißwein
2 große Auberginen
1 große Kugel Mozzarella
frisches Basilikum

> "MAN LEBT NICHT VON DEM, WAS MAN ISST, SONDERN VON DEM, WAS MAN VERDAUT."

Frisches Gemüse aus dem Garten: immer gut!

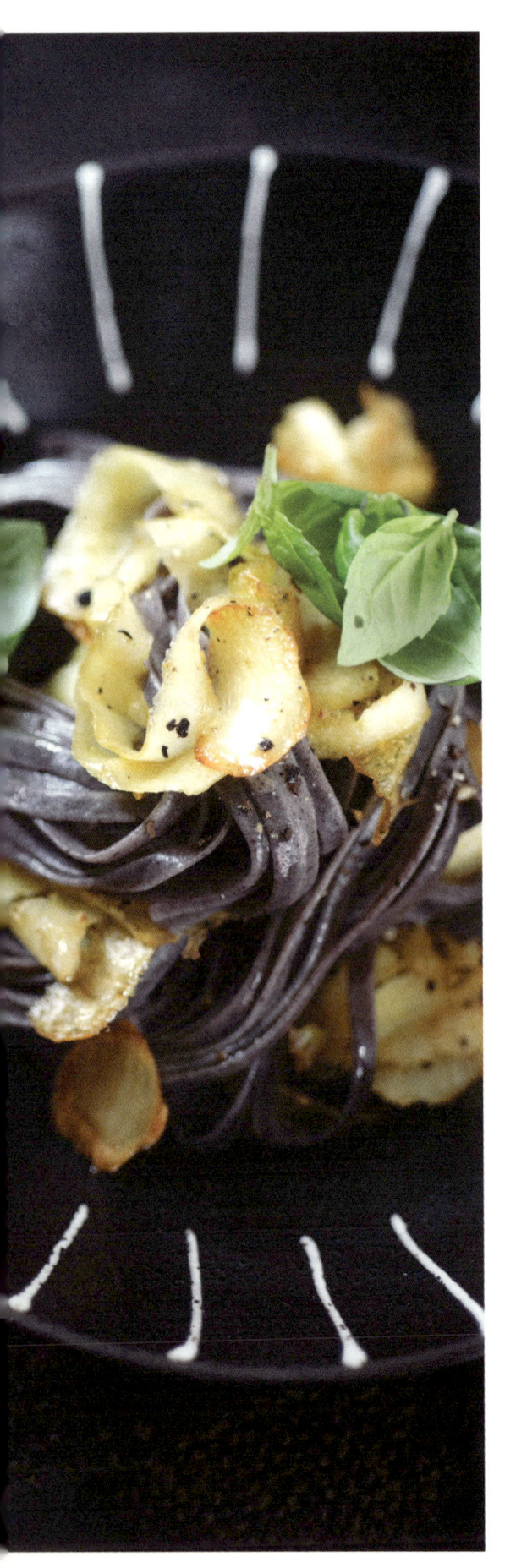

NUDELN MIT PASTINAKE

Die Pastinake schälen und mit einem Sparschäler in dünne Scheiben schneiden.
Die Spaghetti bissfest kochen und abtropfen lassen.
In einem Topf einen guten Schuss der Ölmischung Cocos+Olive+Red Palm erhitzen und den Knoblauch darin anschwitzen.
Die Pastinakenscheiben dazu geben und gar dünsten.
Die abgetropften Spaghetti mit in den Topf geben und alles gut vermischen.
Das fein gehackte Basilikum darüber streuen und mit Olivenöl und einer weiteren Prise Kräuter abschmecken.

Für 2 Personen
3 große Pastinaken
250 g Vollkornspaghetti
3 Knoblauchzehen, gepresst
eine Handvoll Basilikum
native Ölmischung
Cocos+Olive+Red Palm
Olivenöl Extra Vergine
eine Prise Cayennepfeffer oder gemischte Kräuter

Tipp!

Raffinierte Variante dieses Rezepts: Gib ein Stück Kombu (Algen) in das Kochwasser der Nudeln.
Oder ersetze die Spaghetti durch schwarze Reisnudeln (gefärbt mit Tintenfisch, glutenfrei, z. B. von TerraSana)

PASTINAKE: REICH AN VITAMINEN UND MINERALEN

Das reiche Geschenk der Pastinake: Viele Kohlenhydrate, Eiweiße, Vitamine C, B1 und B2, Carotin, Calcium und Eisen. Darüber hinaus wirkt dieses Supergemüse entwässernd und in 100 g stecken nicht weniger als 64 kcal.
Ein echtes Spitzengemüse!

Nahrung als Medizin

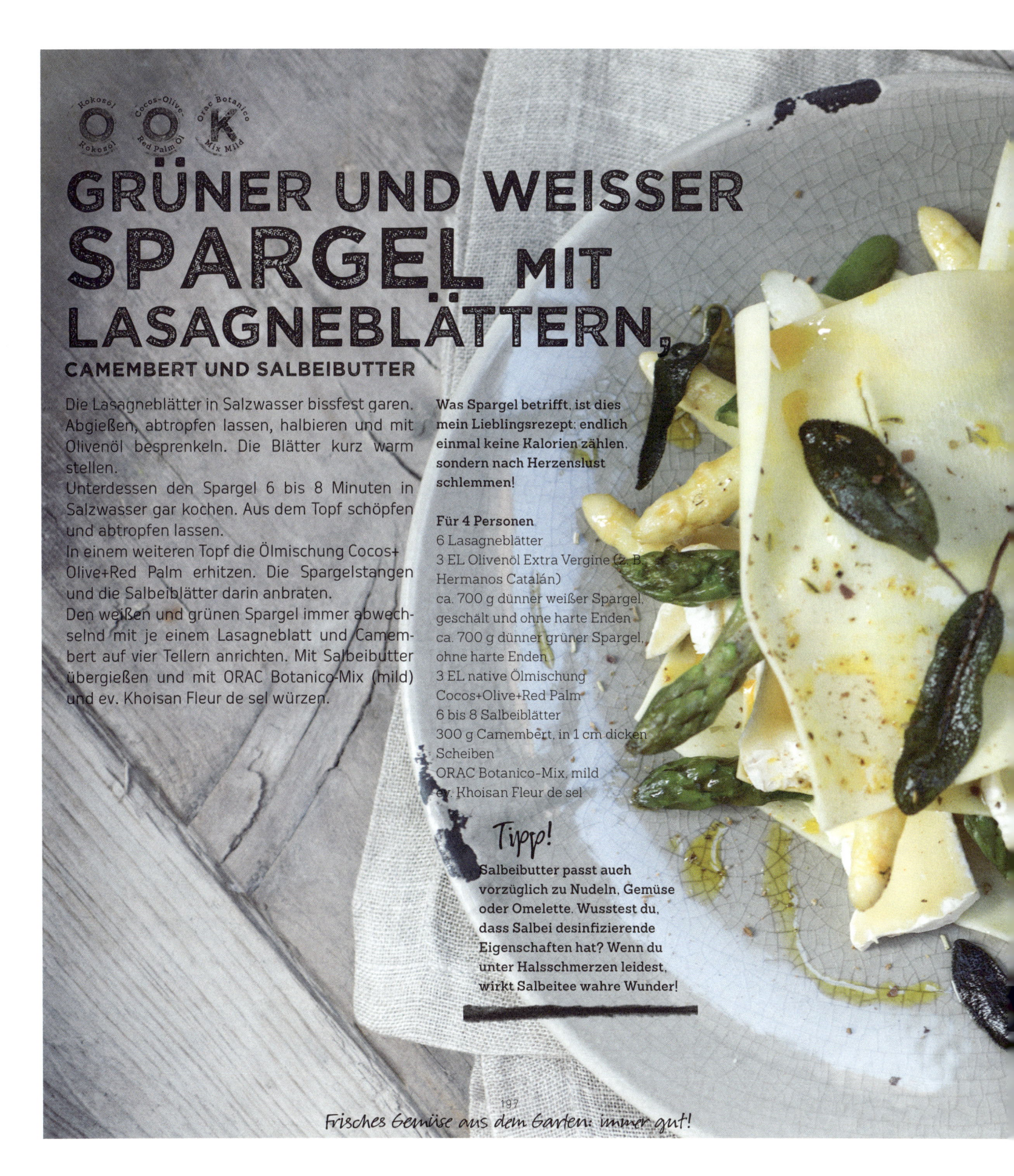

GRÜNER UND WEISSER SPARGEL MIT LASAGNEBLÄTTERN,
CAMEMBERT UND SALBEIBUTTER

Die Lasagneblätter in Salzwasser bissfest garen. Abgießen, abtropfen lassen, halbieren und mit Olivenöl besprenkeln. Die Blätter kurz warm stellen.

Unterdessen den Spargel 6 bis 8 Minuten in Salzwasser gar kochen. Aus dem Topf schöpfen und abtropfen lassen.

In einem weiteren Topf die Ölmischung Cocos+Olive+Red Palm erhitzen. Die Spargelstangen und die Salbeiblätter darin anbraten.

Den weißen und grünen Spargel immer abwechselnd mit je einem Lasagneblatt und Camembert auf vier Tellern anrichten. Mit Salbeibutter übergießen und mit ORAC Botanico-Mix (mild) und ev. Khoisan Fleur de sel würzen.

Was Spargel betrifft, ist dies mein Lieblingsrezept: endlich einmal keine Kalorien zählen, sondern nach Herzenslust schlemmen!

Für 4 Personen
6 Lasagneblätter
3 EL Olivenöl Extra Vergine (z. B. Hermanos Catalán)
ca. 700 g dünner weißer Spargel, geschält und ohne harte Enden
ca. 700 g dünner grüner Spargel, ohne harte Enden
3 EL native Ölmischung Cocos+Olive+Red Palm
6 bis 8 Salbeiblätter
300 g Camembert, in 1 cm dicken Scheiben
ORAC Botanico-Mix, mild
ev. Khoisan Fleur de sel

Tipp!
Salbeibutter passt auch vorzüglich zu Nudeln, Gemüse oder Omelette. Wusstest du, dass Salbei desinfizierende Eigenschaften hat? Wenn du unter Halsschmerzen leidest, wirkt Salbeitee wahre Wunder!

Frisches Gemüse aus dem Garten: immer gut!

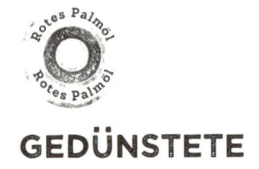

GEDÜNSTETE ZWIEBELN IN ROTEM PALMÖL

Die Zwiebeln fein hacken.
Unterdessen rotes Palmöl oder die Ölmischung Cocos+Olive+Red Palm in einer Pfanne erhitzen. Die Zwiebeln hinein geben und rund 15 Minuten dünsten.
Bevorzugst du die Omelettvariante? Die Eier verquirlen, zu den Zwiebeln in die Pfanne gießen und stocken lassen.

Ein Gericht mit köstlicher Süße, das auch als Omelett überzeugt!

Für 4 Personen
2 rote Zwiebeln
Natives, rotes Palmöl oder die Ölmischung Cocos+Olive+Red Palm
ev. 8 Eier

VEGGIE BERBER-TAJINE

In einer kleinen Schüssel die Rosinen in Orangenblütenwasser einweichen.
Das Gemüse in große Stücke schneiden.
In einem Topf Olivenöl erhitzen und Knoblauch und Zwiebeln andünsten, bis sie goldbraun sind.
Anschließend die Gemüsestücke und die Kräuter hinzufügen und gut vermischen.
Fünf Tassen Wasser oder Gemüsebrühe dazu gießen und kurz köcheln lassen.
Zuletzt die Rosinen und Oliven hinzufügen.

Dazu passt vorzüglich Couscous oder Vollkornreis.

Tipp!
Mein Lieblingsparfüm? Orangenblüten …

Für 4 Personen
eine Tasse Rosinen
Orangenblütenwasser
1 rote Paprika, in Stücke gehackt
1 grüne Paprika, in Stücke gehackt
1 rote Zwiebel, in Scheiben geschnitten
1 Knoblauchzehe, fein gehackt
2 Tomaten
2 Zucchini
1 Kürbis
Olivenöl Extra Vergine (z. B. Verde Salud)
3 Stängel Petersilie, fein gehackt
3 Stängel Koriander, fein gehackt
3 Lorbeerblätter
2 EL Paprikapulver
1 TL Kreuzkümmelpulver
3 Gewürznelken
2 Zimtstangen
eine Prise Cayennepfeffer
½ Tasse Oliven

Nahrung als Medizin

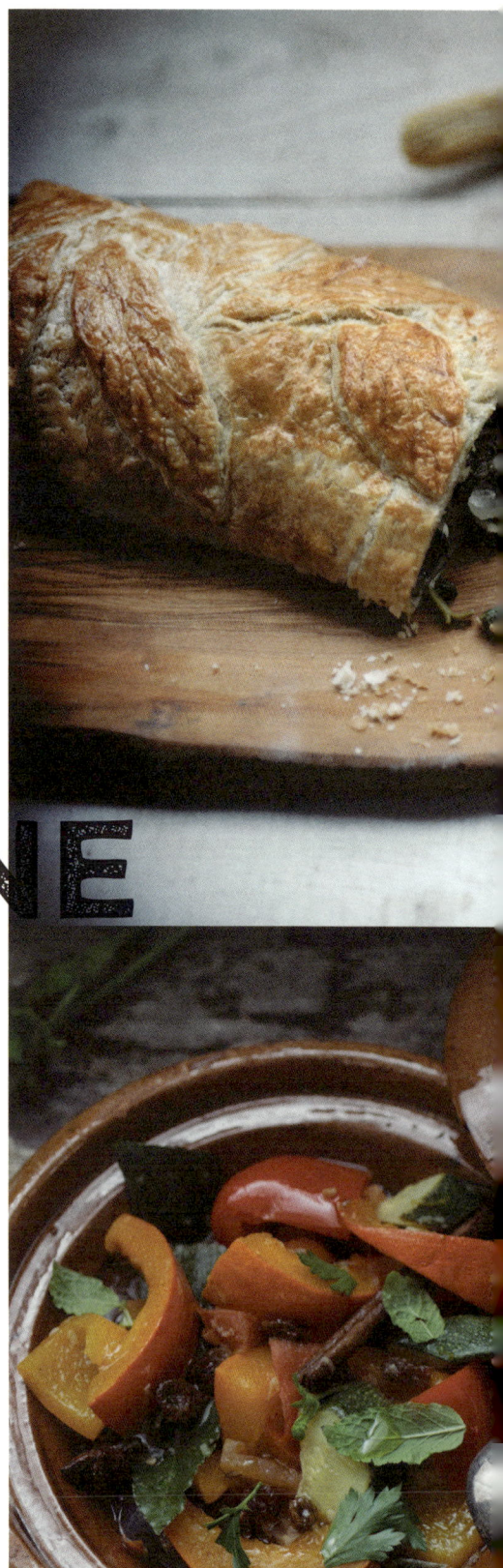

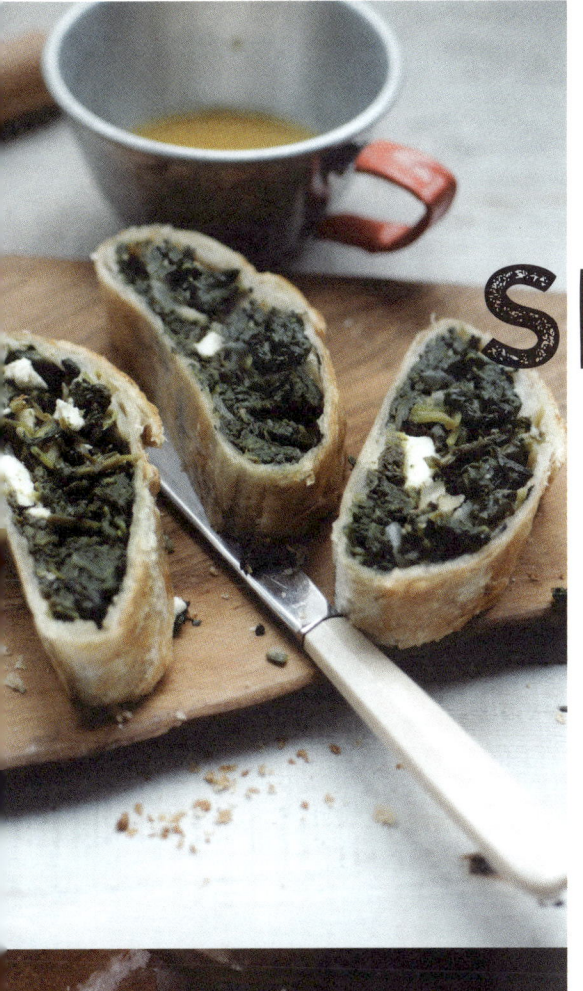

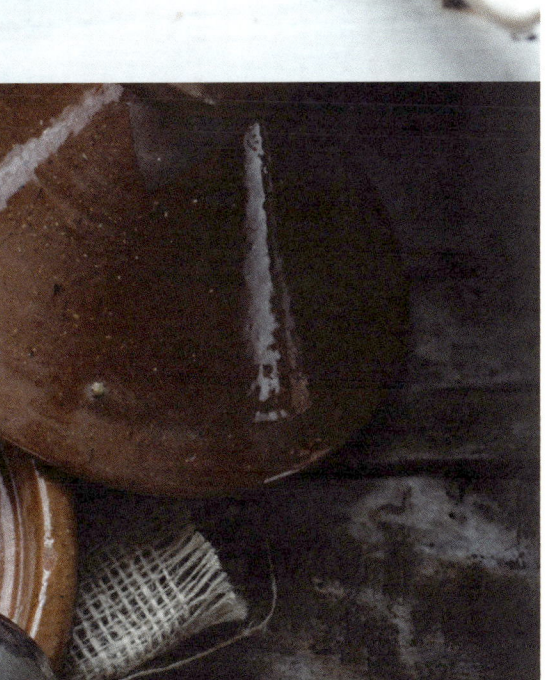

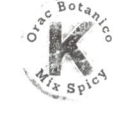

SPANAKOPITA
MIT VIEL SPINAT

Den Backofen auf 180°C vorheizen.
In einer großen Pfanne das Olivenöl bei mittlerer Flamme erhitzen.
Zwiebeln und Knoblauch andünsten, bis alles weich und leicht gebräunt ist.
Den Spinat unterrühren und rund 2 Minuten sautieren, bis er zusammenfällt. Vom Herd nehmen und zur Seite stellen.
Den Feta in einer mittelgroßen Schüssel zerbröckeln. Die Spinatmischung dazu geben und mit Kreuzkümmel und dem ORAC Botanico-Mix würzen.
Den Teig ausrollen und die Spinat-Feta-Mischung darauf verteilen. Zu einer Rolle falten und den Teig mit verquirltem Eigelb bestreichen, damit er im Ofen eine schöne Farbe bekommt.
Im vorgeheizten Ofen 30 bis 40 Minuten goldbraun backen.

Viel Gemüse und wenig Blätterteig: dieses griechische Ofengericht überzeugt jeden Gaumen!

Für 4 Personen
3 EL Olivenöl Extra Vergine (z. B. Verde Salud)
1 große Zwiebel, fein gehackt
3 Knoblauchzehen, fein gehackt
1 kg frischer Blattspinat
1 Packung Feta (oder einen anderen Käse der Wahl)
2 EL Kreuzkümmelpulver
ORAC Botanico-Mix, spicy
1 Rolle Blätterteig oder Filoteig
1 Eigelb

Frisches Gemüse aus dem Garten: immer gut!

AYURVEDISCHES KÜRBIS-KITCHARI

Kicharee, Kitchari oder Kedgeree: in der ayurvedischen Gesundheitslehre wird dieses Gericht auch „Götterspeise" genannt. Kitchari lässt sich sehr leicht zubereiten und regt die Verdauung an. Das vegane Lieblingsgericht von Lies Ameeuw!

Den Bulgur und die Linsen rund 3 Stunden einweichen. Dadurch lassen sie sich besser verdauen.

Den Kürbis waschen und halbieren. Hokkaido-Kürbisse müssen nicht geschält werden. Die Kerne entfernen und das Kürbisfleisch in mundgerechte Stücke schneiden.

Den Asant, die Kreuzkümmelsamen und die Senfsamen in etwas Kokosöl rösten. Zwiebeln, Kürbisstücke und Ingwer hinzufügen und gut weiter dünsten.

Den eingeweichten Bulgur und die Linsen waschen und dazu geben.

Wasser angießen, die restlichen Zutaten hinzufügen und das Gericht fertig kochen.

Mit Garam Masala und Koriander abschmecken.

Für 6 Personen
3 Tassen Bulgur (ca. 170 g)
1 Tasse gelbe Linsen (90 g)
1 kleiner, fester Hokkaido-Kürbis (ca. 1 kg)
2 EL natives Kokosöl
1 Zwiebel, fein gehackt
8 Tassen Quellwasser (z. B. Pineo Wasser)

Gewürze
½ TL Asant (Ferula asafoetida)
½ TL Kreuzkümmelsamen
½ TL Senfsamen
3 TL frischen Ingwer, fein geschnitten
1 TL Kurkuma
1 Stück Zimtrinde
3 Kapseln grüner Kardamom
2 Kapseln schwarzer Kardamom
1 TL Currypulver
Schwarzer Pfeffer
Khoisan Fleur de sel
1 TL Garam Masala
1 Bund Koriander, fein gehackt

WINTER-GEMÜSESTICKS GÄRTNERINART

Den Backofen auf 200°C vorheizen.

Die Kürbis-, Steckrüben-, Sellerieknollen-, Zwiebel-, Möhren-, Süßkartoffel-, Kartoffelsticks und die Zwiebelringe nebeneinander auf ein Backblech legen. Mit Olivenöl besprenkeln und mit Thymian würzen.

Die Gemüsestücke 20 bis 25 Minuten garen, bis sie weich sind. In der Ofenhitze karamellisiert das Gemüse leicht und entfaltet einen besonders aromatischen Geschmack.

Gegebenenfalls noch zusätzlich frischen Thymian oder Rosmarin darüber streuen und mit Fleur de Sel salzen. Sofort servieren.

Für 4 Personen

In Sticks geschnitten:
- 250 g Kürbis, geschält
- 1 Bund Steckrüben, geschält
- 250 g Sellerieknolle, geschält
- 250 g Möhren, geschält
- 2 Süßkartoffeln, geschält
- 6 Kartoffeln, geschält
- 1 Zwiebel, in Ringe geschnitten

Olivenöl Extra Vergine (z. B. Verde Salud)
frischer Thymian oder Rosmarin
Khoisan Fleur de sel

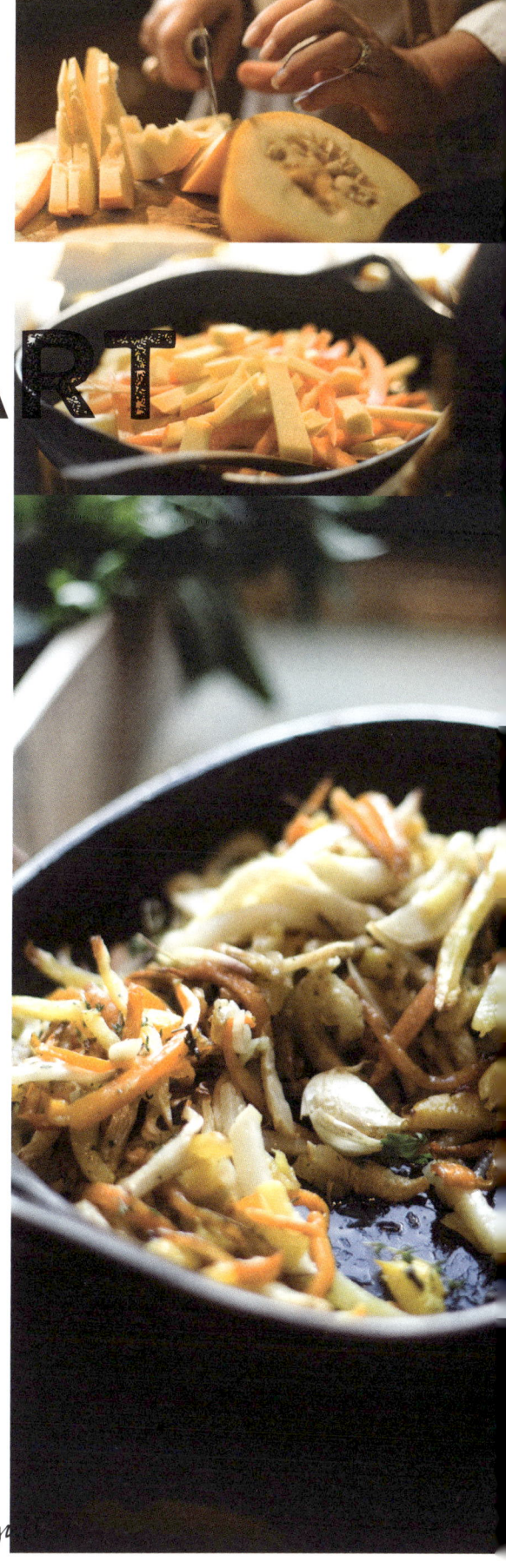

Frisches Gemüse aus dem Garten: immer g

MARINIERTE PAPRIKA

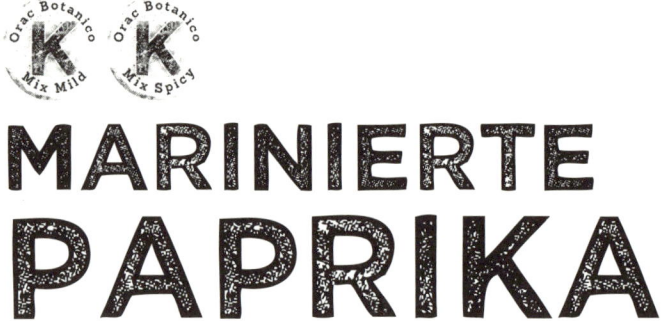

Den Backofen vorheizen und die Grillfunktion einschalten.

Die Paprikaschoten grillen, bis sie sich schwarz färben. Dann 5 Minuten zugedeckt dämpfen. Anschließend lässt sich die Haut leicht abziehen. Die Samen entfernen, das Paprikafleisch in feine Streifen schneiden oder reißen und in eine Schüssel legen.

Knoblauch, Chilischote, Koriandersamen, Olivenöl und Rotweinessig hinzufügen.

Die Paprikastreifen gut mit den übrigen Zutaten vermischen und die Marinade eine Weile ziehen lassen.

Etwas frisches Basilikum als letzte Würze hinzufügen, dann servieren.

In einem Salat, als Brotbelag oder einfach so: Marinierte Paprika schmecken immer!

Für 6 Personen
4 große Paprika
1 große Knoblauchzehe, geschält und in dünne Scheiben geschnitten
1 getrocknete Chilischote, zerbröselt
1 EL Koriandersamen, ganz
5 großzügige Schuss Olivenöl Extra Vergine (z. B. Verde Salud)
1 Schuss Rotweinessig
Khoisan Fleur de sel
Orac Botanico-Mix, mild oder spicy
1 Handvoll frisches Basilikum

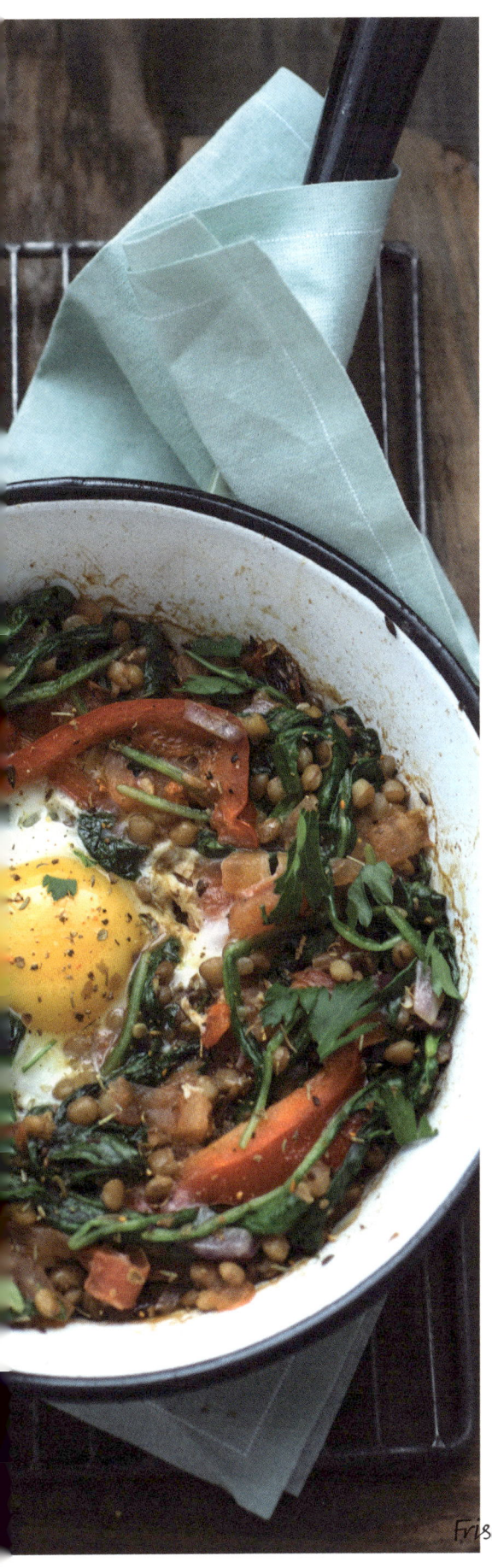

GEMÜSE-PFANNE MIT EI UND LINSEN

O S K
Cocos-Olive-Red Palm Öl · Gula Java Safran · Orac Botanico Mix Spicy

In einem großen Wok die Kreuzkümmelsamen trocken anrösten. Das geht sehr schnell, also aufpassen, dass sie nicht verbrennen!
Öl in den Wok geben und die Zwiebeln und den Knoblauch anschwitzen, bis sie goldbraun sind. Nun Paprikastreifen, Gula Java Safran, Kräuter und Gewürze hinzufügen. Auf kleiner Flamme 5 Minuten köcheln lassen. Anschließend Tomaten und Linsen in den Wok geben.
Die Lorbeerblätter herausholen und den Spinat zum Wokgemüse geben. Thymian, Blattpetersilie und Koriander hinzufügen. Alles gut umrühren und die Gemüsepfanne kurz köcheln lassen.
Zum Schluss einige Mulden in die Gemüsemischung machen und in jede ein Ei schlagen. Den Deckel aufsetzen: So garen die Eier schneller.
Mit Fleur de sel und etwas ORAC Botanico-Mix aus der Gewürzmühle abschmecken.

Für 4 Personen
- 1 TL Kreuzkümmelsamen
- 2 EL native Ölmischung Cocos+Olive+Red Palm
- 2 rote Zwiebeln, fein gehackt
- 2 Knoblauchzehen, fein gehackt
- 2 rote Paprika, in Streifen geschnitten
- 1 EL Gula Java Safran
- 2 Lorbeerblätter
- 6 reife Tomaten, geviertelt
- 1 Dose braune Tellerlinsen
- 150 g Babyspinat
- 6 Stängel Thymian, nur die Blätter
- 1 EL Blattpetersilie, fein gehackt
- 1 EL Koriander, fein gehackt
- 8 Eier
- ORAC Botanico-Mix, spicy
- Khoisan Fleur de sel

Frisches Gemüse aus dem Garten: immer gut!

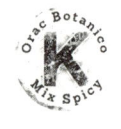

SALAT – GANZ GRÜN
MIT GRÜNEN BOHNEN UND SENFSAMEN

Einen Topf mit heißem Wasser füllen und zum Kochen bringen. Die grünen Bohnen rund 3 Minuten blanchieren, dann die Zuckerschoten mit in den Topf geben. Noch 1 Minute blanchieren. Das Wasser abgießen und das blanchierte Gemüse sofort unter kaltem Wasser abschrecken. Abtropfen lassen.

Erneut Wasser in einem Topf zum Kochen bringen. Darin die Erbsen blanchieren – eine halbe Minute ist ausreichend. Das Wasser abgießen und auch die Erbsen unter kaltem Wasser abschrecken.

Den Babyspinat in einer großen Salatschüssel anrichten.

Die Zucchini in Scheiben schneiden und in einer Grillpfanne in etwas Olivenöl auf hoher Flamme grillen.

Einen Schuss Olivenöl in einen kleinen Topf geben und auf mittlerer Hitze erwärmen. Die gequetschten Koriandersamen und Senfsamen in den Topf geben. Sobald die Samen anfangen zu „poppen" (aufspringen), sind sie fertig. Auf dem Spinat verteilen.

Die fertig gegrillten Zucchinischeiben ebenfalls auf das Spinatbett setzen. Zwiebelringe, Hanf- und Chiasamen sowie Bohnen, Erbsen und Kräuter hinzufügen.

Zitronen- oder Limettensaft mit Knoblauch vermengen und diese Mischung über den Salat träufeln.

Mit ORAC Botanico-Mix aus der Gewürzmühle abschmecken und nach Geschmack mit Fleur de sel würzen. Abschließend mit Avocadoscheiben garnieren.

Für 4 Personen
- 250 g grüne Bohnen
- 250 g Zuckerschoten (auch: „Kefe" oder „Zuckererbsen")
- 250 g Gartenerbsen
- 100 g Babyspinat, gewaschen und getrocknet
- 2 Zucchini
- 3 EL Olivenöl Extra Vergine (z. B. Verde Salud)
- 2 TL Koriandersamen, gequetscht
- 1 TL Senfsamen
- 1 rote Zwiebel, in halbe Ringe geschnitten
- 1 TL Hanfsamen
- 1 TL Chiasamen
- 1 EL frischen Estragon
- 1 EL Zitronenverbene (Verveine)
- Saft von 1 großen Zitrone oder 2 bis 3 Limetten
- 2 Knoblauchzehen, gepresst
- ORAC Botanico-Mix, spicy
- ev. Khoisan Fleur de sel
- 2 Avocados, in Scheiben

Wusstest du schon?
Viel grünes Gemüse = viel Chlorophyll = viel Sauerstoff für jede Zelle in deinem Körper!

Frisches Gemüse aus dem Garten: immer gut!

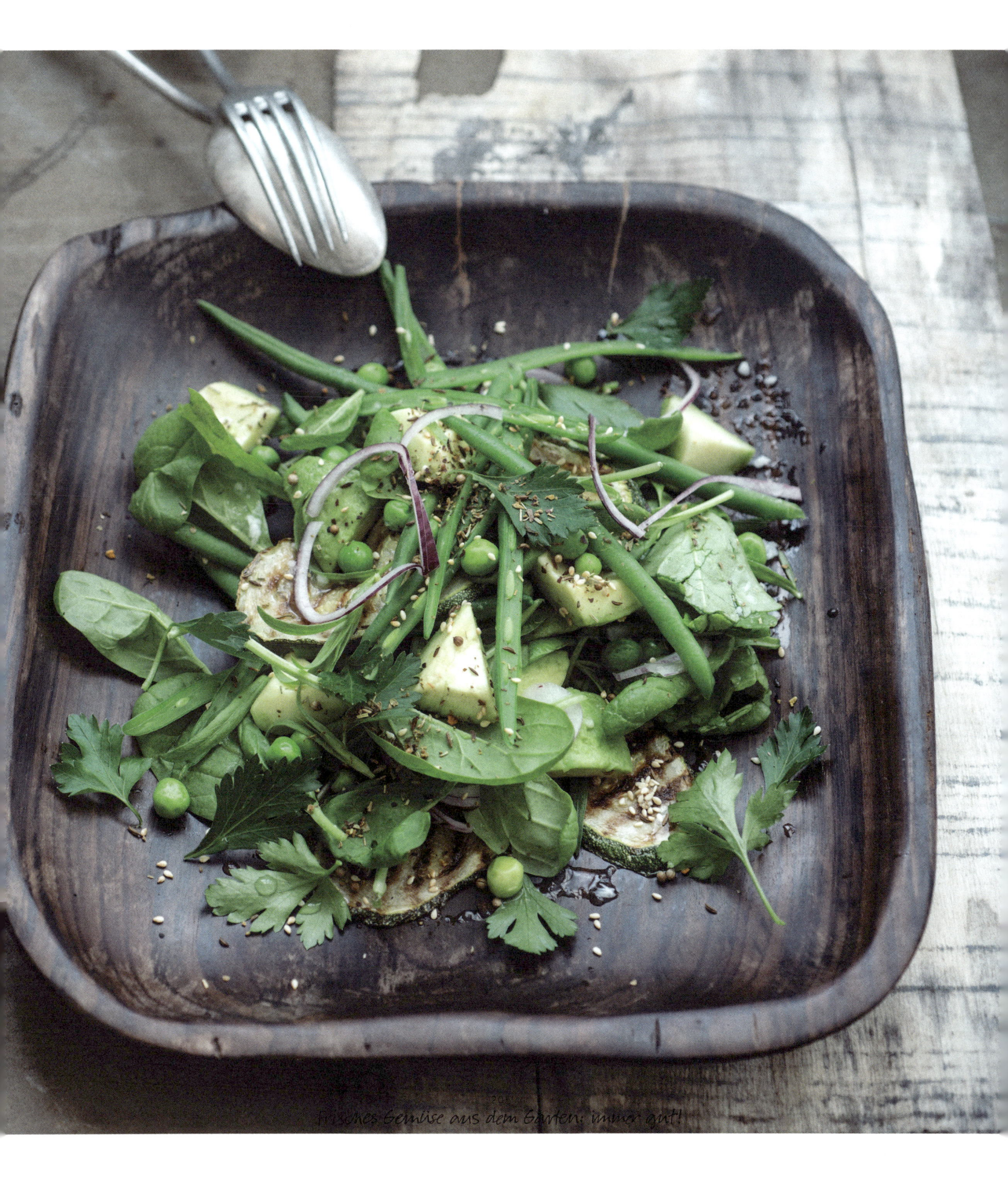

206

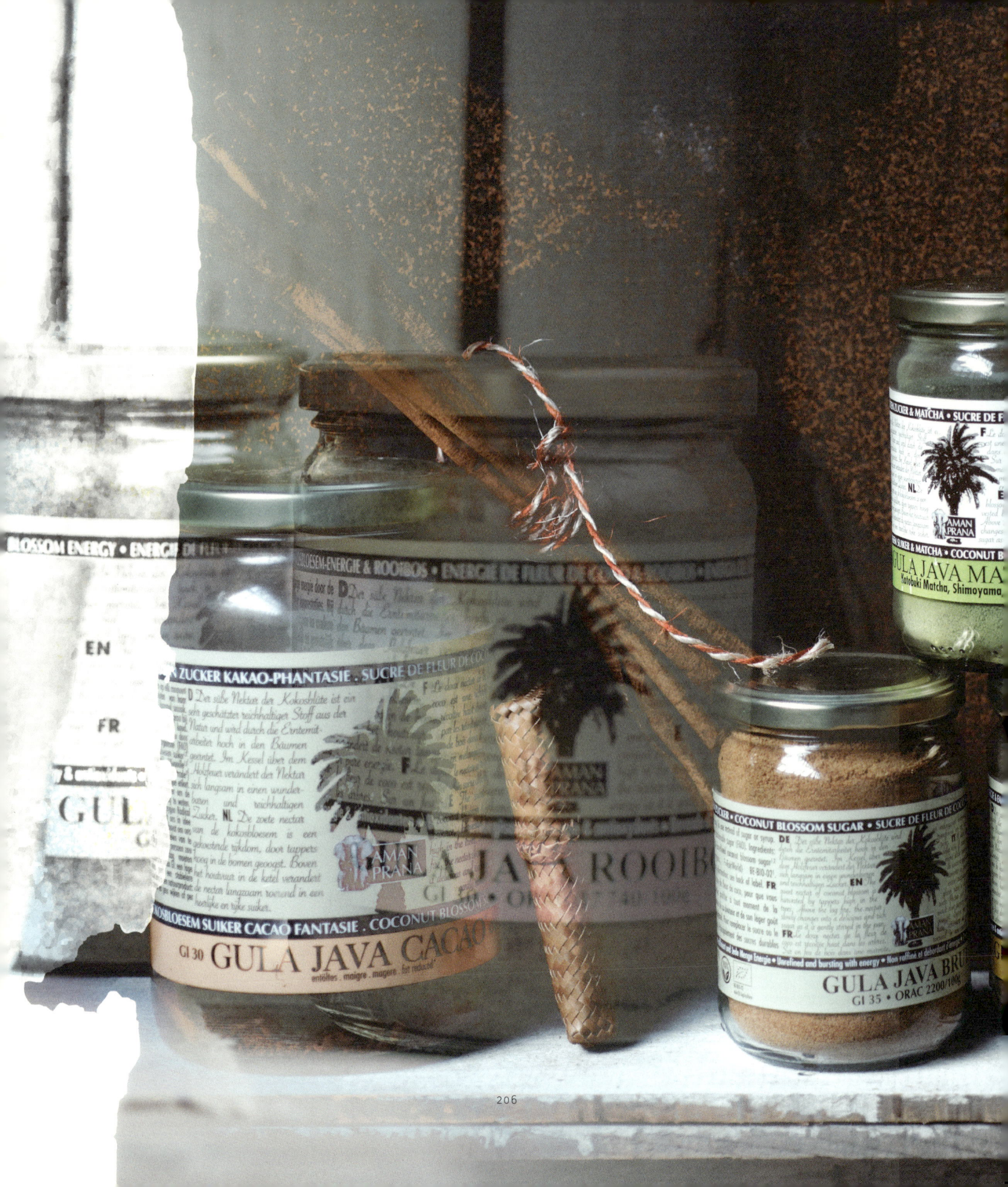

HIMMLISCH SÜSS –
her damit!

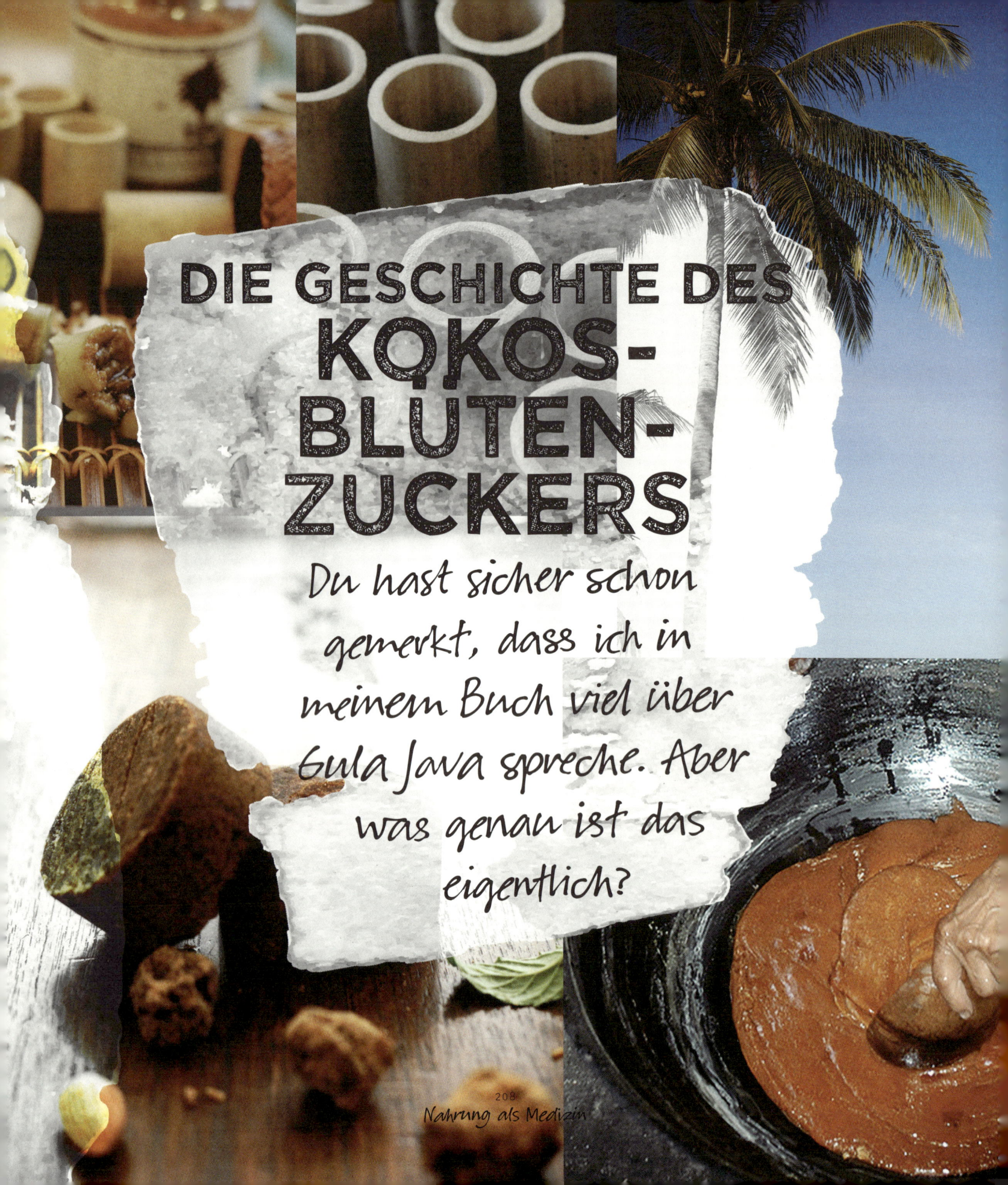

DIE GESCHICHTE DES KOKOS-BLÜTEN-ZUCKERS

Du hast sicher schon gemerkt, dass ich in meinem Buch viel über Gula Java spreche. Aber was genau ist das eigentlich?

GULA JAVA

Während unserer Reisen nach Java kurvten wir auf einem Motorroller über die Insel. Immer wieder sahen wir Frauen in der Hocke sitzen und in einem Kessel über einem Holzfeuer rühren. Dem Topf entstieg ein betörender, karamellartiger Duft. Neugierig geworden kosteten wir von diesem köstlichen Gebräu, dessen Endprodukt Gula Java ist.

Ich habe mein Herz an dieses fantastische Land und die wunderbar leichte Süße dieses Superfoods verloren!
Gula Java ist mehr als Zucker ... Der einfachste Schritt auf deinem Weg zu einem gesunden, glücklichen Körper ist vielleicht dieser: Tausche deinen Vorrat an weißem Zucker gegen ein Glas Gula Java aus. Dieser Kokosblütenzucker, oft auch „Palmzucker" oder „Kokoszucker" genannt, wird aus dem Nektar von Kokosblüten aus biologischem Anbau gewonnen. Die Erzeuger dieses völlig naturbelassenen, unraffinierten Zuckers sind Kleinbauern auf Java. Die Herstellung von Kokosblütenzucker ist ein ausgesprochen nachhaltiger Prozess, weil von den Kokosblüten lediglich der Nektar „gezapft" wird. Dadurch bleiben die Blüten selbst unbeschädigt und der Baum kann weiterhin Kokosnüsse produzieren, die eine weitere wichtige Einnahmequelle dieser Bauern sind. Nachdem die sogenannten „Zapfer" in den Baum geklettert sind und den Nektar in Bambusröhren aufgefangen haben, wird dieser durch die Frauen daheim zu einer karamellartigen Masse eingedickt. Anschließend lässt man die Zuckermasse abkühlen, aushärten und trocknen, danach wird sie im letzten Schritt gemahlen.
Diese Zuckersorte wird nicht in einer industriellen Fabrikation hergestellt, sondern direkt vor Ort in Handarbeit. Somit findet auch keinerlei Raffination statt, was der Grund dafür ist, dass Kokosblütenzucker so reich an gesunden Inhaltsstoffen ist: mehrere B-Vitamine und diverse Spurenelemente, wie z. B. Magnesium, Eisen, Zink und Kalium. Darüber hinaus hat Kokosblütenzucker wegen seines hohen Chromgehalts einen niedrigen glykämischen Index.

Auf Nimmerwiedersehen Rohrzucker, Rübenzucker, Urzucker, Kandiszucker und brauner Zucker – denn dass manche Zuckersorten eine braune Farbe haben, heißt nicht, dass sie nicht raffiniert wurden! Und bei Letzteren handelt es sich um nichts anderes als um „leere" Kohlenhydrate, denen während der Raffination sämtliche Nährwerte entzogen wurden. Sie leisten keinen Beitrag zu deiner Gesundheit. Schlimmer noch, sie rauben dir Energie, weil dein Körper besonders viel Energie aufbringen muss, um sie zu verstoffwechseln.

DARF ES ETWAS WENIGER SEIN?
In unseren Breitengraden werden viel zu viele raffinierte Zucker eingesetzt. Die neue Norm der Weltgesundheitsorganisation empfiehlt den Verzehr raffinierter Zucker um zwei Drittel (!) zu verringern. Das geht nicht von heut auf morgen. Warum behandeln wir zugefügte, raffinierte Zucker nicht genauso wie Tabak? Nämlich: eindringliche Warnungen auf der Verpackung platzieren! Aber bis Regierungen sich einschalten, müssen wir selbst die Verantwortung für unser Handeln übernehmen. Vermeide deshalb raffinierte Zucker und nimm stattdessen frisches Obst und Kokosblütenzucker. Auch Ahornsirup (und in geringerem Maße Agavendicksaft und Honig) sind empfehlenswerte Alternativen. Dein Körper wird es dir danken!

Raffinierte Zucker (auch „schnelle" Zucker genannt) gehören eigentlich in die gleiche Kategorie wie Zigaretten. Auf der Verpackung sollte dieselbe Warnung stehen: „Giftig, gefährdet die Gesundheit".

S. 210 - Zapfer hoch in der Palme
S. 211 - Kokosblüte - Aus Nektar wird Zucker

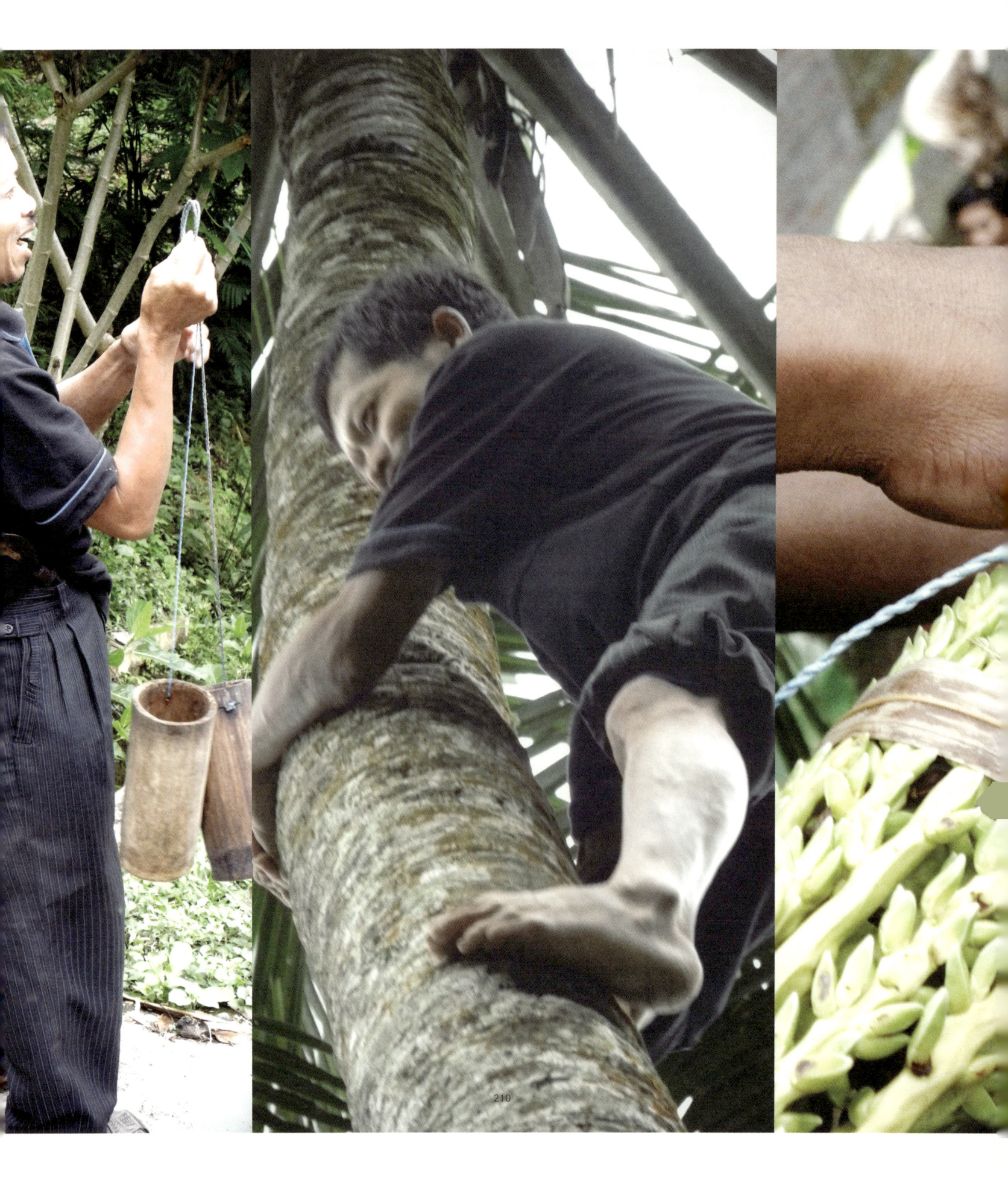

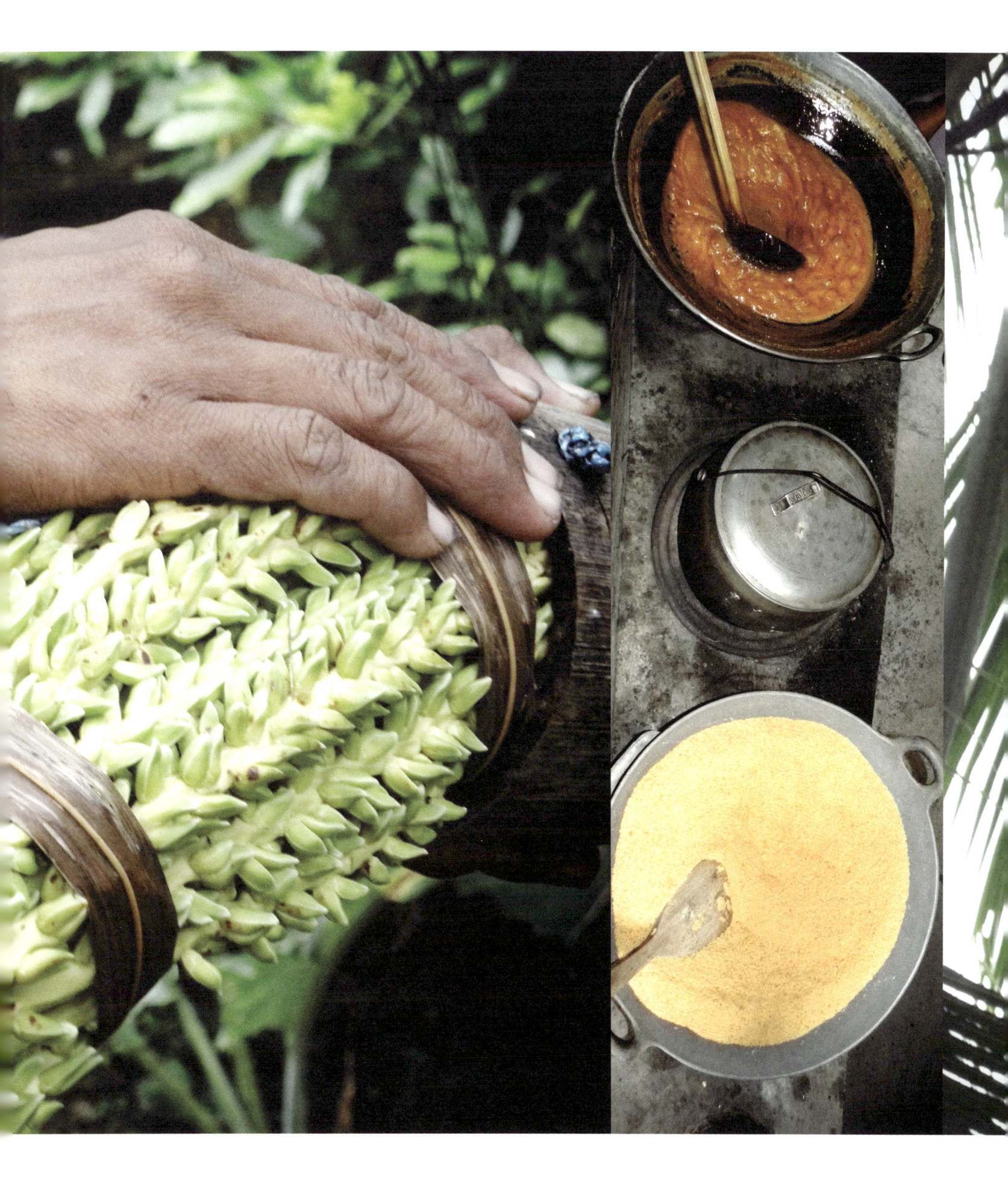

EINE BEWUSSTE ENTSCHEIDUNG

Wir sind immer bestrebt, naturbelassene Produkte mit Respekt für die lokale Biodiversität zu unterstützen. Gula Java ist ein zutiefst in der regionalen Tradition verankertes, nachhaltiges Produkt von der indonesischen Insel Java. Und eines, für das wir uns bewusst entschieden haben! Was das konkret bedeutet? Wir unterstützen:

1. FAIR WORLD

mit der wir zusammenarbeiten und die wir in ihrem Engagement für die Chancengleichheit von Frauen in Indonesien unterstützen, denn diese Kooperative wird ausschließlich durch Frauen geleitet!

2. FAIR TRADE FOND

Wir bezahlen für jedes Kilo Kokosblütenzucker 5 % Prozent mehr, ein Betrag, der ohne Abzug diesem Fonds für Bildungs- und Hygienemaßnahmen zugute kommt.

3. DAS GANDHI-PRINZIP

Bei Amanprana verdienen die 850 Familien, bei denen der Mann den Nektar der Kokosblüten erntet und die Frau diesen Nektar zu Kokosblütenzucker verarbeitet, sechs Mal mehr als wenn sie ihre Kokosnüsse auf dem internationalen Markt verkaufen würden. Auf diese Art und Weise wird auch das ökologische Gleichgewicht in ihrem Lebensumfeld geschützt. Bei Amanprana wird der Kokosblütenzucker nicht in einer Fabrik hergestellt, die den gesamten Gewinn abschöpft. Wir halten uns an die folgende Weisheit Mahatma Gandhis:
„Der Saft der Kokospalme kann in Zucker umgewandelt werden, der so weich wie Honig ist. Die Natur hat dieses Produkt so wachsen lassen, dass es nicht in den Fabriken verarbeitet werden kann. Man kann Palmzucker nur dort produzieren, wo es Palmen gibt. Die lokale Bevölkerung kann auf einfache Weise aus dem Nektar den Kokosblütenzucker herstellen. Die Palmen bieten eine Möglichkeit, die Armut auf der Erde zu beseitigen. Es ist auch ein Gegengift bei Elend." Gandhi, 03.05.1939

4. MANDIRI LESTARI

Auch mit dieser Kooperative, die sich für eine verstärkte Bio-Landwirtschaft in Indonesien einsetzt, arbeiten wir zusammen. Sie kümmern sich um die erforderlichen Strukturen, Gütesiegel und Kontrollen.

5. LOKALE KOOPERATIVEN ZUR QUALITÄTSKONTROLLE

Diese überprüfen und garantieren die gleichbleibend hohe Qualität der von den Bauernfamilien gelieferten Produkte.

6. GEERNTET IN HÖHER GELEGENEN BERGREGIONEN

Bei den hoch in den Bergen lebenden 850 Familien gibt es keine Umweltverschmutzung und nur bei diesen kauft Amanprana den Kokosblütenzucker in Bioqualität ein. Das ist wichtig, denn leider geht dieses Land ziemlich großzügig mit Insektenvernichtungsmitteln um, insbesondere beim Reisanbau. Deshalb haben wir uns dafür entschieden, nur Kokosblütenzucker aus den Bergregionen Zentraljavas einzukaufen.

7. VERPACKUNG IM GLAS

Glas ist besser für die Umwelt und für unsere Gesundheit. Das aufgeklebte Etikett ist sogar biologisch abbaubar, es darf in den Biomüll oder kann über den eigenen Kompost entsorgt werden.

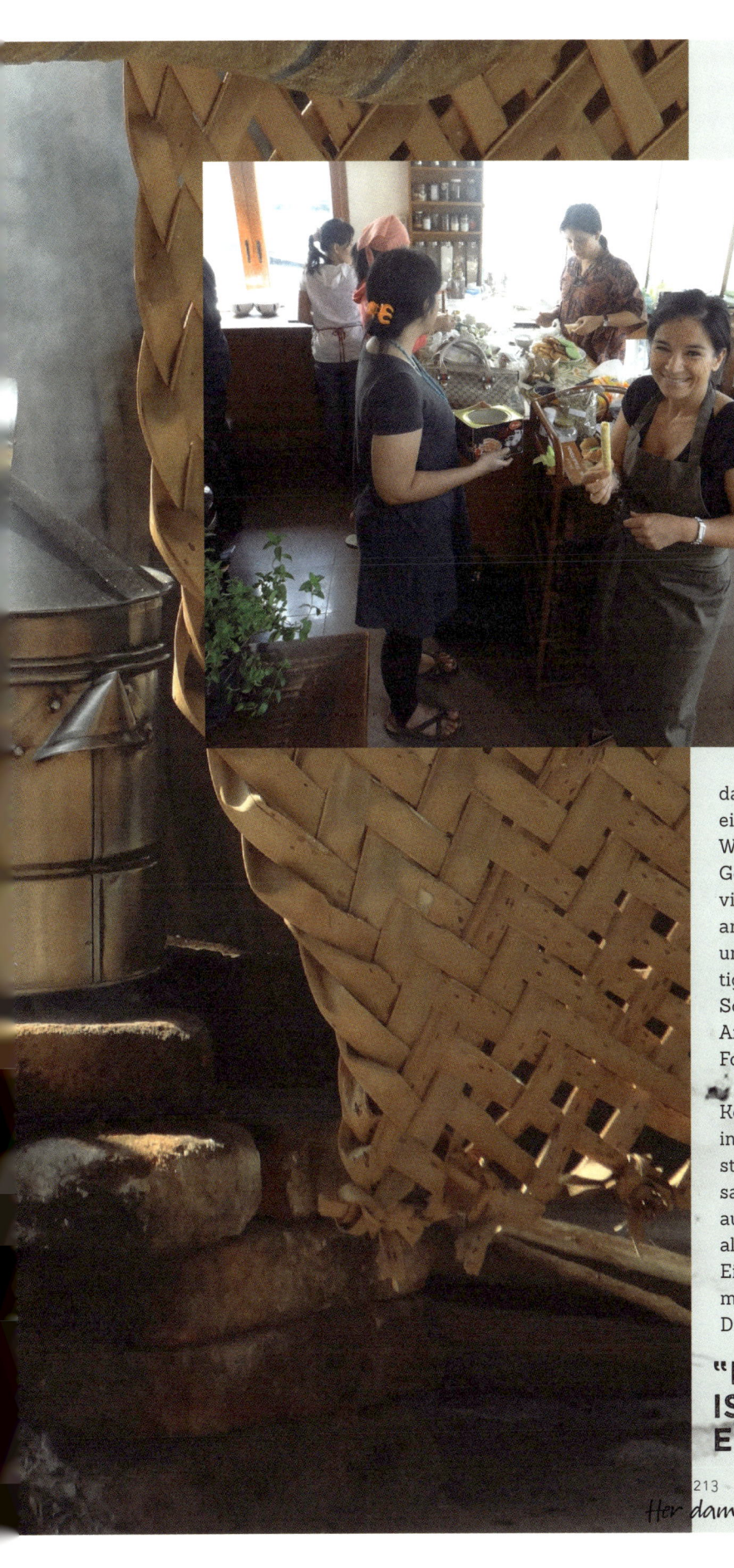

GIRL POWER
GIRL POWER UND URBAN FARMING

Während meines Aufenthalts in Jakarta bereitete ich gemeinsam mit den Frauen der Kooperative einige typische Gerichte der Region mit Gula Java zu. Während wir kochten, erzählten sie mir ausführlich über ihr Lokalprojekt.

Sie zeigen den Leuten, dass man auch in einer Stadt wie Jakarta Gemüse und Kräuter in Töpfen und Tonnen ganz einfach selbst anbauen kann. Sie möchten gerne, dass die Stadtmenschen wieder ihre eigenen Gemüse- und Kräutergärtchen pflegen. In Workshops vermitteln sie Informationen darüber, wie man in ausgedienten Gefäßen seine eigenen Nahrungsmittel anbauen kann.
Was diese Frauen wichtig finden?
Gesunde Speisen für ihre Familie und Kinder servieren zu können. Ihnen geht es darum, Bioprodukte anzubauen, Frauen eine sinnvolle Beschäftigung und ein Einkommen zu sichern und dabei gleichzeitig auch noch Spaß zu haben, an dem, was sie tun. So tauscht man untereinander nicht nur Samen und Anzuchtpflänzchen, sondern auch Tipps, Rezepte, Fotos und natürlich - die Ernte!

Kein Wunder, dass diese javanischen Frauen mich inspiriert haben. Ich ziehe meinen Hut vor solchen starken Frauen! Drei Tage lang kochten wir gemeinsam die leckersten Gerichte und tauschten Rezepte aus. Ich hatte eine wunderbare Zeit in Jakarta! Vor allem die Bananenpäckchen und der erfrischende Eistee aus frisch gepflückter Zitronenmelisse sind mir in guter Erinnerung geblieben.
Die Rezepte teile ich an dieser Stelle gerne mit euch.

> "KOKOSBLÜTENZUCKER IST EIN GEGENGIFT BEI ELEND."
>
> Gandhi

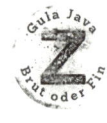

EISTEE
AUS ZITRONENMELISSE

Einen Topf mit Wasser und Gula Java zum Kochen bringen.
Sternanis, Nelke, Ingwer und geriebene Zitronen- oder Blutorangenschale hinzufügen und 15 bis 20 Minuten köcheln lassen.
Unterdessen die Zitrone auspressen und den Saft in eine Karaffe gießen.
Den Kräutersirup hinzufügen und abkühlen lassen. Gekühlt mit Eiswürfeln und frischer Zitronenmelisse servieren.

So frisch, so lecker!

Für 1 Kanne Tee
0,5 Liter Wasser
4 EL Gula Java Brut Kokosblütenzucker
5 Sternanis
3 Gewürznelken
2 cm frischer Ingwer, in Scheiben
geriebene Schale 1 Zitrone oder Blutorange
4 Zitronen
Eiswürfel
1 Bund Zitronenmelisse

> "ES IST MEHR VERNUNFT IN DEINEM LEIBE ALS IN DEINER BESTEN WEISHEIT."
>
> Nietzche

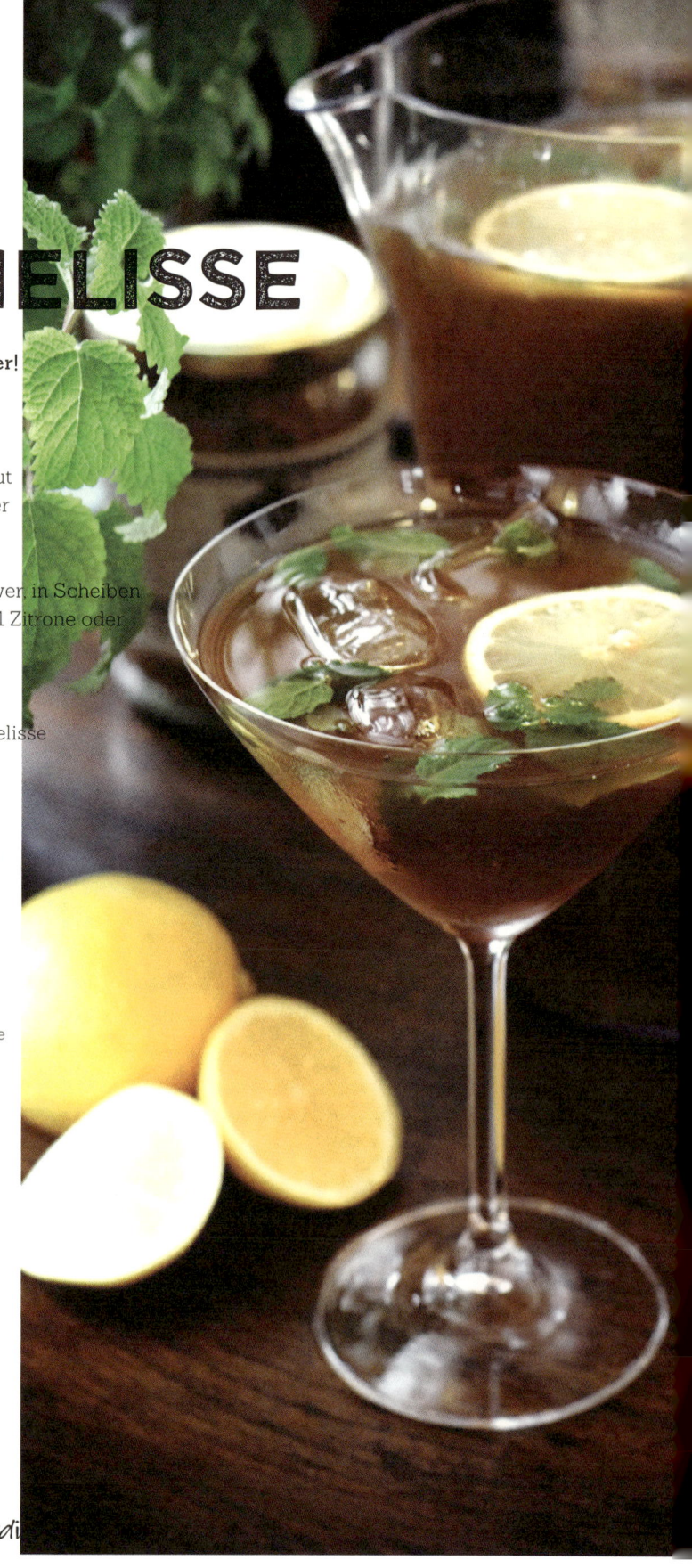

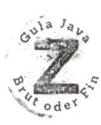

LEPAT PISANG (DAMPFGEGARTE BANANENPÄCKCHEN)

Den Dampfgarer einsatzbereit machen. Unterdessen in einer Schüssel die Banane zerdrücken. Gula Java Fin, Tapiokamehl, Maismehl, Kokoscreme und Khoisan Fleur de sel hinzufügen. Alles gut vermischen und zur Seite stellen. Die Bananenblätter zu Rechtecken mit einer Kantenlänge von ungefähr 15 x 10 Zentimeter schneiden. Die Blätter einige Sekunden in sprudelnd kochendes Wasser tauchen, nur so lange, bis sie weich sind (dann lassen sie sich besser verarbeiten). Anschließend mit einem Geschirrtuch oder einem Blatt Küchenpapier trocken wischen.

Pro Bananenblatt 1 bis 2 Teelöffel der Bananenmischung in die Mitte des Blattes setzen.

Das Bananenblatt von oben und unten darüber falten (als ob du einen Brief faltest), sodass die Bananenmischung bedeckt ist. Die langen Enden rechts und links nach unten unter das Bananenblatt schlagen. Et voilà: Ein hübsches Bananenpäckchen!

Die Päckchen 10 bis 15 Minuten (abhängig von ihrer Größe) in den Dampfgarer legen.

Für ca. 6 Päckchen

400 g sehr reife Bananen
70 g Gula Java Fin
70 g Tapiokamehl
30 g Maismehl
eine Prise Khoisan Fleur de sel
Bananenblätter (zum Verpacken der Bananenmischung)
4 EL Kokoscreme, aufgelöst in einer Tasse Wasser (Creamed Coconut)

Tipp!
Bananenblätter findest du im Asialaden.

AYURVEDISCHER KUCHEN MIT TROCKENFRÜCHTEN

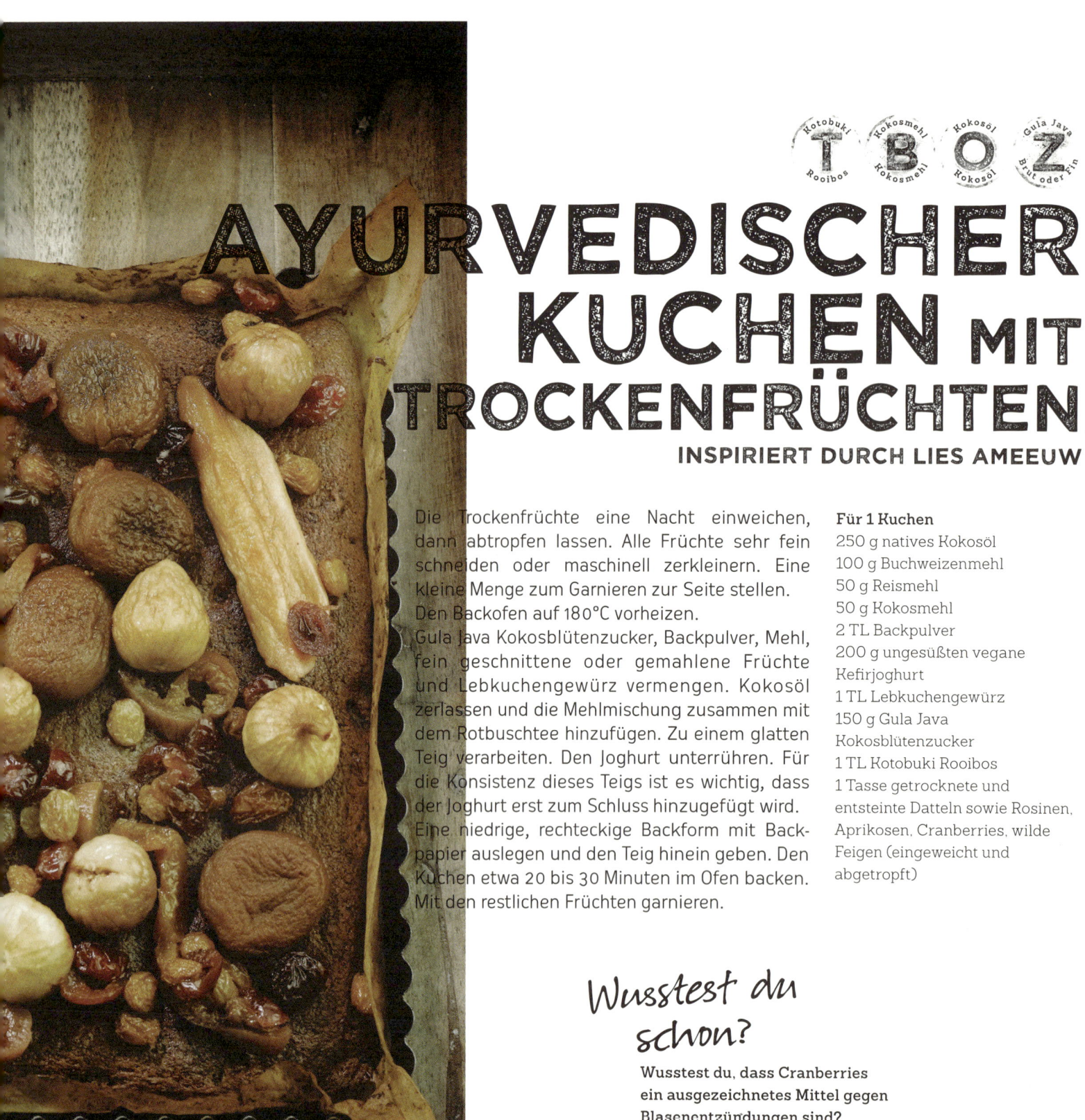

INSPIRIERT DURCH LIES AMEEUW

Die Trockenfrüchte eine Nacht einweichen, dann abtropfen lassen. Alle Früchte sehr fein schneiden oder maschinell zerkleinern. Eine kleine Menge zum Garnieren zur Seite stellen. Den Backofen auf 180°C vorheizen.
Gula Java Kokosblütenzucker, Backpulver, Mehl, fein geschnittene oder gemahlene Früchte und Lebkuchengewürz vermengen. Kokosöl zerlassen und die Mehlmischung zusammen mit dem Rotbuschtee hinzufügen. Zu einem glatten Teig verarbeiten. Den Joghurt unterrühren. Für die Konsistenz dieses Teigs ist es wichtig, dass der Joghurt erst zum Schluss hinzugefügt wird. Eine niedrige, rechteckige Backform mit Backpapier auslegen und den Teig hinein geben. Den Kuchen etwa 20 bis 30 Minuten im Ofen backen. Mit den restlichen Früchten garnieren.

Für 1 Kuchen
250 g natives Kokosöl
100 g Buchweizenmehl
50 g Reismehl
50 g Kokosmehl
2 TL Backpulver
200 g ungesüßten vegane Kefirjoghurt
1 TL Lebkuchengewürz
150 g Gula Java Kokosblütenzucker
1 TL Kotobuki Rooibos
1 Tasse getrocknete und entsteinte Datteln sowie Rosinen, Aprikosen, Cranberries, wilde Feigen (eingeweicht und abgetropft)

Wusstest du schon?

Wusstest du, dass Cranberries ein ausgezeichnetes Mittel gegen Blasenentzündungen sind?

Nahrung als Medizin

APFEL-BANANEN-DESSERT

Die Äpfel waschen, vierteln, die Kerngehäuse entfernen und in feine Scheiben schneiden.
In einem Topf etwas Kokosöl erhitzen und die Apfelscheiben hinein geben.
Auf niedriger Flamme rund 10 Minuten dünsten, bis sie karamellisieren. Je eine Prise Zimt und Vanille darüber streuen.
Die tiefgefrorenen Bananen in Stücke schneiden.
Die Apfelscheiben auf vier Tellern verteilen, die Bananenstücke darunter mengen und mit etwas Kokosraspeln garnieren.

Für 4 Personen
8 Äpfel
natives Kokosöl
Zimt
Vanille
2 tiefgefrorene Bananen
Kokosraspeln

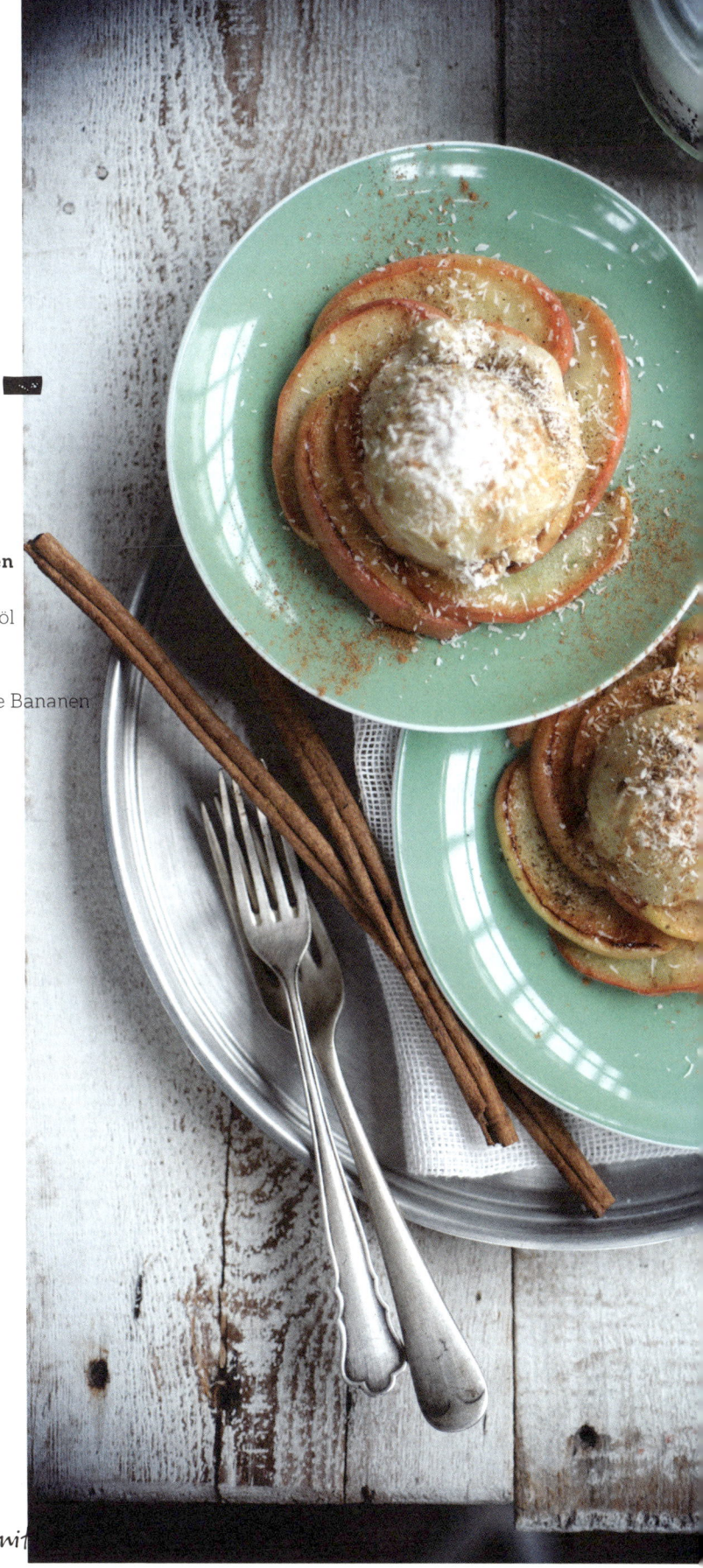

Her damit

GULA JAVA MATCHA-TIRAMISU

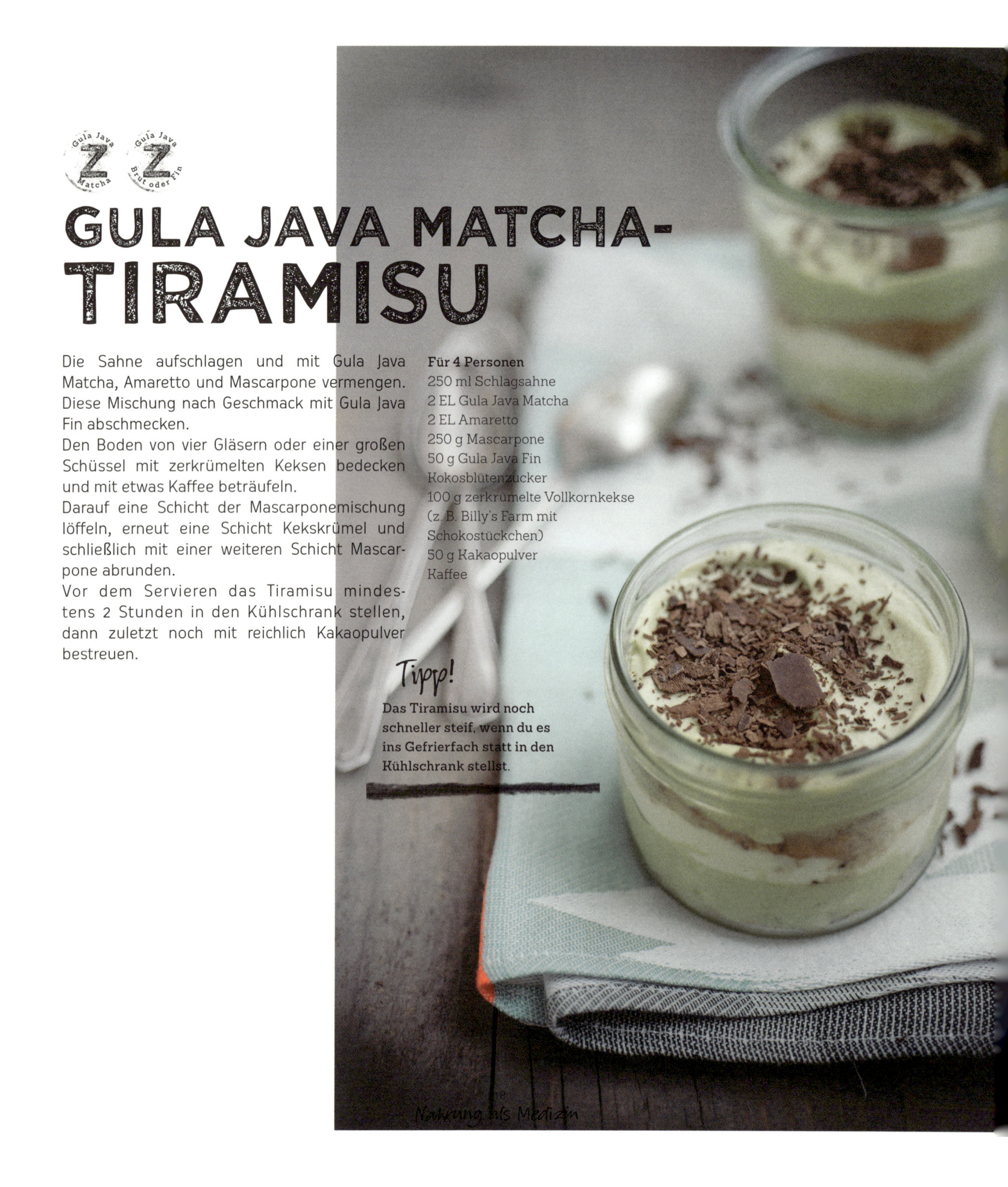

Die Sahne aufschlagen und mit Gula Java Matcha, Amaretto und Mascarpone vermengen. Diese Mischung nach Geschmack mit Gula Java Fin abschmecken.

Den Boden von vier Gläsern oder einer großen Schüssel mit zerkrümelten Keksen bedecken und mit etwas Kaffee beträufeln.

Darauf eine Schicht der Mascarponemischung löffeln, erneut eine Schicht Kekskrümel und schließlich mit einer weiteren Schicht Mascarpone abrunden.

Vor dem Servieren das Tiramisu mindestens 2 Stunden in den Kühlschrank stellen, dann zuletzt noch mit reichlich Kakaopulver bestreuen.

Für 4 Personen
250 ml Schlagsahne
2 EL Gula Java Matcha
2 EL Amaretto
250 g Mascarpone
50 g Gula Java Fin Kokosblütenzucker
100 g zerkrümelte Vollkornkekse (z. B. Billy's Farm mit Schokostückchen)
50 g Kakaopulver
Kaffee

Tipp!
Das Tiramisu wird noch schneller steif, wenn du es ins Gefrierfach statt in den Kühlschrank stellst.

VOLLKORN-CRÊPES

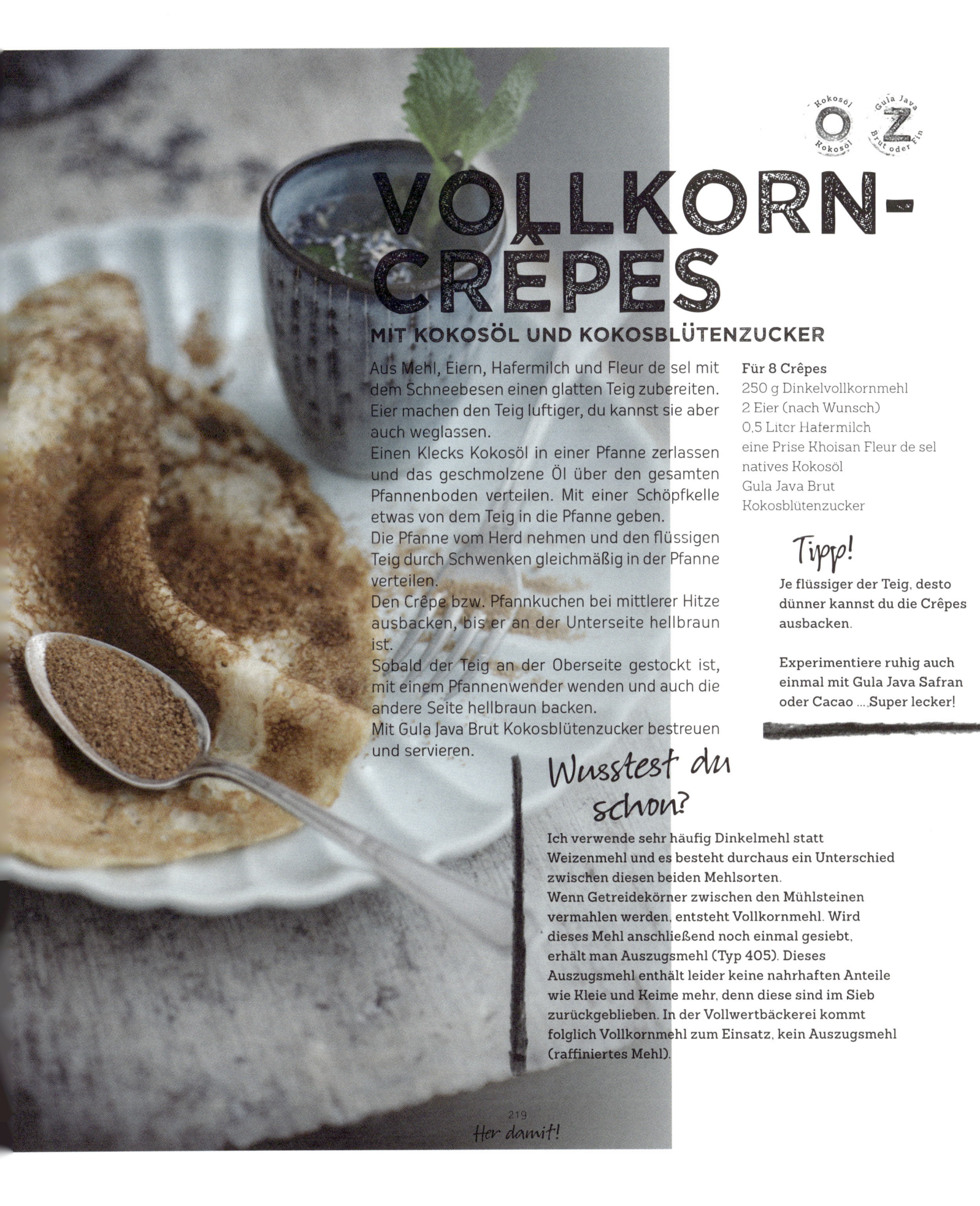

MIT KOKOSÖL UND KOKOSBLÜTENZUCKER

Aus Mehl, Eiern, Hafermilch und Fleur de sel mit dem Schneebesen einen glatten Teig zubereiten. Eier machen den Teig luftiger, du kannst sie aber auch weglassen.

Einen Klecks Kokosöl in einer Pfanne zerlassen und das geschmolzene Öl über den gesamten Pfannenboden verteilen. Mit einer Schöpfkelle etwas von dem Teig in die Pfanne geben.

Die Pfanne vom Herd nehmen und den flüssigen Teig durch Schwenken gleichmäßig in der Pfanne verteilen.

Den Crêpe bzw. Pfannkuchen bei mittlerer Hitze ausbacken, bis er an der Unterseite hellbraun ist.

Sobald der Teig an der Oberseite gestockt ist, mit einem Pfannenwender wenden und auch die andere Seite hellbraun backen.

Mit Gula Java Brut Kokosblütenzucker bestreuen und servieren.

Für 8 Crêpes
250 g Dinkelvollkornmehl
2 Eier (nach Wunsch)
0,5 Liter Hafermilch
eine Prise Khoisan Fleur de sel
natives Kokosöl
Gula Java Brut
Kokosblütenzucker

Tipp!

Je flüssiger der Teig, desto dünner kannst du die Crêpes ausbacken.

Experimentiere ruhig auch einmal mit Gula Java Safran oder Cacao ….Super lecker!

Wusstest du schon?

Ich verwende sehr häufig Dinkelmehl statt Weizenmehl und es besteht durchaus ein Unterschied zwischen diesen beiden Mehlsorten.

Wenn Getreidekörner zwischen den Mühlsteinen vermahlen werden, entsteht Vollkornmehl. Wird dieses Mehl anschließend noch einmal gesiebt, erhält man Auszugsmehl (Typ 405). Dieses Auszugsmehl enthält leider keine nahrhaften Anteile wie Kleie und Keime mehr, denn diese sind im Sieb zurückgeblieben. In der Vollwertbäckerei kommt folglich Vollkornmehl zum Einsatz, kein Auszugsmehl (raffiniertes Mehl).

Her damit!

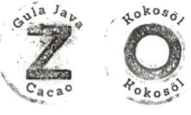

SCHOKOLADENKUCHEN AUS LOMBOK

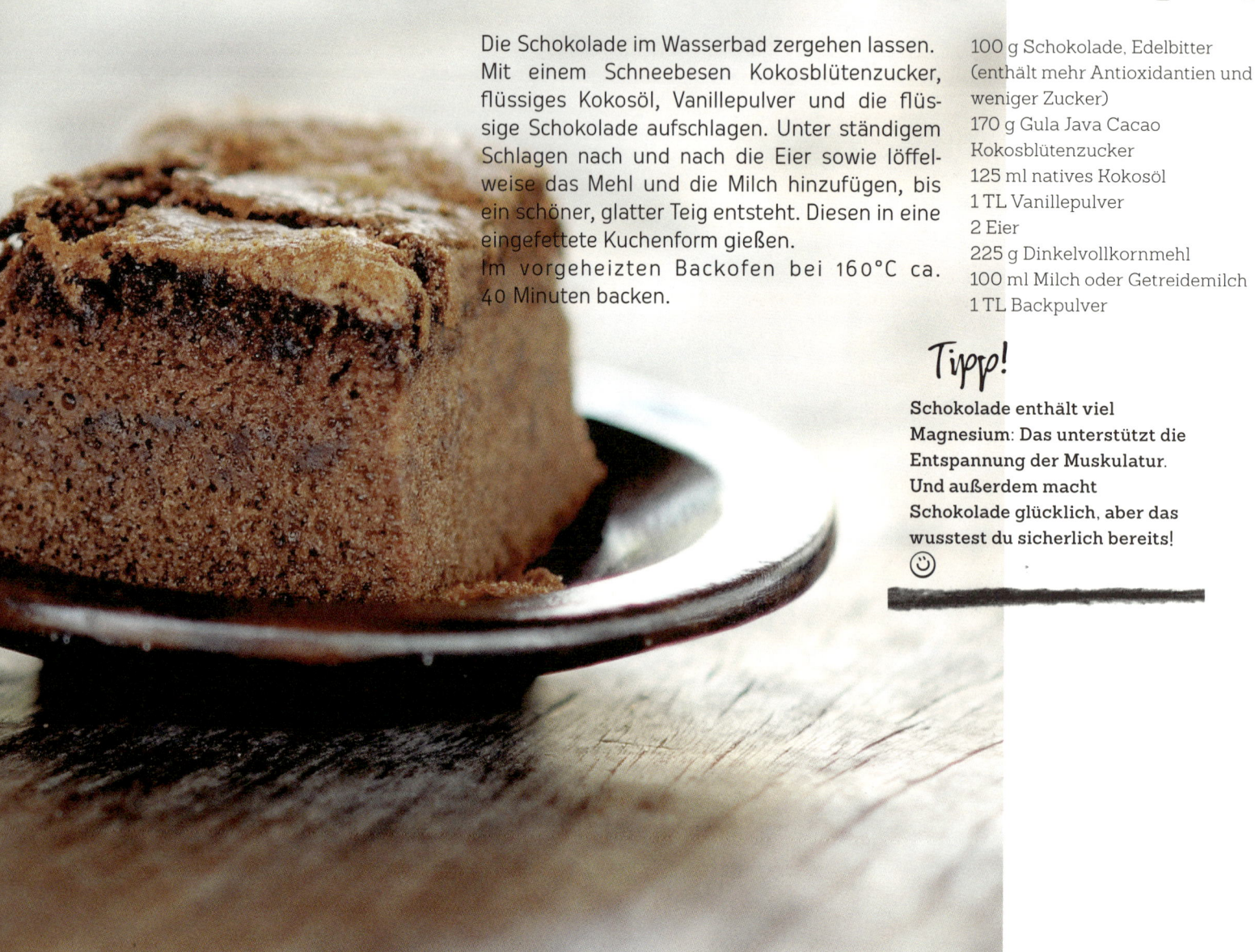

Die Schokolade im Wasserbad zergehen lassen. Mit einem Schneebesen Kokosblütenzucker, flüssiges Kokosöl, Vanillepulver und die flüssige Schokolade aufschlagen. Unter ständigem Schlagen nach und nach die Eier sowie löffelweise das Mehl und die Milch hinzufügen, bis ein schöner, glatter Teig entsteht. Diesen in eine eingefettete Kuchenform gießen.
Im vorgeheizten Backofen bei 160°C ca. 40 Minuten backen.

100 g Schokolade, Edelbitter (enthält mehr Antioxidantien und weniger Zucker)
170 g Gula Java Cacao Kokosblütenzucker
125 ml natives Kokosöl
1 TL Vanillepulver
2 Eier
225 g Dinkelvollkornmehl
100 ml Milch oder Getreidemilch
1 TL Backpulver

Tipp!

Schokolade enthält viel Magnesium: Das unterstützt die Entspannung der Muskulatur. Und außerdem macht Schokolade glücklich, aber das wusstest du sicherlich bereits! ☺

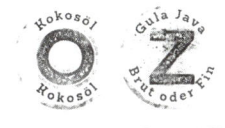

FESTLICHER BROTPUDDING MIT MANDARINEN-MARMELADE

Den Backofen auf 170 °C vorheizen.
Das Brot mit Kokosöl und Mandarinenmarmelade bestreichen. Drei Scheiben Brot in eine Backform legen. Darüber die Rosinen streuen und die restlichen Brotscheiben darauf verteilen. Die Hafermilch erhitzen und Eier, Hafersahne und drei Esslöffel Kokosblütenzucker einrühren, bis eine dickflüssige Masse entsteht. Diese warme Milchmischung über die Brotscheiben gießen und eine Viertelstunde ziehen lassen, bevor die Backform in den Ofen soll. Für die Backzeit mit einem Deckel zudecken und den Brotpudding ca. 20 Minuten garen lassen.
Herausholen, den Deckel abnehmen und den Pudding mit etwas Kokosblütenzucker, Zimt und Muskatnuss bestreuen. Ohne Deckel nochmals 20 Minuten in den Ofen schieben, bis der Brotpudding eine schöne, braune Kruste bekommt.

Für 4 Personen
6 Scheiben altes Vollkornbrot ohne Rinde
natives Kokosöl
Mandarinenmarmelade
25 g Sultana-Rosinen, in Rum oder Amaretto eingeweicht
300 ml Hafermilch
2 Eier
3 EL Hafersahne
Gula Java Brut Kokosblütenzucker
Zimt
frisch gemahlene Muskatnuss

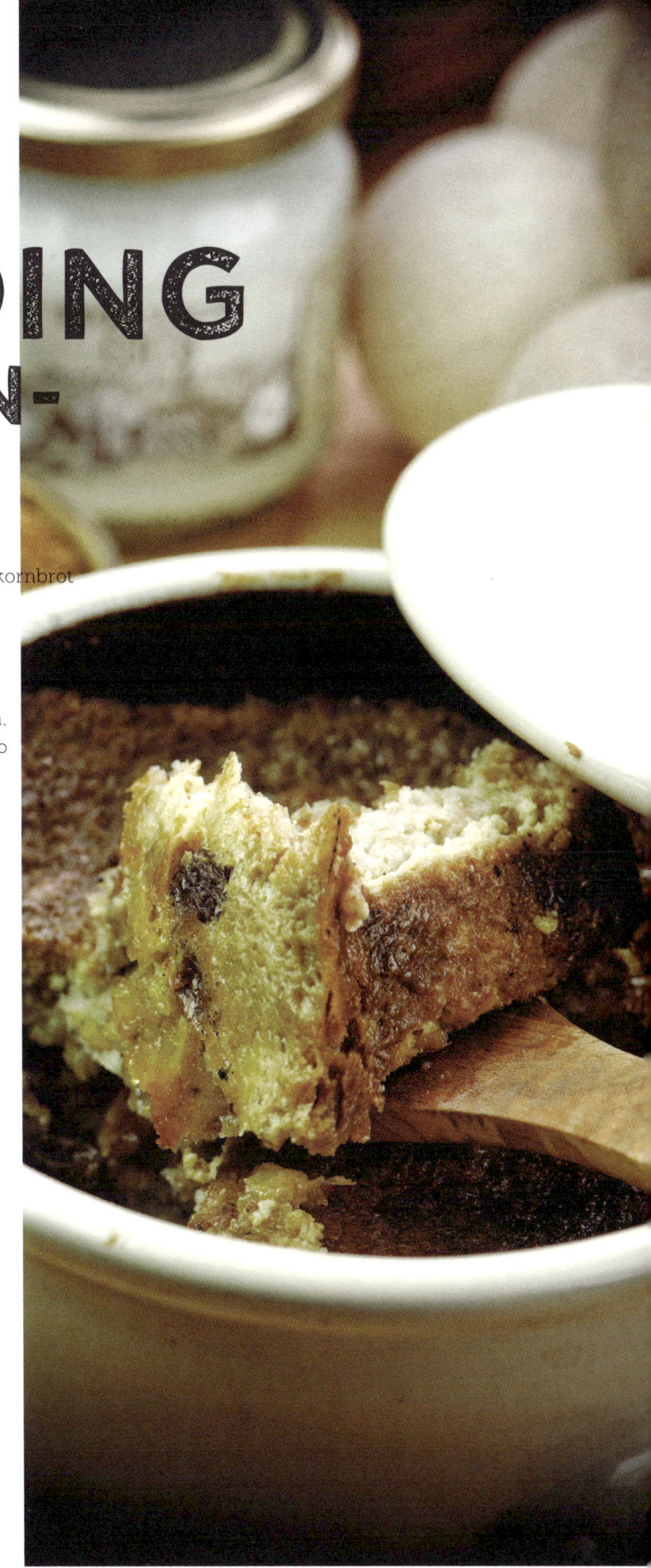

Her damit!

GESUNDER ENERGIERIEGEL

Zuerst die Haferflocken rösten: Entweder 10 Minuten in einem Topf oder bei 160°C im Backofen.

Anschließend in eine große Schüssel geben und mit Weizenkeimen, Kokosmehl, Schwarzen Johannisbeeren, Datteln, Mandeln, Sonnenblumenkernen, Chiasamen, Sesamkörnern, Hanfsamen, Kakaokernbruch (Kakao Nibs) und einer Prise Fleur de sel vermengen. Alles gut zu einer homogenen Trockenmischung verarbeiten.

In einer zweiten Schüssel die restlichen Zutaten vermengen: Kokosöl, Kokosblütenzucker, Wasser, Matcha und Cayennepfeffer. Die beiden Mischungen zusammenfügen und gut vermengen. Ein rechteckiges Backblech mit Backpapier auslegen und die fertige Mischung darauf streichen.

Sollen aus dieser super leckeren Energiemischung Riegel gemacht werden, zusätzlich Honig und Ahornsirup hinzufügen. Die Schicht auf dem Backblech sorgfältig andrücken, die späteren Schnittlinien mit dem Messerrücken markieren und im Kühlschrank eine Stunde aushärten lassen.

Dann die Energieriegelmischung bei 160°C in den Backofen schieben und kross und knusprig backen. Das dauert etwas 30 bis 40 Minuten. Anschließend noch warm in Riegel schneiden. Im Kühlschrank vollständig abkühlen lassen.

Tipp!

Kraftfutter für einen langen Workout! Das in der Kakaobohne enthaltene, natürliche Serotonin sorgt für lang anhaltende Konzentration. Die Datteln setzt dein Körper unmittelbar in Energie um, während der Zucker im Kokosblütenzucker nur langsam verstoffwechselt wird. Mit extra Matcha schaltest du zudem den Turbo ein!

Energieriegel mit Kakao und Schwarzen Johannisbeeren!

150 g zarte Haferflocken
50 g Weizenkeime (z. B. Alpin Blond)
50 g Kokosmehl
125 g Schwarze Johannisbeeren (frisch oder tiefgekühlt)
3 große Medjool-Datteln, entsteint und in kleine Stückchen gehackt
75 g Mandeln, fein gehackt
125 g Sonnenblumenkerne
125 g Chiasamen
125 g Sesamkörner
125 g Hanfsamen
2 TL Kakaokernbruch (Kakao Nibs)
eine Prise Khoisan Fleur de sel
60 ml natives Kokosöl (flüssig)
60 g Gula Java Fin Kokosblütenzucker
50 ml Wasser
50 g Gula Java Matcha
1 TL Cayennepfeffer

Für die Herstellung von Riegel zusätzlich:
3 EL Honig
3 EL Ahornsirup

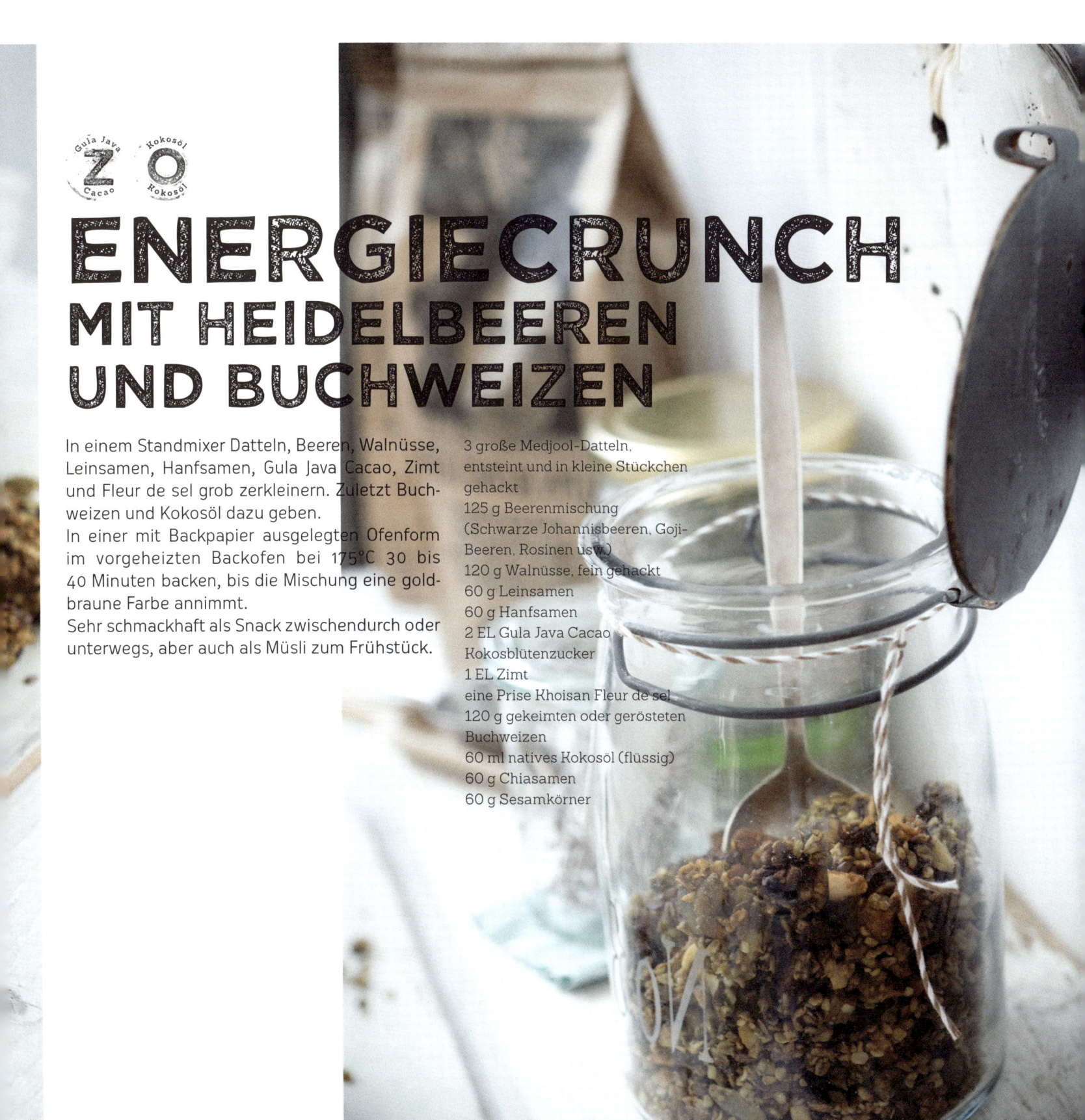

ENERGIECRUNCH
MIT HEIDELBEEREN UND BUCHWEIZEN

In einem Standmixer Datteln, Beeren, Walnüsse, Leinsamen, Hanfsamen, Gula Java Cacao, Zimt und Fleur de sel grob zerkleinern. Zuletzt Buchweizen und Kokosöl dazu geben.

In einer mit Backpapier ausgelegten Ofenform im vorgeheizten Backofen bei 175°C 30 bis 40 Minuten backen, bis die Mischung eine goldbraune Farbe annimmt.

Sehr schmackhaft als Snack zwischendurch oder unterwegs, aber auch als Müsli zum Frühstück.

3 große Medjool-Datteln, entsteint und in kleine Stückchen gehackt
125 g Beerenmischung (Schwarze Johannisbeeren, Goji-Beeren, Rosinen usw.)
120 g Walnüsse, fein gehackt
60 g Leinsamen
60 g Hanfsamen
2 EL Gula Java Cacao Kokosblütenzucker
1 EL Zimt
eine Prise Khoisan Fleur de sel
120 g gekeimten oder gerösteten Buchweizen
60 ml natives Kokosöl (flüssig)
60 g Chiasamen
60 g Sesamkörner

Her damit!

EARL GREY-KUCHEN

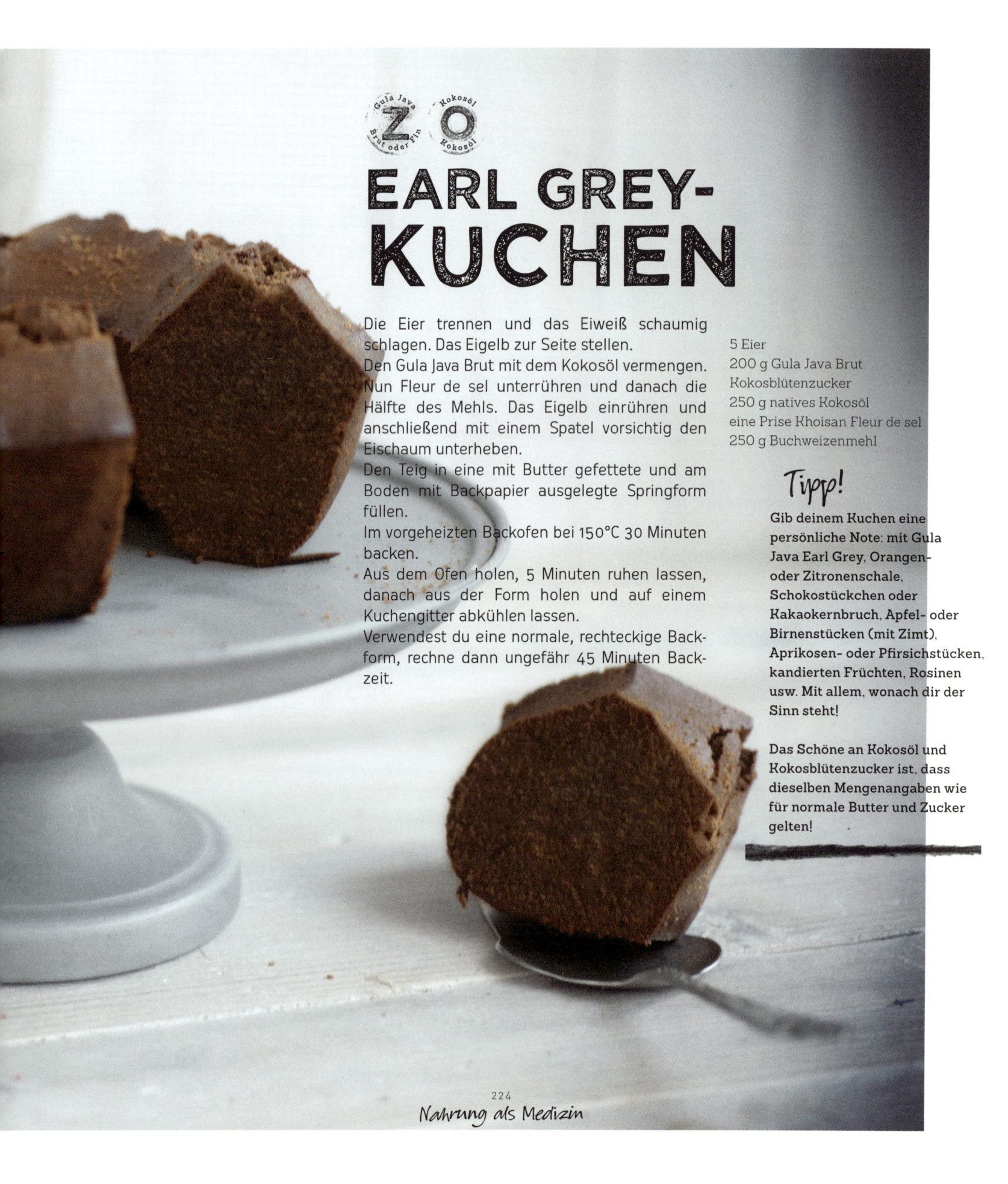

Die Eier trennen und das Eiweiß schaumig schlagen. Das Eigelb zur Seite stellen.
Den Gula Java Brut mit dem Kokosöl vermengen. Nun Fleur de sel unterrühren und danach die Hälfte des Mehls. Das Eigelb einrühren und anschließend mit einem Spatel vorsichtig den Eischaum unterheben.
Den Teig in eine mit Butter gefettete und am Boden mit Backpapier ausgelegte Springform füllen.
Im vorgeheizten Backofen bei 150°C 30 Minuten backen.
Aus dem Ofen holen, 5 Minuten ruhen lassen, danach aus der Form holen und auf einem Kuchengitter abkühlen lassen.
Verwendest du eine normale, rechteckige Backform, rechne dann ungefähr 45 Minuten Backzeit.

5 Eier
200 g Gula Java Brut Kokosblütenzucker
250 g natives Kokosöl
eine Prise Khoisan Fleur de sel
250 g Buchweizenmehl

Tipp!

Gib deinem Kuchen eine persönliche Note: mit Gula Java Earl Grey, Orangen- oder Zitronenschale, Schokostückchen oder Kakaokernbruch, Apfel- oder Birnenstücken (mit Zimt), Aprikosen- oder Pfirsichstücken, kandierten Früchten, Rosinen usw. Mit allem, wonach dir der Sinn steht!

Das Schöne an Kokosöl und Kokosblütenzucker ist, dass dieselben Mengenangaben wie für normale Butter und Zucker gelten!

Nahrung als Medizin

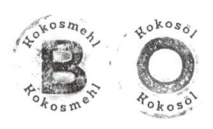

BALLASTSTOFFREICHE BIOWAFFELN
MIT KOKOS UND ZIMT

Außer der Hafermilch alle Zutaten in einer großen Schüssel vermengen. Die Hafermilch nach und nach löffelweise hinzu gießen. Nach Geschmack kannst du den Teig mehr oder weniger dickflüssig machen.
Ein Waffeleisen mit Kokosöl einfetten. Sobald es gut heiß ist, ein oder zwei Schöpfkellen Teig hinein geben und goldbraun ausbacken.

Tipp!
Noch leckerer machen? Dann verfeinere die fertigen Waffeln mit etwas Kokosöl und einer Prise Gula Java Cacao oder Safran!

Für 4 Personen
400 g Dinkel- oder Buchweizenmehl
80 g Kokosmehl
4 Eier
eine Prise Khoisan Fleur de sel
750 ml bis 1 Liter Hafermilch
150 ml natives Kokosöl (flüssig)
50 ml Ahornsirup
eine Prise Zimt oder Vanille

Her damit!

MATCHA-KÄSEKUCHEN

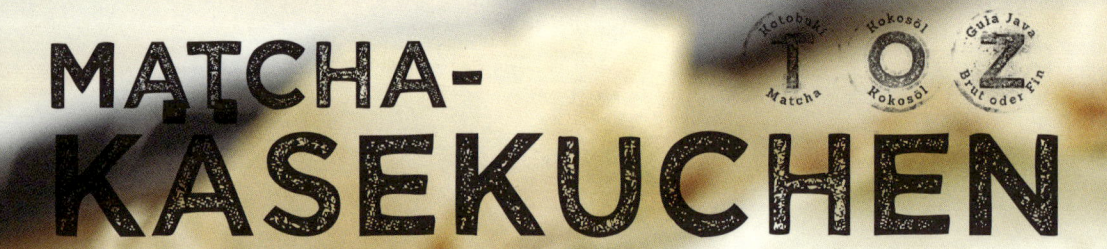

Den Backofen auf 170°C vorheizen.
Den Boden einer Springform (Ø23 Zentimeter) mit Backpapier auslegen.
Das Kokosöl mit den zerkrümelten Keksen und dem Gula Java Brut vermengen. Diese Mischung gut am Boden der Springform andrücken und 10 Minuten backen. Abkühlen lassen und unterdessen die Füllung zubereiten.
Den Frischkäse in der Küchenmaschine auf niedriger Stufe cremig rühren, dabei nach und nach Gula Java Fin, Mehl und Vanillepulver hinzufügen. Auch die Eier einzeln unterrühren lassen. Sauerrahm und Matcha hinzugeben und so lange weiter verarbeiten, bis eine schaumige Masse entsteht.
Diese Masse in eine Schüssel umfüllen und die Nougatstückchen untermengen.
Den Rand der Springform mit etwas Kokosöl einfetten und diese auf ein Backblech stellen.
Die Frischkäsemischung in die Springform füllen und im Backofen 15 Minuten backen. Dann die Temperatur auf 110°C herunter drehen und den Kuchen weitere 25 Minuten backen. Dann den Backofen ausstellen.
Falls du einen cremigen Kuchen bevorzugst, nun den Kuchen herausholen.
Hast du es lieber etwas trockener? Dann die Backofentür noch eine Weile geschlossen halten, während der fertige Käsekuchen abkühlt und mindestens 2 Stunden im Ofen lassen, bis er vollständig herunter gekühlt ist.
Den Käsekuchen mit Frischhaltefolie abdecken und mindestens 8 Stunden im Kühlschrank steif werden lassen.

Für den Kuchen
85 ml natives Kokosöl (flüssig)
200 g Ingwerkekse, zerkrümelt (z. B. Billy's Farm)
1 EL Gula Java Brut Kokosblütenzucker

Für die Füllung
5 Packungen Quark oder Frischkäse (ca. 5 x 185 g) oder Bio-Speisequark (40 % Fett)
250 g Gula Java Fin Kokosblütenzucker
3 EL Dinkelmehl
1 TL Vanillepulver
3 große Bioeier
1 Eigelb
200 ml Sauerrahm
2 EL Matcha Kotobuki
3 Nougatriegel, zerkleinert

Tipp!

Manchmal bilden sich auf dem Käsekuchen während des Abkühlens Risse. Keine Panik, das ist völlig normal!

GESUNDES FÜR ZWISCHENDURCH

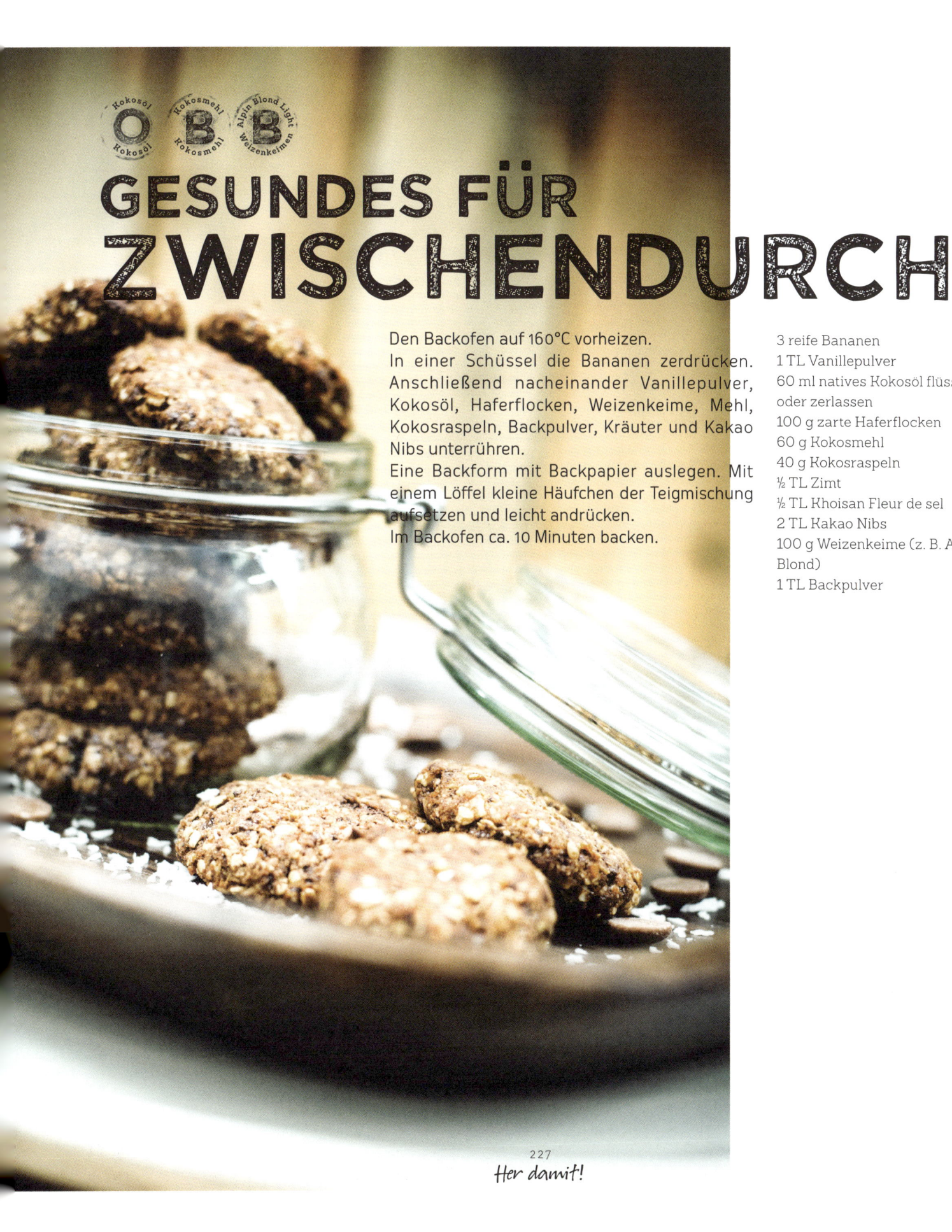

Den Backofen auf 160°C vorheizen.
In einer Schüssel die Bananen zerdrücken. Anschließend nacheinander Vanillepulver, Kokosöl, Haferflocken, Weizenkeime, Mehl, Kokosraspeln, Backpulver, Kräuter und Kakao Nibs unterrühren.
Eine Backform mit Backpapier auslegen. Mit einem Löffel kleine Häufchen der Teigmischung aufsetzen und leicht andrücken.
Im Backofen ca. 10 Minuten backen.

3 reife Bananen
1 TL Vanillepulver
60 ml natives Kokosöl flüssig oder zerlassen
100 g zarte Haferflocken
60 g Kokosmehl
40 g Kokosraspeln
½ TL Zimt
½ TL Khoisan Fleur de sel
2 TL Kakao Nibs
100 g Weizenkeime (z. B. Alpin Blond)
1 TL Backpulver

Her damit!

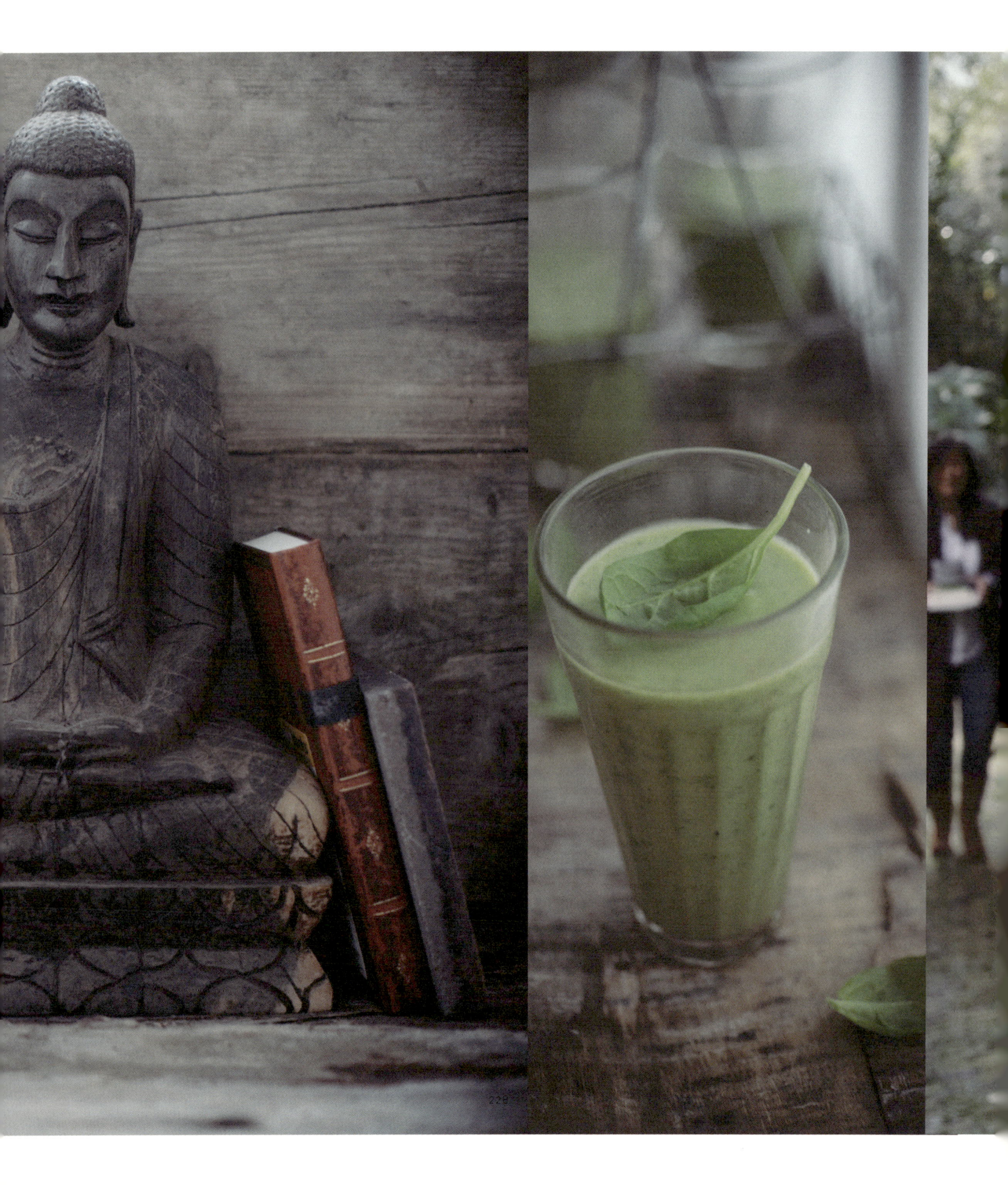

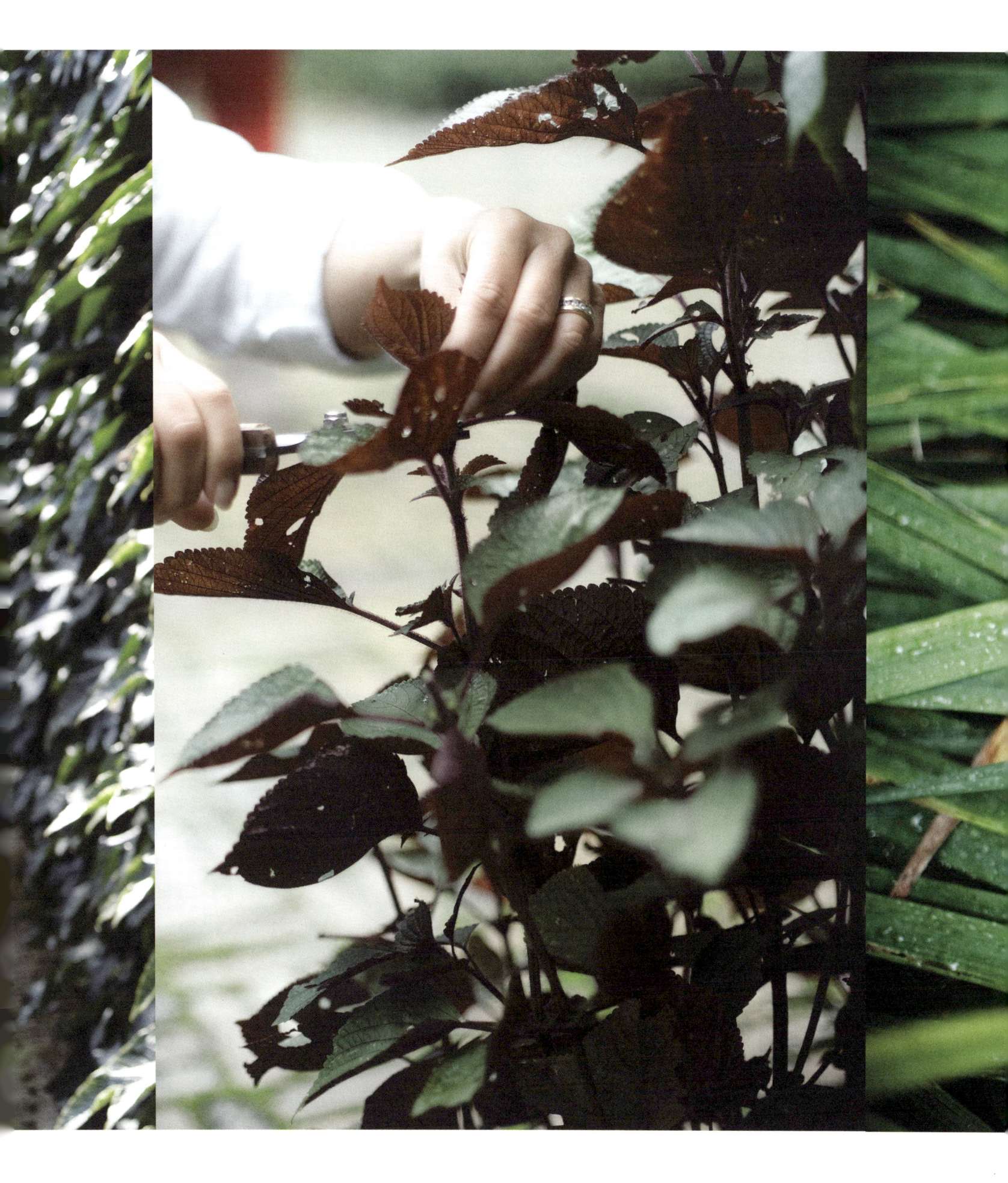

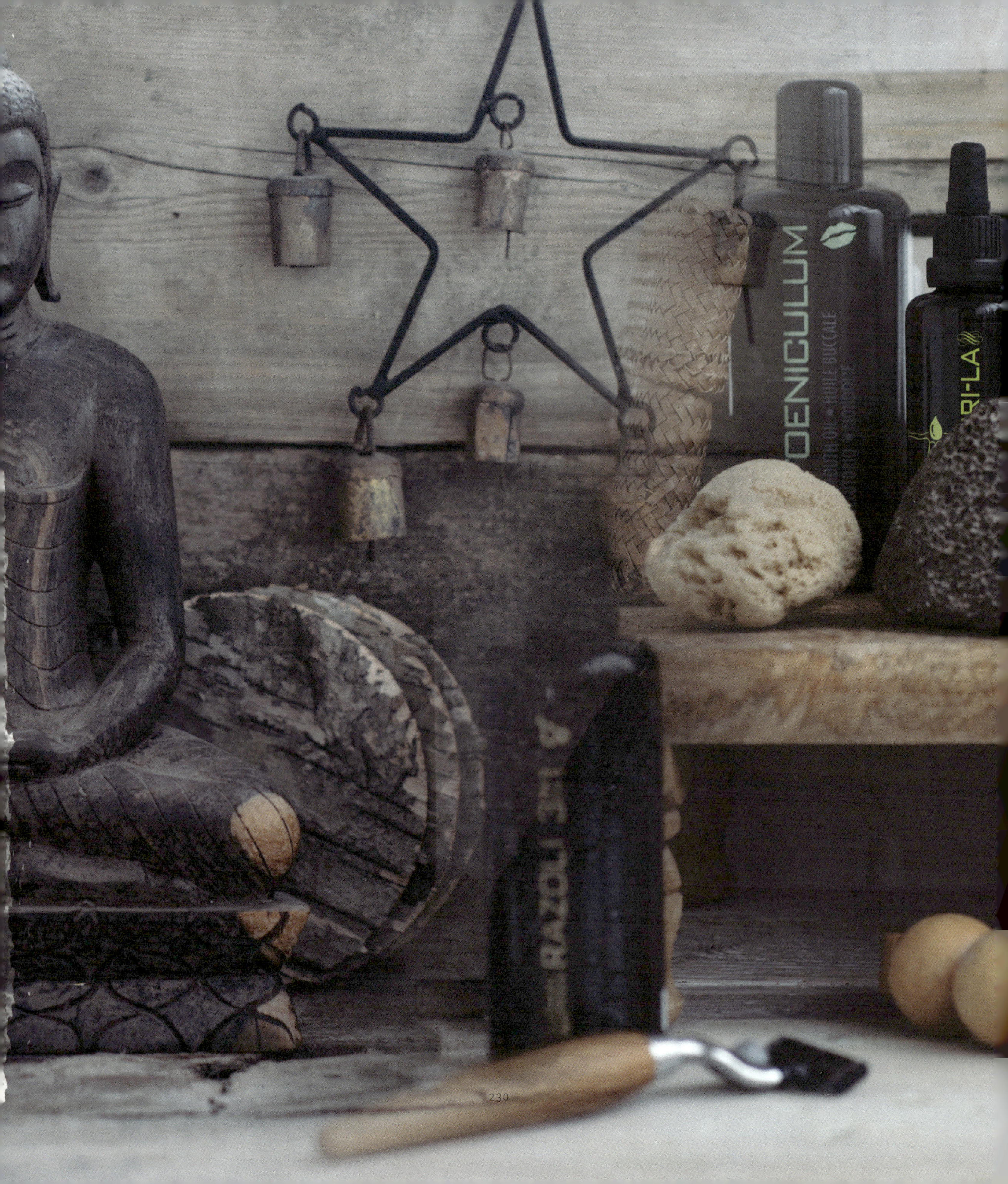
OENICULUM
HUILE BUCCALE

BEAUTY & ERNÄHRUNG

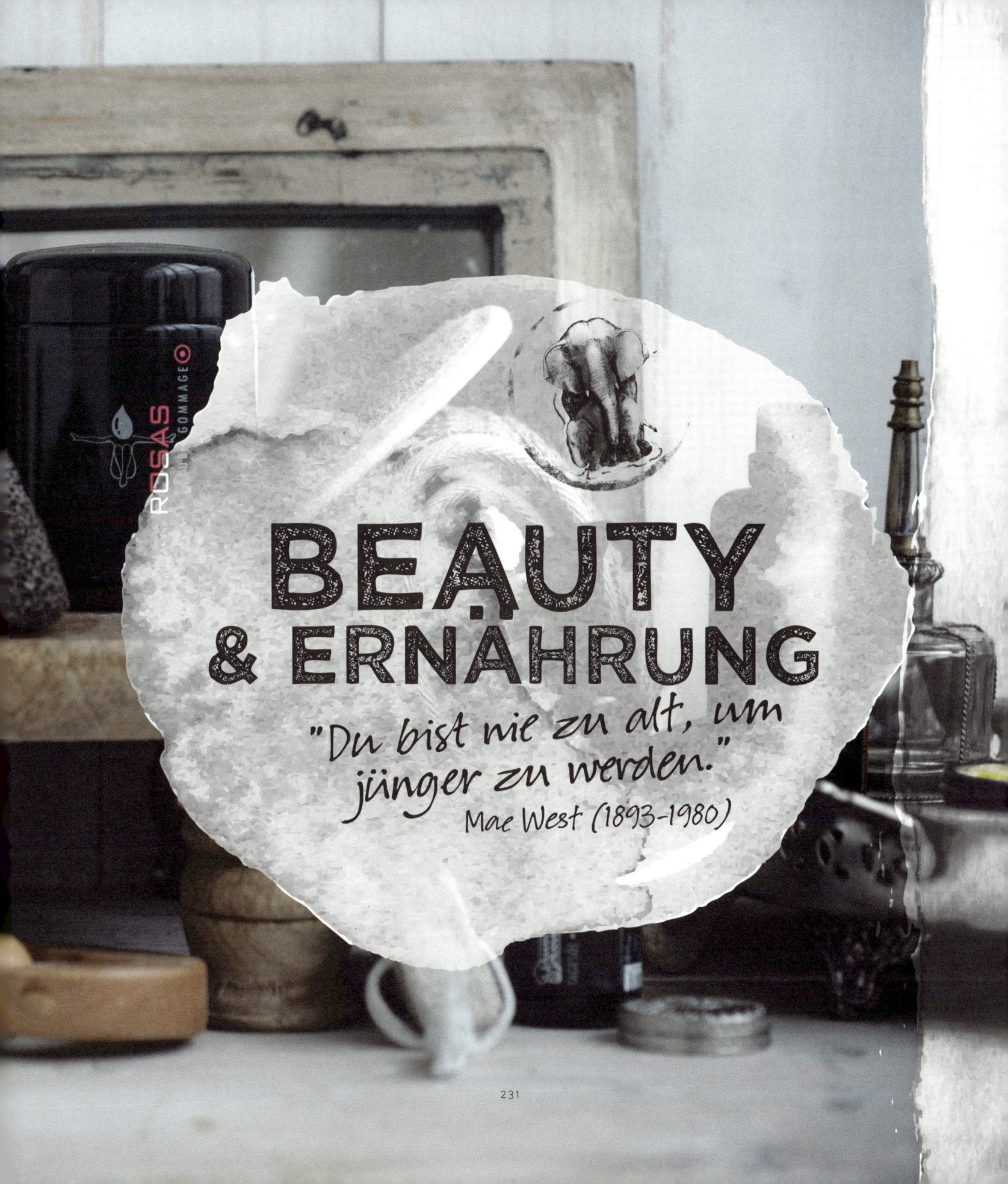

"Du bist nie zu alt, um jünger zu werden."

Mae West (1893–1980)

BEAUTY & ERNÄHRUNG

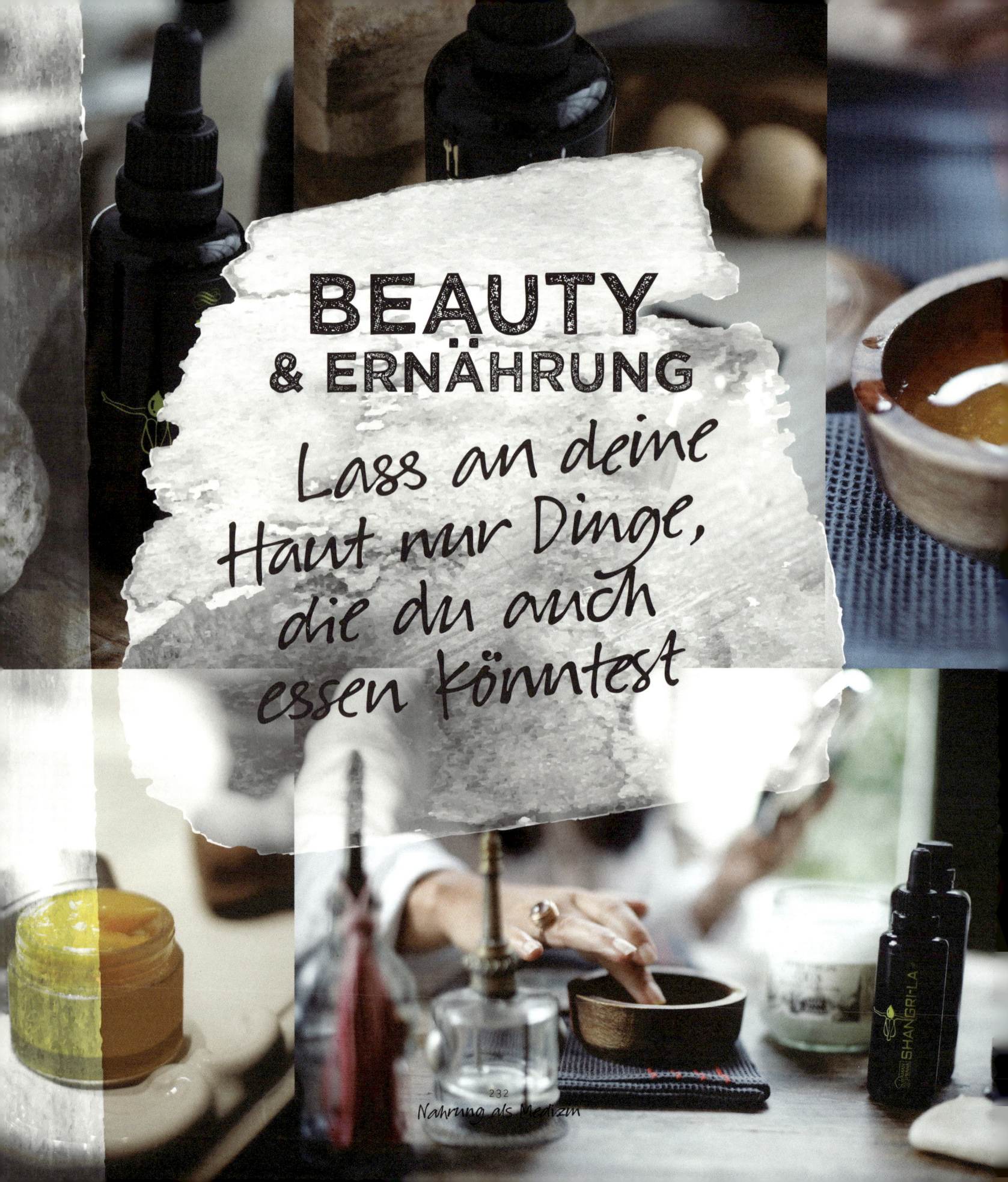

Lass an deine Haut nur Dinge, die du auch essen könntest

WAS ISST DEINE HAUT HEUTE?

"ES IST LEICHTER DIE MENSCHEN ZU TÄUSCHEN, ALS SIE DAVON ZU ÜBERZEUGEN, DASS SIE GETÄUSCHT WORDEN SIND."

Mark Twain

Und das oben stehende Zitat gilt ohne weiteres auch für Kosmetik! Wenn man all den schönen Versprechungen aus der Werbung glauben könnte, müssten alle reifen Fünfzigjährigen aussehen wie zwanzig. Das wäre natürlich fantastisch, aber ... nichts ist weniger wahr.

EINE FANTASTISCHE AUSSTRAHLUNG BEGINNT MIT: WASSER, OBST UND GEMÜSE!

Weil ich früher häufig unter Allergien litt, begann ich mich dafür zu interessieren, was ich auf meine Haut schmierte. Schon bald fand ich heraus, dass in ganz alltäglichen Kosmetikprodukten haufenweise Müll steckt. Wirklich schockierend, glaub' mir. Deine Haut ist das größte Organ deines Körpers und darüber hinaus auch noch ein absorbierendes Organ. Mir wurde klar, dass ich völlig auf dem Holzweg war. Meine Suche nach vertrauenswürdigen Kosmetikprodukten endete nach langer Zeit – in meiner eigenen Küche!

Das war der Beginn des „essbaren" Körperpflegesortiments, das Amanprana unter der Leitung von Dana van Oeteren (Aromatherapeutin) entwickelt hat. Mittlerweile wurde dieses Sortiment enorm erweitert: von Massageölen über Scrubs, Rasieröl, Mundöl (Ölziehen), Make-up-Entferner, Heilmittel, Shangri-La Serum, Tagesöl bis zu einer kompletten Produktlinie für Babys und Kleinkinder.

Hier findest du einige der Rezepte, die ich täglich anwende:

HOMEMADE BEAUTY

Seit ich Kokosöl als Feuchtigkeitsspender verwende, spannt meine Haut gar nicht mehr. Und du musst doch zugeben: Was ist angenehmer, als sich nach einer erfrischenden Dusche von Kopf bis Fuß mit Kokosöl einzucremen?

TAGESCREME SELBST MACHEN

Natives, rotes Palmöl ($1/3$), das jede Menge Vitamin E und Carotin enthält, mit nativem Kokosöl ($2/3$) mischen, das die Schutzschicht der Haut repariert, und dieser Ölmischung einige Tropfen Shangri-La Serum (liefert Antioxidantien) hinzufügen. Gut umrühren, fertig!

GESICHTSTONIC

Einfach Rosenwasser oder Orangenblütenwasser verwenden – gut für deinen pH-Wert!

GESICHTSPFLEGE

In Lombok habe ich mir einmal eine Gesichtsbehandlung mit ausschließlich natürlichen Produkten gegönnt, ein unvergleichlicher Genuss! Dieses „Rezept" gebe ich gerne weiter.
• Reinigung mit Joghurt (oder Tomate)
• Tonic aus Wassermelonensaft
• Scrub aus Kokosblütenzucker
• Maske mit Sojapulver, in Wasser aufgelöst und mit Gurkenscheiben auf den Augen
• Entfernen mit Gurkensaft
• Massage mit Honig

Deine Haut wird sich danach weich wie ein Pfirsich anfühlen!

Beauty & Ernährung

DEODORANT SELBST MACHEN

- 4 EL Natron (Natriumhydrogencarbonat bzw. doppeltkohlensaures Natron)
- 4 EL festes Kokosöl

Alles im Standmixer sorgfältig vermengen lassen, bis eine cremige Paste entsteht. Wer gerne einen Duft möchte, fügt noch einige Tropfen ätherisches Öl hinzu (z. B. Römische Kamille, Rose, Lavendel, Mandarine, Neroli usw.).
Für ein antibakterielles Deo greifst du am besten zu ätherischem Salbei oder Rosmarinöl.

HAARMASKE AUS KOKOSÖL

Vor dem Zubettgehen die Haare mit Kokosöl einschmieren und dabei auch gut die Kopfhaut massieren. Leg dir ein Handtuch unter den Kopf, damit das Öl die ganze Nacht einziehen kann. Morgens einfach wieder auswaschen.

MATCHA-MASKE

- 1 TL Matcha-Tee
- ½ Portion kalter Joghurt (ca. 60 g)

Die Zutaten vermengen. Mit der Creme die gereinigte Gesichtshaut einreiben und 10 Minuten einziehen lassen.
Mit lauwarmem Wasser abnehmen und gründlich spülen. Gönne dir zu diesem Genuss auch noch ein Tässchen Grünen Tee!

FRISCHER ATEM NACH INDISCHER TRADITION

- 2 EL Bockshornkleesamen
- 2 EL Kreuzkümmelsamen
- 1 EL Anissamen
- 1 TL Sesamkörner
- 2 Tropfen ätherisches Minzöl
- 2 EL Kokosraspeln
- 1 EL Gula Java Fin

Wesentlich gesünder und umweltfreundlicher als Kaugummi!

GESÜNDERE NÄGEL

Gönne ihnen regelmäßig eine Massage mit – ja, genau: Kokosöl

LÄUSEMITTEL

Kein chemisches Zeug auf dem Kopf deines Kindes! Mit einer Mischung aus ätherischen Ölen machst du den Läusen den Garaus. Vermische 1 Teil ätherisches Lavendelöl mit 1 Teil Terpentin und 9 Teilen Kokosöl. Diese Mischung abends gut in die Haare einarbeiten. Zum Schlafen ein Handtuch um den Kopf wickeln. Morgens die Haare waschen und mit dem Läusekamm auskämmen. Läuse ade!

Tipp!

Grüner Tee ist eine wahre Bombe natürlicher Antioxidantien (Polyphenole). Und wie es der Zufall so will, sind es die Antioxidantien, die deinen Körper gegen frühzeitiges Altern schützen. Also immer schön eincremen!

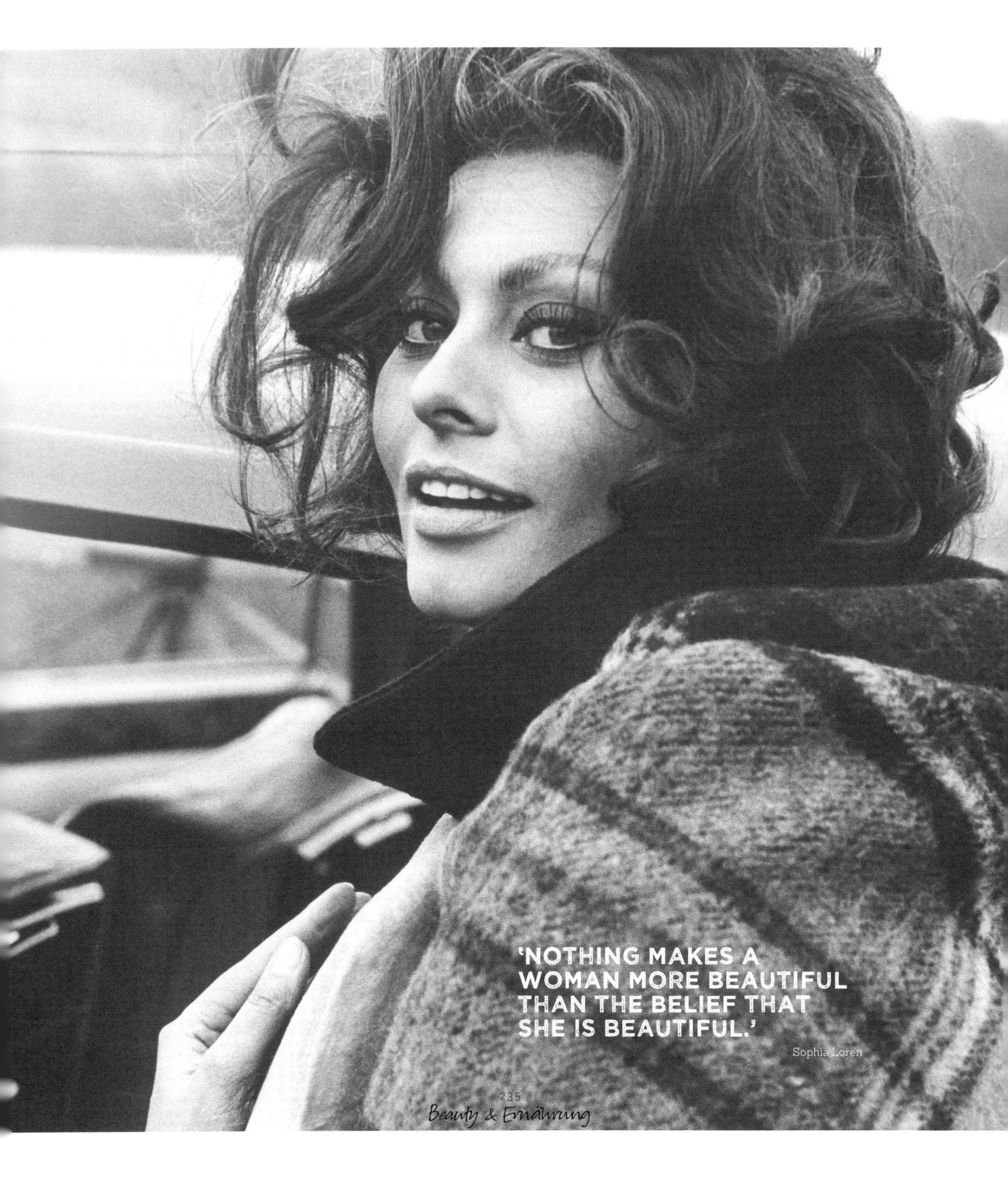

'NOTHING MAKES A
WOMAN MORE BEAUTIFUL
THAN THE BELIEF THAT
SHE IS BEAUTIFUL.'

Sophia Loren

Beauty & Ernährung

FAKTEN AUS DEN

Amanprana

PHARMA-GIGANT GLAXO-SMITH-KLINE

'ACCIDENTALLY' RELEASED 45 LITERS OF CONCENTRATED LIVE POLIO VIRUS IN THE ENVIRONMENT

By Global Research News
Global Research, October 02, 2014

FISCH NICHT GESÜNDER ALS FLEISCH

Quelle: Le Journal de Montréal 5/10/2013
Nicht weniger als 47 Prozent aller Fische, die auf dem Teller landen, sind nicht die, die man bestellt hatte!

Consumers Association schrieb:

DEADLINE TOMORROW: HELP STOP 'AGENT ORANGE' CROPS!

The U.S. Department of Agriculture (USDA) and the Environmental Protection Agency (EPA) want to approve Dow's new Enlist-brand corn and soy crops that are engineered to resist a deadly herbicide, concocted from a combination of Monsanto's Roundup and Dow's 2,4-D herbicide. (2,4-D is one of the chemicals used to create Agent Orange, used by the U.S. Army to defoliate jungles and destroy food crops during the Vietnam War).

PLASTIK AUF EINER MÜLLHALDE NAHE DEM STRAND VON MUMBAI

© REUTERS/Adeel Halim
Die Richter gingen damit auf eine Frage zweier Tierschutzorganisationen ein, die auf gerichtlichem Wege die öffentliche Aufmerksamkeit auf die extreme Verschmutzung mit Plastikabfällen in Indien richten wollten. Die Organisationen hatten in den Mägen von Kühen bis zu 60 kg Plastikmüll nachgewiesen.

JOURNALIST

SO WERDEN POMMES FRITES

Michael Pollan ist Autor, Journalist und Professor für Journalistik an der Universität von Kalifornien, Berkeley. Seine Forschung konzentriert sich hauptsächlich auf die industrielle Erzeugung von Lebensmitteln. Pollan hat eine einfache Lösung für unser gescheitertes Nahrungserzeugungssystem: Wir müssen unsere Abhängigkeit von Großkonzernen verringern. In den Vereinigten Staaten verwendet die Fastfoodkette McDonald's zur Herstellung seiner Pommes Frites vorwiegend die Kartoffelsorte „Russet Burbank", eine sehr langsam wachsende Sorte. Die Kartoffeln dürfen keine Flecken haben, was in der Praxis Probleme aufwirft, weil diese Kartoffelsorte anfällig für den Blattrollvirus ist. McDonald's möchte keine Kartoffeln mit Flecken und Streifen. Der einzige Weg, die Russet Bur-

„PLASTIKTÜTEN GRÖSSERE BEDROHUNG FÜR INDIEN ALS ATOMBOMBE"

BRÜSSEL, 9. Mai 2012
Die ungebremste Verwendung von Plastiktüten verstopft Seen und Kanalisationssysteme, was eine größere Bedrohung für die zukünftigen Generationen Indiens darstellt als ein Atomangriff. Diesen bemerkenswerten Richterspruch fällte der indische Oberste Gerichtshof.

MEDIEN

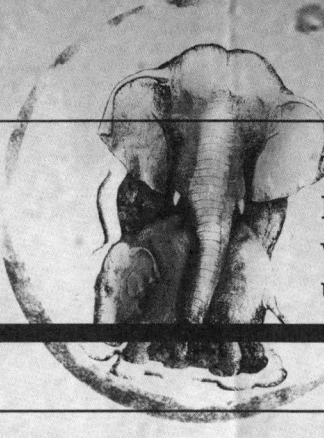

Täglich werden in den Zeitungen und Medien Fakten darüber veröffentlicht, was alles mit unserer Ernährung und unserem Planeten falsch läuft:

Nahrung als Medizin

ENTHÜLLT: ON MCDONALD'S HERGESTELLT

bank gegen den Blattrollvirus zu schützen, ist das Besprühen mit dem Wirkstoff „Methamidophos" (Handelsname Monitor), einem Unkrautvernichtungsmittel. Dieses Mittel ist so giftig, dass die Landwirte des Bundesstaates Idaho, die diese Kartoffeln anbauen, fünf Tage lang ihre Felder nicht betreten. Nach der Ernte werden die Kartoffeln unter kontrollierter Schutzatmosphäre in Scheunen mit den Ausmaßen eines Fußballstadions gelagert, weil sie in den ersten sechs Wochen nach der Ernte noch nicht für den Verzehr geeignet sind. Man muss sie erst von sämtlichen Chemikalien befreien.

MÄDCHEN (7) VON AUTISMUS GEHEILT: DURCH VERMEIDUNG VON E621

2. April 2014

Eine amerikanische Biochemikerin glaubt herausgefunden zu haben, wie man Autismus heilen kann. Ihrer Meinung nach dreht sich alles um den Zusatzstoff Mononatriumglutamat (MSG), bzw. E621. Dieser Geschmacksverstärker kommt nicht nur in der chinesischen Küche zum Einsatz, er sitzt mittlerweile in 5 Prozent sämtlicher verarbeiteter Lebensmittel, häufig ohne dass der Verbraucher sich dessen bewusst ist. In nur 1 Prozent der Fälle wird dieser Stoff tatsächlich in der Liste aller Inhaltsstoffe auf dem Etikett aufgeführt.

PESTIZIDE: 1200 ÄRZTE RUFEN ZUM HANDELN AUF

Am Donnerstag, 30. Januar 2014, erschien der auf Initiative der Ärztevereinigung von 1200 Ärzten unterschriebene Aufruf „Pestizide: Ärzte aus dem französischen Mutterland und den Antillen warnen", der vor den gesundheitsschädlichen Folgen von Pestiziden warnt.

INSEKTIZIDE URSACHE FÜR ALZHEIMER

Alzheimerpatienten haben höhere Konzentrationen von Insektiziden im Blut als gesunde Personen. Die Ergebnisse des Forscherteams um Jason Richardson sind erschütternd: Bei 74 der 89 untersuchten Alzheimerpatienten lag die Konzentration um mindestens das Vierfache über dem Durchschnittswert. Ermittelt wurden die Werte von DDE, einem Abbauprodukt des berüchtigten Insektizids DDE.

KAMPF DEN STROHHALMEN!

In Washington D.C. gibt es Bemühungen, die Verwendung von Strohhalmen zu verringern und gegen das damit verbundene Müllproblem anzugehen.
17.10.2014

INTERFEL, ANPP, FNPF SCHEITERN GEGEN DIE BIOCOOP-MEDIENKAMPAGNE

„Kaufe keine chemisch behandelten Äpfel"

Biocoop, das erste Netzwerk von Fairtrade-Geschäften in Frankreich, äußerte sich zufrieden über den Gerichtsentscheid vom 28. Okt. 2014. Der vorsitzende Richter des Bezirksgerichts Paris hatte die einstweilige Verfügung von Interfel (Branchenverband frisches Obst und Gemüse), ANPP (Nationale Vereinigung Birnen und Äpfel) und FNPF (Berufsverband der Obstproduzenten) gegen die Biocoop-Kampagne abgewiesen.

Fakten aus den Medien

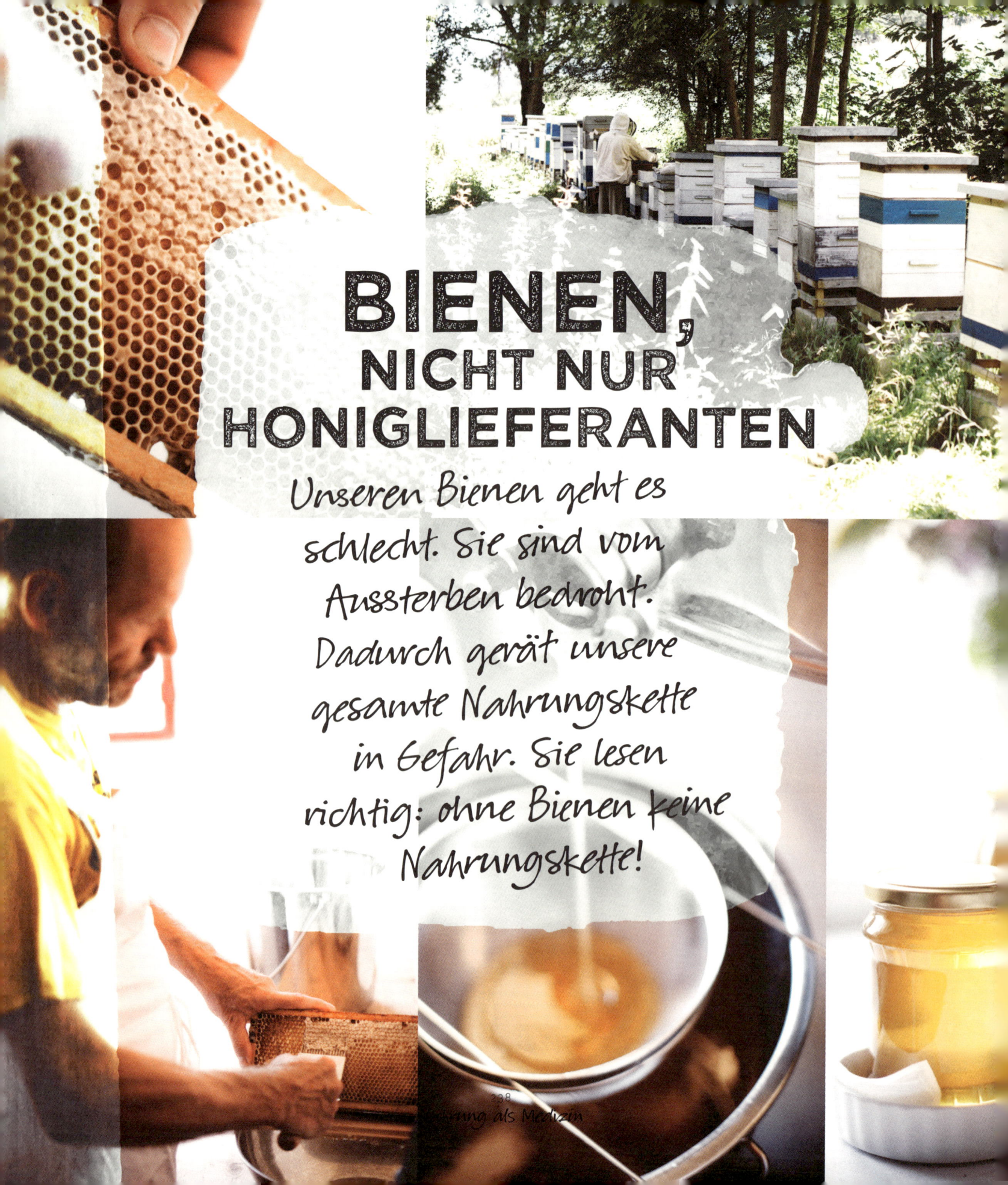

BIENEN, NICHT NUR HONIGLIEFERANTEN

Unseren Bienen geht es schlecht. Sie sind vom Aussterben bedroht. Dadurch gerät unsere gesamte Nahrungskette in Gefahr. Sie lesen richtig: ohne Bienen keine Nahrungskette!

> "WENN DIE BIENEN AUSSTERBEN,
> WIRD VIER JAHRE SPÄTER AUCH
> DER MENSCH AUSSTERBEN."
>
> Albert Einstein

Wer glaubt, dass Bienen lediglich Honig machen, braucht Nachhilfe in Biologie. Bienen arbeiten sehr hart: Sie produzieren nicht nur Honig, sie bestäuben auch viele unserer Nutzpflanzen: Früchte, Nüsse, Ackerpflanzen und Blumen – sie alle wachsen Jahr um Jahr dank unserer Bienen! Sollten die Bienen verschwinden, würde das folglich über kurz oder lang das Ende für unsere Nahrungskette bedeuten.

Die niederländische Umweltorganisation „Natuurpunt" setzt sich deshalb für ein umfassendes Verbot sämtlicher Neonicotinoide ein, weil diese Insektenvernichtungsmittel für Bienen schädlich sind. Ihre Verwendung, so die Annahme, ist die Wurzel des europaweiten, besorgniserregenden Bienensterbens. Das hat eine umfassende Studie der Europäischen Behörde für Lebensmittelsicherheit (EFSA) ergeben.

Doch du brauchst nicht auf Europa zu warten, bevor du selbst etwas unternimmst. Stell' Garten, Balkon oder Giebel mit Blumentöpfen voll, richte ein begrüntes Dach und ein Kräutergärtchen ein, lass' Kletterpflanzen ranken und gib Bienen mehr Chancen, indem du keine schädlichen Chemikalien im Garten versprühst!
Wir haben um die Amanprana-Gebäude und daheim im Garten bereits einige Bienenkörbe stehen, um den Bienen bei ihrem Überlebenskampf zu helfen.

- Es sind nicht nur die Insektizide, Milben, Antibiotika, Inzucht oder Stress, die das Fortbestehen der Bienen gefährden. Es ist die Summe aller Faktoren. Das Bienensterben ist eine Folge des erfolgreichen Fortschritts der Menschheit. Sie sterben durch Zutun des Menschen, der aus diesen einstigen Wildtieren zahme Nutztiere gemacht hat.

- **Bienen werden durch den Menschen ausgebeutet, indem er sie zum Bestäuben industrieller Obstplantagen und aus Geldgier einsetzt, denn es muss so viel wie möglich produziert werden zum geringstmöglichem Preis.** Wir füttern sie mit Antibiotika, nehmen ihnen sämtlichen Honig weg und geben ihnen stattdessen Zuckerwasser. Das Ergebnis? Preiswerter Honig von schlechter Qualität: zwar billiger, aber nicht mehr gesund und katastrophal für die Bienen!

- Der Dokumentarfilm „More than Honey" von Markus Imhoof skizziert den Umgang des Menschen mit den Bienen in den unterschiedlichen Teilen der Welt und wie Bienenvölker leben und arbeiten. Faszinierend und genial, aber auch traurig zu sehen, wie der Mensch die Natur zugrunde richtet. www.morethanhoney.org

- Wer nicht auf Honig verzichten will, sollte Bio-Honig kaufen und am besten eine Sorte, bei der man weiß, woher sie kommt! Bei Honig in Bioqualität kann man sicher sein, dass der Nektar, den die Bienen gesammelt haben, aus einem Umkreis von 5 bis 7 Kilometern ohne Industrie, konventionelle Landwirtschaft oder Autobahnen stammt. Darüber hinaus sammeln die Bienen ihren Nektar von nicht genmanipulierten Pflanzen in Naturschutzgebieten. Und wenn sich die Bienen zum Überwintern in ihren Stock zurückziehen, leben sie natürlich von ihrem eigenen Honig, nicht von raffiniertem Zuckerwasser!

- Wer Bienen im eigenen Garten ein Zuhause gibt, muss sich nicht fürchten: Sie interessieren sich nur für Blumen und Pflanzen!

> "SEI FREUNDLICH
> ZUR ERDE."
>
> Dalai lama Tenzin Gyatso

Bienen – nicht nur Honiglieferanten!

BIODIVERSITÄT = UNVERZICHTBAR!

Im Laufe der Geschichte unseres Planeten wuchsen auf ihm rund 80 000 essbare Pflanzenarten. Und was ist davon bis heute noch übrig geblieben? 3000 Arten. Welche Verarmung unserer Esskultur … ALARM!

ZURÜCK ZU EINER GESUNDEN ESSKULTUR (UND LANDWIRTSCHAFT!)

Kurz mitdenken: Eine gesunde Person benötigt rund fünfzig bis hundert chemische Verbindungen und Spurenelemente, um gesund zu bleiben. Aber … raffinierte oder verarbeitete Nahrungsmittel liefern diese Stoffe natürlich nicht. Was ist also von essenzieller Bedeutung in diesem Szenarium? Biodiversität!

Und gerade in diesem Punkt läuft es bei den Landwirten häufig falsch – auch wenn sie das gar nicht immer beabsichtigen.
Der Trend zu mehr Größe und Einheitlichkeit setzt sich auch in der Landwirtschaft durch. Landwirte haben sich auf Monokulturen verlegt und große Unternehmen, wie Monsanto, drücken unserem Speiseplan ihren Stempel auf.

WENIGER MONSANTO

Die Europäische Kommission will Landwirte und Kleinbauern dazu verpflichten, nur noch offiziell registriertes Saatgut zu verwenden. Dieses Saatgut wird weltweit jedoch lediglich von einer Handvoll Konzernen (z. B. Monsanto) angeboten.

Das Ergebnis:
- Die Diversität auf dem europäischen Lebensmittelmarkt wird zusehends abnehmen.
- Eine ganze Reihe historischer Getreide- und Gemüsearten werden endgültig von unserem Speiseplan verschwinden.
- GVO (genetisch veränderte Organismen) werden die neue Normalität.

Natürlich ist der enorme Einfluss von Unternehmen wie Monsanto und der gesamten Saatgutlobby auf die europäische Politik für uns Normalbürger nicht immer erkennbar oder transparent. Ganz zu schweigen von den vielen Geschmacksverstärkungs-Praktiken!

Deshalb finde ich es so unglaublich wichtig, dass wir Organisationen unterstützen, die sich für den Erhalt natürlicher Biotope und Landschaftsschutzgebiete stark machen.

DIE PHILOSOPHIE DES "SLOW FOOD"

Ich bekenne, dass ich ein großer Fan von Slow Food bin! Die Ziele dieser Organisation sind:
- Der Schutz traditioneller und nachhaltiger Qualitätsnahrungsmittel.
- Die Bewahrung ursprünglicher Anbaumethoden.
- Die Verarbeitung gezüchteter und wilder Pflanzenarten und der Erhalt ihrer Biodiversität
- Aufklärung über und der Erhalt von regionalem Wissen im Einklang mit den vorhandenen Ökosystemen.
- Die Aufwertung von Käse aus Rohmilch*
- Der Einsatz für eine Welt ohne GVO.
- Nachhaltige Fischerei
- Und noch vieles andere mehr.

*Mehr erfahren? Lies die „Grundsatzerklärung von Slow Food Deutschland zur Rohmilch und zu Rohmilchkäse" (http://www.slowfood.de/w/files/slow_themen/grundsatzerklaerung_rohmilch_sfd.pdf)

VIELE EINZELNE BILDEN EIN GEMEINSAMES GANZES

Organisationen wie **Slow Food** sind zweifellos unverzichtbar! Sie unterstützen beispielsweise unsere kleinen Safranbauern und -lieferanten aus der spanischen Region Monreal del Campo. Auch Unternehmer wie Franck Monsallier aus dem Périgord, der in seinen Walnussplantagen vier Sorten Walnüsse erntet und das Öl nur aus den ganzen Nüssen presst, profitieren vom Slow-Food-Label.

In Kolumbien arbeiten wir mit **Proaves**, einer Umweltschutzorganisation zusammen. Sie setzen sich für den Erhalt der Biodiversität des Regenwalds, Lebensraum für unzählige Arten, ein. Auch den Gefahren im Zusammenhang mit der Monokultur von Palmbaumplantagen geben sie immer wieder politisches Gewicht. Und das ist ein Glück!

Wir von Amanprana unterstützen die Biodiversität nach Kräften. Deshalb findest Du auch die Urdinkelsorte Oberkulmer Rotkorn und den Manitoba-Weizen in unserem Produktangebot und nicht einfach irgendwelche Nullachtfünfzehn-Sorten.

Aus dem gleichen Grund gaben wir unserem Kokosblütenzucker den Namen **Gula Java**, der direkt auf das Herkunftsland Java verweist, die Insel, auf der dieser Zucker gewonnen wird. Wir unterstützen damit eine lokale Kooperative. Unter der humanitären Dachorganisation HIVOS, die sich für die Frauenrechte einsetzt, produzieren eine Reihe von Familien unseren köstlichen Kokosblütenzucker. Dadurch können wir an den großen Plantagen vorbei arbeiten und möglichst viel Gewinn geht an die lokale Bevölkerung. Großartig, nicht wahr?

Wenn ich in London bin, gehe ich immer zu meinem Lieblingsrestaurant: „Neal's Yard Dairy XXX" in Covent Garden (17 Shorts Gardens). Dort erstehe ich himmlischen Käse aus der Region. Einer wie der andere aus Rohmilch und einer wie der andere ein Gedicht!

VANDANA SHIVA: EINE ENERGISCHE DAME!

Vandana Shiva ist eine auf der ganzen Welt bekannte Umweltaktivistin. Sie setzt sich für den Schutz der Umwelt gegen die GVO von Monsanto ein.
Darüber hinaus schult sie Kleinbauern in Indien in der Handhabung biologisch verträglicher Pflanzenschutzmittel. Vandana gründete in Indien die Organisation Navdanya, die sich für den Erhalt der Biodiversität sowie für die Rechte von Bauern einsetzt.
Und als wäre das noch nicht genug, ist sie zudem Vorsitzende der „Research Foundation for Science, Technology and Natural Resource Policy".
Im Zusammenhang mit Biodiversität kann ich ihr Buch „Biopiraterie. Kolonialismus des 21. Jahrhunderts: Eine Einführung" wärmstens empfehlen. Unverzichtbar im Bücherschrank eines jeden Befürworters der Biodiversität!

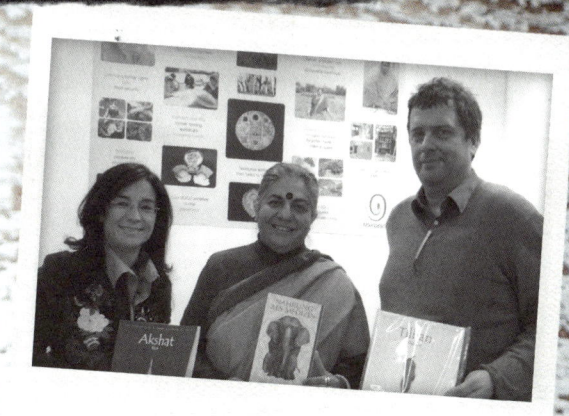

Vandana Shiva

Biodiversität

AMANPRANA SETZT SICH FÜR EINE WELT OHNE PLASTIK EIN!

WEG MIT STROHHALMEN, FLASCHEN UND TÜTEN AUS PLASTIK

Und jetzt ein paar Rätselfragen:

Amanprana sagt NEIN zu Plastikstrohhalmen

Was denkst du, wie viele Plastikstrohhalme jeden Tag weltweit produziert – und weggeworfen werden? Was schätzt du? Es sind 500.000.000! Du hast richtig gelesen: täglich 500 Millionen Strohhalme. Und nach Gebrauch werden sie einfach weggeworfen ... Ein Wahnsinn, findest du nicht auch? Die meisten Plastikstrohhalme landen im Meer. Dort tragen sie zur Vergrößerung der gigantischen Plastikinseln bei: treibende Müllberge aus Millionen Tonnen Plastik (Strohhalme gehören zu den Top 10 in diesen Müllinseln). Verzichte in deinen Cocktails oder Smoothies auf Strohhalme.

Amanprana sagt NEIN zu Plastikflaschen

Was denkst du, wie viele Plastikflaschen jeden Tag weltweit produziert – und weggeworfen werden? Was schätzt du? Es sind 100 Millionen! Allein in Europa landen pro Person mehr als 100 Plastikflaschen pro Jahr auf dem Müll.
Das bedeutet rund 50 Milliarden Einmalplastikflaschen pro Jahr, nur für Europa! Lediglich 1 von 5 Plastikflaschen wird recycelt. Schätzungen zufolge landen pro Sekunde 1500 Plastikflaschen in den Weltmeeren!
Ebenso verrückt: für die Verpackung eines einzigen Liters Wasser werden drei Liter Wasser verbraucht. Bei der Produktion von Plastikflaschen entstehen fünfmal so viele Treibhausgasemissionen als bei der Produktion von Glasflaschen. Darüber hinaus gelangen chemische Schadstoffe in Trinkwasser, Speiseöl oder Nahrungsmittel.

Amanprana sagt NEIN zu Plastiktüten

Was denkst du, wie viele Plastiktüten jeden Tag weltweit benutzt – und weggeworfen werden? Was schätzt du? Weltweit werden jede Sekunde 160.000 Tüten benutzt, von denen täglich 100.000 im Meer landen. Pro Jahr werden 5 Trillionen Plastiktüten produziert, ja du liest richtig: 5 Trillionen! Nebeneinander gelegt, würden sie den Globus sieben Mal umrunden.
Plastik fängt erst nach 700 Jahren an, sich in seine Bestandteile zu zersetzen und vollständig abgebaut ist es erst nach 1000 Jahren. Das bedeutet, dass sämtliches Plastik, das jemals produziert wurde, noch immer unzersetzt vorliegt.
Die einzige Veränderung ist, dass es in stets kleinere und stets giftigere Teilchen zerfällt und dadurch die Umwelt weiter verschmutzt. Wusstest du, dass in den Weltmeeren auf der Fläche eines DIN-A-4-Blattes 107 Plastikteilchen zählbar sind?

Über eine Million Seevögel und 100.000 Meeressäuger verwechseln diesen Müll mit Nahrung und vergiften sich auf diese Weise von innen oder sterben einen langsamen, qualvollen Tod. Schrecklich. 44 % aller Seevögel und 100 % aller Fische haben Plastikabfälle in ihrem Körper. Im Jahr 2008 wurde in den Niederlanden ein Wal mit 22 kg Plastikmüll im Magen angespült.

Es wird höchste Zeit ein lautes und deutliches NEIN gegen Plastik auszusprechen!

IST FISCH EINE GESUNDE ALTERNATIVE ZU FLEISCH? GANZ UND GAR NICHT (MEHR)

Oder: Wie man als Konsument einen Beitrag zu gesunden Weltmeeren mit gesunden Bewohnern leisten kann.

WUSSTEST DU SCHON?

- Der Mensch verklappt rund 100.000 (!) unterschiedliche Schadstoffe im Meer. Es lässt sich nicht verhindern, dass diese Stoffe auch in den Meeresbewohnern landen.
- In Zuchtfischen steckt mehr Gift als in Wildfisch (ihr Futter enthält konzentrierte Schadstoffe).
- Je fetter der Fisch, desto mehr Giftstoffe nimmt er auf.
- Raubfische enthalten in der Regel weitaus mehr schädliche Stoffe als kleinere Fischarten.
- Immer mehr Organisationen empfehlen Schwangeren, auf Fisch zu verzichten.
- Fische und Meeresfrüchte enthalten mikroskopisch kleine Plastikteilchen, die auch in unserem Körper landen – wo sie ihre äußerst giftige Wirkung entfalten und unseren Hormonhaushalt stören.
- Die Ozeane enthalten mehr Plastikteilchen als Plankton
- 90% sämtlichen Abfalls in den Weltmeeren besteht aus Plastik.

RETTET DAS MEER

Schon seit dem Jahr 2011 spenden wir von Amanprana mindestens 5 Prozent unseres Gewinns an eine Reihe von Aktionen im Rahmen des Projekts „Rettet das Meer". Unser Dank gilt auch Kim Clijsters, die dieses Projekt ebenfalls unterstützt!

"EINE BESSERE WELT BEGINNT BEI JEDEM EINZELNEN SELBST. GLAS IST SAUBER, KANN WIEDER VERWENDET WERDEN, IST HYGIENISCH, 100 % RECYCELBAR, GERUCHLOS UND VERURSACHT KEINE UMWELTSCHÄDEN. GEFÄSSE AUS GLAS SIND INERT, DAS HEISST: SIE GEBEN KEINE STOFFE AN DAS IN IHNEN ENTHALTENE AB. ICH VERWENDE DAHER DIESE "ECO RESPEKT"-TRINKFLASCHE. SIE IST AUS DICKEM GLAS, MIT EINER STOSSDÄMPFENDEN UND ISOLIERENDEN HÜLLE AUS RECYCLING-MATERIAL, UND SIE ENTHÄLT KEINE GIFTIGEN METALLE."

Dos Winkel, Umweltaktivist, Schoten, Belgien

VIELEN DANK, LIEBE AMANPRANA-FANS, FÜR ZEHN JAHRE TREUE!

BEKANNTE FANS VON AMANPRANA:

KIM CLIJSTERS
(ehemalige belgische Spitzentennisspielerin)
„Ich verwende täglich Amanprana-Produkte für meine ganze Familie. Sowohl die Körperpflegeprodukte (Shangri-la und Alana) als auch das Kokosöl, Gula Java Kokosblütenzucker und den Matcha. Amanprana ist meine Lieblingsmarke!"

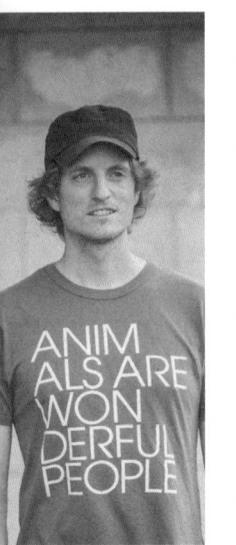

SEBASTIAN COPIEN
(Koch, Kochbuchautor und Ernährungstrainer)
Ich arbeite in meiner Küche ausschließlich mit den besten biologischen Produkten und da ist man bei Amanprana immer gut aufgehoben. Ich bin ein echter Fan der Kräuter von Amanprana, der Mischung ORAC Botanico. Ich koche gerne damit und verwendet diese Kräuter gerne in meinen Gerichten. Diese Mischungen enthalten nicht weniger als 9 verschiedene Zutaten. Die Mischungen, die unter anderem Sumakbeere, Khoisan Fleur de sel, Seegräser und Kräuter mit einem enorm hohen Gehalt an Antioxidantien enthalten, eignen sich hervorragend zum Würzen köstlicher Speisen. Insbesondere dann, wenn man nur mit Gemüse, also rein vegan, kocht, kann die Zugabe der richtigen Kräuter für unvergesslichen Wohlgeschmack sorgen.

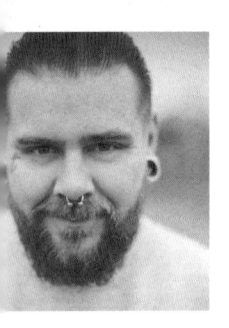

STEFANO VICINOADIO
(Koch und Fotograf)
„Drei Tage habe ich bei Amanprana verbracht, weil ich diese Produkte großartig finde. Als ich die Kräutermischung ORAC Botanico-Mix zum ersten Mal nach Besuch der BIOFACH in Hamburg verwendete, wusste ich sofort, dass das etwas Besonderes war."

MARTINE PRENEN
(Fernsehmoderatorin und Gesundheitsberaterin)
Eine energische Dame, die neben ihrer Fernsehkarriere nicht nur Journalistin und Moderatorin ist, sondern auch noch Gesundheitscoach und Yogafan!
„Mit Dank an Amanprana und Noble-House für ihre fantastischen Öle, Tees, Kokosblütenzucker und Kokosöle. Das sind nicht nur leckere Produkte. Sie wurden darüber hinaus auch mit Respekt für Mensch und Umwelt hergestellt."

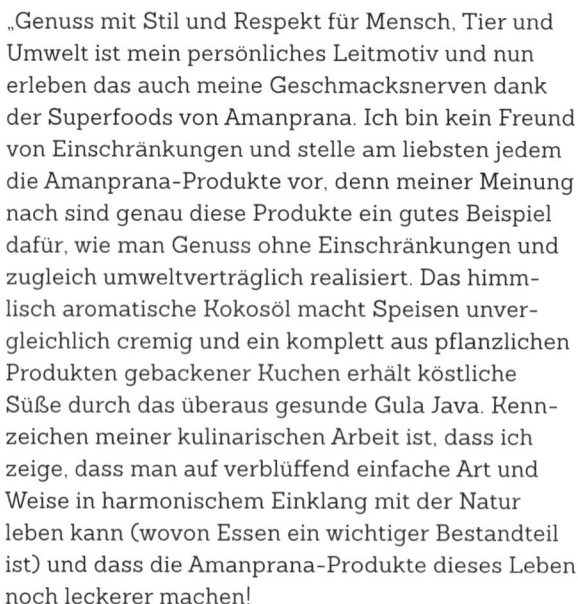

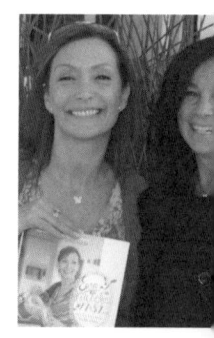

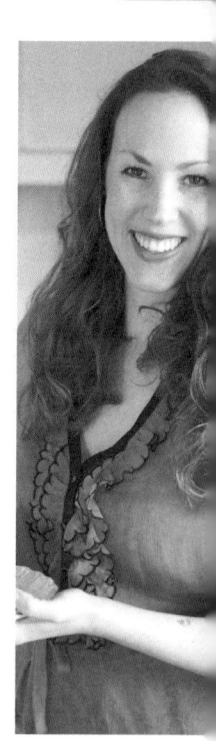

LISETTE KREISCHER
(Gründerin von The Dutch Weed Burger und Kochbuchautorin)
„Genuss mit Stil und Respekt für Mensch, Tier und Umwelt ist mein persönliches Leitmotiv und nun erleben das auch meine Geschmacksnerven dank der Superfoods von Amanprana. Ich bin kein Freund von Einschränkungen und stelle am liebsten jedem die Amanprana-Produkte vor, denn meiner Meinung nach sind genau diese Produkte ein gutes Beispiel dafür, wie man Genuss ohne Einschränkungen und zugleich umweltverträglich realisiert. Das himmlisch aromatische Kokosöl macht Speisen unvergleichlich cremig und ein komplett aus pflanzlichen Produkten gebackener Kuchen erhält köstliche Süße durch das überaus gesunde Gula Java. Kennzeichen meiner kulinarischen Arbeit ist, dass ich zeige, dass man auf verblüffend einfache Art und Weise in harmonischem Einklang mit der Natur leben kann (wovon Essen ein wichtiger Bestandteil ist) und dass die Amanprana-Produkte dieses Leben noch leckerer machen!

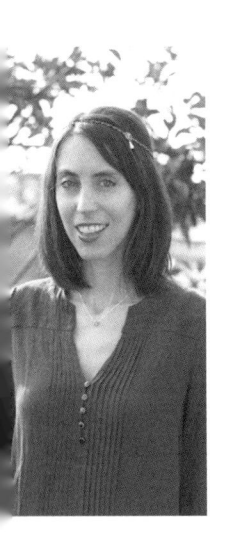

REBECCA LEFFLER
(Bloggerin und Autorin von „Très Green, Très Clean, Très Chic" und „Green, Glam & Gourmande" sowie "Groen is geweldig"!)
„Ich bin schon lange ein großer Fan von Amanprana-Produkten! Auf meinen Reisen in die Vereinigten Staaten nahm ich immer meine Lieblingszutaten (damals noch ein Geheimtipp, heute nicht mehr) aus Europa mit: Gula Java Cacao, Gula Java Brut, Gula Java Matcha und meinen weltbesten Favoriten, Amanpranas Kräutermischung ORAC Botanico-Mix, die in jedem Gericht eine unglaubliche Menge an Aromen und Nährstoffen explodieren lässt. Endlich sind diese Produkte auch in den USA erhältlich. Wirklich aufregend!"

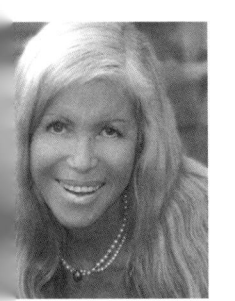

BARBARA SIMONSOHN
(Reikilehrerin und Autorin, Hamburg)
„Ich habe die Öle von Udo's Choice ausprobiert und auch sämtliche Öle von Dr. Johanna Budwig. Mir gefällt der Geschmack des Okinawa Omega Happy Delight einfach noch besser, es ist leckerer als die anderen, weil es im Abgang überhaupt nichts Bitteres hat. Amanprana schmeckt mild und schlichtweg köstlich."

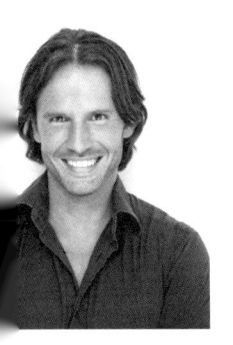

RALPH MOORMAN
(Lebensmitteltechnologe und Gesundheitsberater)
„Ich plädiere für gesunden Menschenverstand und unbehandelte Biolebensmittel, Nahrungsmittel, mit denen möglichst wenig herumexperimentiert wurde. Auch Amanprana beherzigt diese Philosophie. So gibt es in diesen Produkten keine Isolate, Extrakte und chemischen Zusatzstoffe und die Zutaten werden weitestgehend in naturbelassenem Zustand verarbeitet."

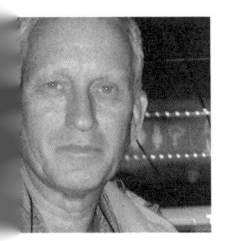

DR. ROBERT STEELOOPER
(Philosoph, Orthomolakularmediziner und ayurvedischer Arzt, Physiotherapeut mit Spezialisation in Manueller Therapie und Elektroakupunktur, Oeiras, Portugal)
„Amanprana kann gute Testergebnisse aufweisen, sämtliche Produkte verfügen über hohe Bovis-Werte und eine ausgezeichnete Qualität!"

ANKIE VAN DER KRUK
(Verfasserin von „Lekker eten zonder buikpijn" [dt.: Lecker essen ohne Bauchschmerzen])
„Ich schreibe gerade ein Kochbuch für Menschen mit Reizdarmsyndrom. Bei meinen Rezepten, die Zucker enthalten, verwende ich den Gula Java Kokosblütenzucker von Amanprana. Das ist für mich der einzige Zucker, den mein Darm verträgt und mit dem man auch gut backen kann."

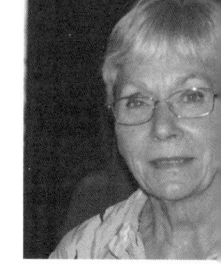

LEEN STEYAERT
(Autorin, Gesundheitsberaterin und Heilpraktikerin)
„Ich empfehle meinen Patienten das native Kokosöl von Amanprana!"

RINEKE DIJKINGA
(Orthomolekularmedizinerin und Heilpraktikerin, NL)
„Warum ich meinen Patienten gerne Amanprana-Produkte empfehle? In erster Linie wegen ihrer verlässlich hohen Qualität und ihres reinen Geschmacks. Darüber hinaus finde ich die Glasverpackungen von großem Vorteil. Nicht nur, weil Verpackungen aus Plastik schlecht für die Umwelt sind, sondern weil auch immer mehr Menschen Beschwerden haben wegen der ‚Xenoöstrogene' aus den Kunststoffen. Und ich schätze ganz besonders Amanprana's Unternehmensphilosophie: Es sind fair gehandelte Bioprodukte, wobei ein beträchtlicher Teil des Gewinns an die Organisation „Red de Zee" (Rettet die Meere) geht.

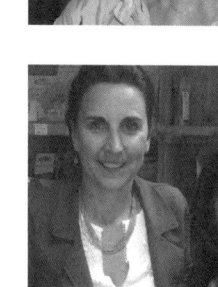

SOPHIE VAN BAARSEN
(Ernährungsberaterin und Verfasserin mehrerer Bücher)
„Das Hautöl von Amanprana ist fester Bestandteil meiner täglichen Körperpflege. Es gibt meiner Haut Nahrung und hält sie jung und geschmeidig. Es ist fantastisch für ein Bad in der Sonne, meine Haut erhält dann einen wunderschönen, bronzenen Farbton, ohne dass sie austrocknet. Es ist rein, naturbelassen und gesund."

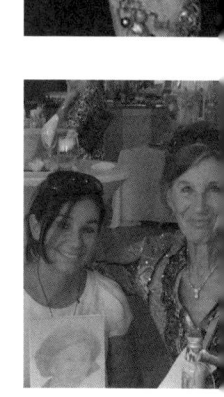

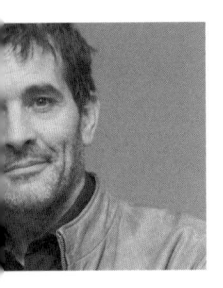

KOEN DE BOUW
(Belgischer Schauspieler)

„Amanprana ist eine Biomarke, die ich nach einer Weile sehr zu schätzen gelernt habe und die einen gesünderen und bewussteren Lebensstil unterstützen kann."

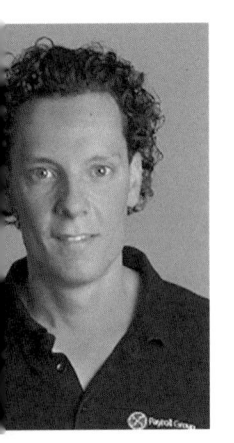

JOOST VINK
(Niederländischer Eisschnelllaufmarathonläufer)

„Wow! Was für ein Erlebnis! So würde ich meine Bekanntschaft mit den Produkten von Amanprana beschreiben. Ich bin schon seit Jahren im Eisschnelllauf auf hohem Niveau aktiv. Ich habe regelmäßig süße Sportnahrung zu mir genommen und dadurch häufig Bauchkrämpfe gehabt. In den letzten Jahren wuchs meine Abneigung gegen diese süßen Sportgetränke und auch mein Zahnarzt empfahl mir, mit all diesem Zuckerzeug vorsichtig zu sein. Für mich ist Amanprana die Lösung. Ein Sportgetränk, das schonend ist für meinen Magen und mein Verdauungssystem, wie beispielsweise Gula Java Cacao."

MARIJKE HELWEGEN
(niederländischer Medienstar und Prominente)

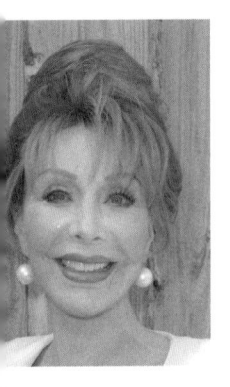

„Jeder, der über einen bestimmten Zeitraum hinweg konsequent Amanprana-Produkte verwendet hat, wird feststellen, dass Amanprana wirkt. Ich bin super dankbar und super glücklich, dass ich Amanprana kennen gelernt habe, denn dadurch haben sich meine Gesundheit, mein Allgemeinbefinden und meine Fitness um ein Vielfaches verbessert, im Gegensatz zu früher, als ich Amanprana noch nicht verwendete."

ANN VANSTEENKISTE
(Tee-Sommelier)

„Wie bereits von anderen Teemarken wurde ich auch von Amanprana gebeten, ihre Teesorten zu beurteilen. Bis dahin hatte ich noch keine Marke gefunden, der ich in Sachen Qualität, Verantwortung und Reinheit volle Punktzahl geben konnte. Amanprana ist die erste Marke, die nicht nur meine Geschmacksnerven, sondern auch mein Herz berührt hat."

DR. GEERT VERHELST
(Arzt - Allgemeinmedizin, Chirurgie und Geburtshilfe)

„Amanprana ist für mich gleichbedeutend mit rein, naturbelassen und nachhaltig. Es wird tatsächlich nichts dem Zufall überlassen, um Kunden unbehandelte Produkte allerhöchster Qualität bieten zu können. Der kleine Aufpreis, den man dafür zahlt, ist Amanprana doppelt und dreifach wert. Heutzutage geben Leute einen Haufen Geld für Computer, Smartphones, Reisen und Autos aus, wollen aber immer weniger für ihre Ernährung bezahlen. Das ist schade, denn jeder weiß, wir haben nur diesen einen Körper und den müssen wir so gut wie möglich pflegen. Schließlich gilt: Man ist, was man isst."

FABIENNE UND DOMINQUE PERSOONE
(Meister-Chocolatiers der Schokoladenmanufaktur „The Chocolate Line", Brügge, Belgien)

„Ich finde eure Produkte fantastisch, sowohl den Gula Java als auch den Gula Java Matcha verwende ich täglich für meinen Joghurt, dazu noch Honig, Nüsse, Haferflocken usw. Der ORAC Botanico-Mix mit Chili kommt bei mir vorzugsweise in Saucen, Gemüseeintöpfe und Suppen und der Gula Java Brut ist mein Zuckerersatz, wenn ich mal etwas Süßes backe. Mittlerweile hat auch mein Schokoprinz (lies: Dominique Persoone) damit in seiner Schokoladenmanufaktur experimentiert. Und ich kann ehrlich sagen: Es schmeckt himmlisch."

ANNEMARIE POSTMA
(Lebens- und Lifestyle-Coach, gefragte Rednerin und Verfasserin vieler Bestseller über bewusst leben und persönliches Wachstum)

„Ich habe mich dazu entschieden, meinen Körper bewusst und gesund zu ernähren. Amanprana hilft mir dabei, meine ausgeglichene Lebenskraft zu fördern."

SERGIO HERMAN

Sergio Herman lässt seiner Kreativität mit Gula Java Matcha freien Lauf: gemeinsam mit Nick Bril verarbeitet er den grünen Tee von Amanprana auf der Speisekarte des „The Jane ", des neuen Restaurants dieses Sternekochs.

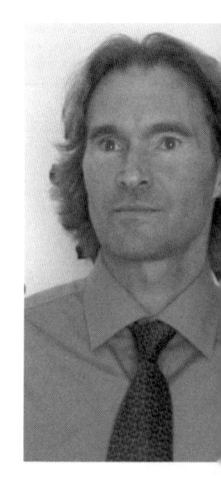

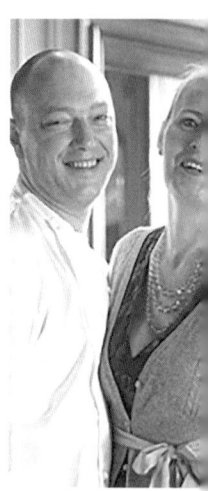

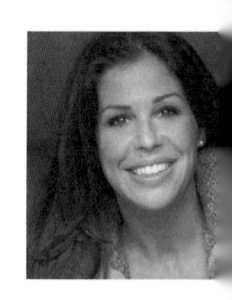

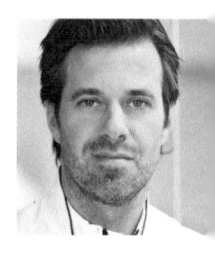

DANKE AN ALLE MENSCHEN, DIE MICH INSPIRIERT HABEN

Ich danke allen Menschen, die mitgeholfen haben, unseren Traum zu verwirklichen, und die Amanprana unterstützt haben! All jenen inspirierenden Menschen, die unseren Weg gekreuzt haben und mit denen wir fantastische Unternehmungen und Projekte durchgeführt haben!

Ich danke so vielen Menschen, dass ich sie unmöglich alle aufführen kann.

Ich danke dem Superteam, das dieses Buch herausgebracht hat! Sarah, für deine Korrekturen; Barbara und Tanja, für dein ehrliches Feedback; Luk, weil du mich in die Welt der Bücher eingeführt und mir so viele Ratschläge und Tipps gegeben hast, für deine Ideen und die wunderschönen Fotos, genauso wie Bram; Mieke, für deine Kompetenz in Sachen Styling und all die geselligen Stunden, die wir zusammen gekocht und gelacht haben; und natürlich merci Stéphane, für deine enorme grafische Kreativität und Begeisterung!

Ich danke Josée vom „Natuurhuis", die mich bei meinen ersten zaghaften Schritten in die Welt der natürlichen Ernährung begleitet hat, die mich ermutigt hat, Kochkurse anzubieten und die unsere allerersten Flaschen Okinawa gekauft hat; danke Mannavita, die unser erster Großhandel waren und an unsere Produkte geglaubt haben; danke allen unseren MitarbeiterInnen in Schoten und im Ausland, vor allem all jenen, die von der erste Stunde dabei sind; danke unserer Nichte Christine D., die eine fantastische Botschafterin für Amanprana ist; danke unseren besten Freunden Karin und Peter Engels (Marathon), die ebenfalls an der Wiege von Amanprana standen und für alle unsere Etiketten und unsere Kommunikation verantwortlich sind und die vor allem Vertrauen in mich und Bart gesetzt und uns unterstützt haben; danke allen unseren Kunden, Einzelhändlern, Großhändlern, VerkäuferInnen usw. und wen auch immer ich möglicherweise vergessen habe.

Ich danke meinen lieben Freundinnen, die mich durch dick und dünn unterstützt haben und immer für mich da sind. Wie Martine Prenen so schön sagt: „Du weißt, hinter jeder starken Frau stehen ein paar starke Freundinnen!"

Ich danke meiner Mutter, weil sie mich auf diese Welt gebracht hat und sich so gut um mich gekümmert hat.

Ich danke meinen beiden großartigen Töchtern, die finden, dass ich die beste Mama der Welt bin.

Und, *last but not least*, gilt mein ganz besonderer Dank Bart, meinem liebevollen, brillanten, Fels-in-der-Brandung-Mann, der dieses Projekt mit möglich gemacht hat, der immer an mich geglaubt und mich angefeuert hat! Danke für all die wunderbaren, leckeren Frühstücksmomente und liebevollen Augenblicke …

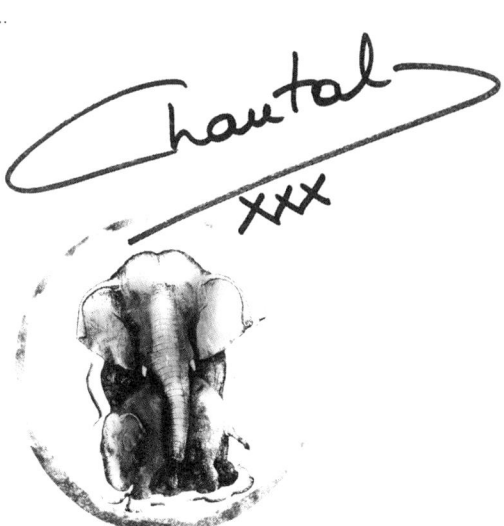

Chantal
xxx

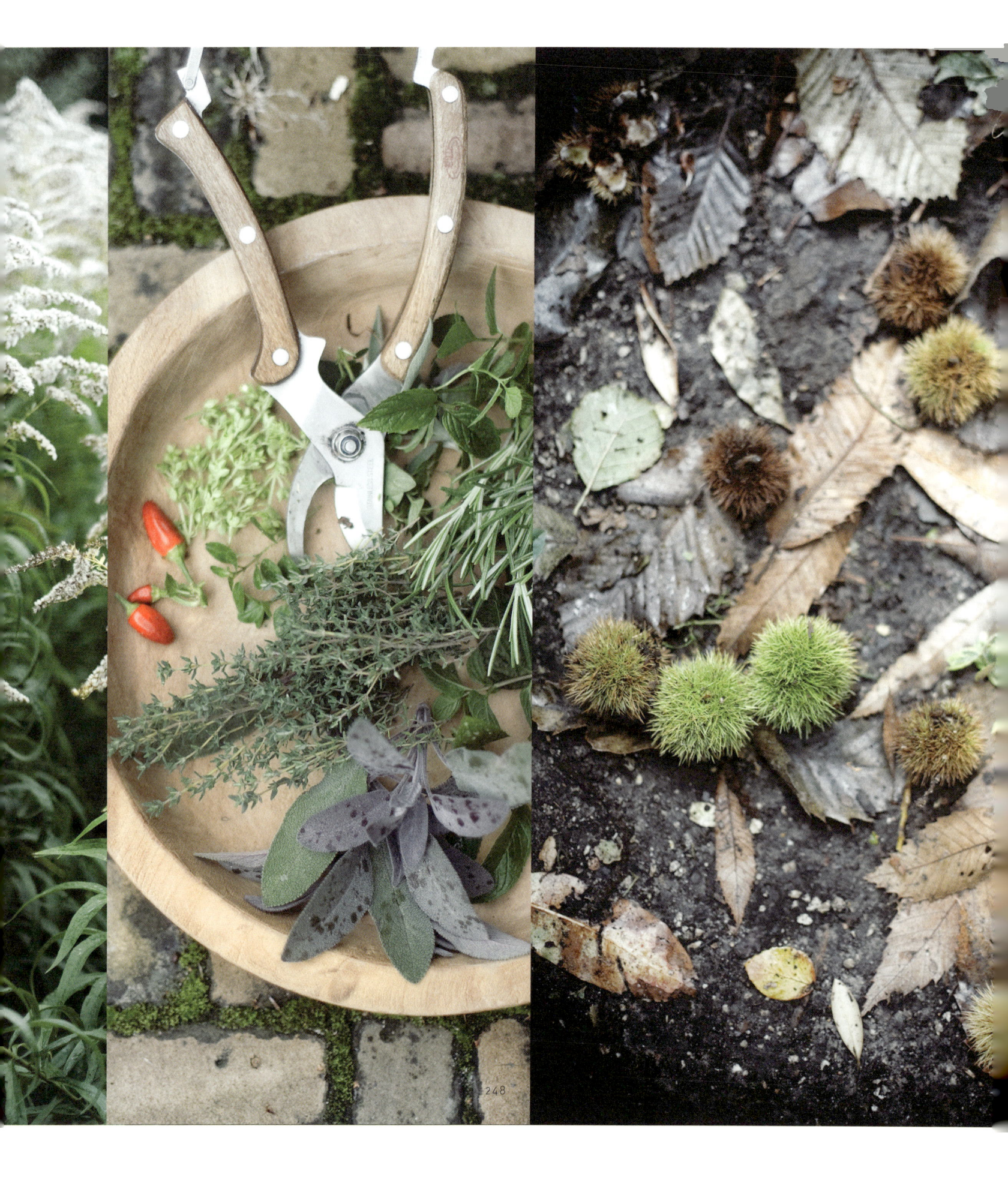

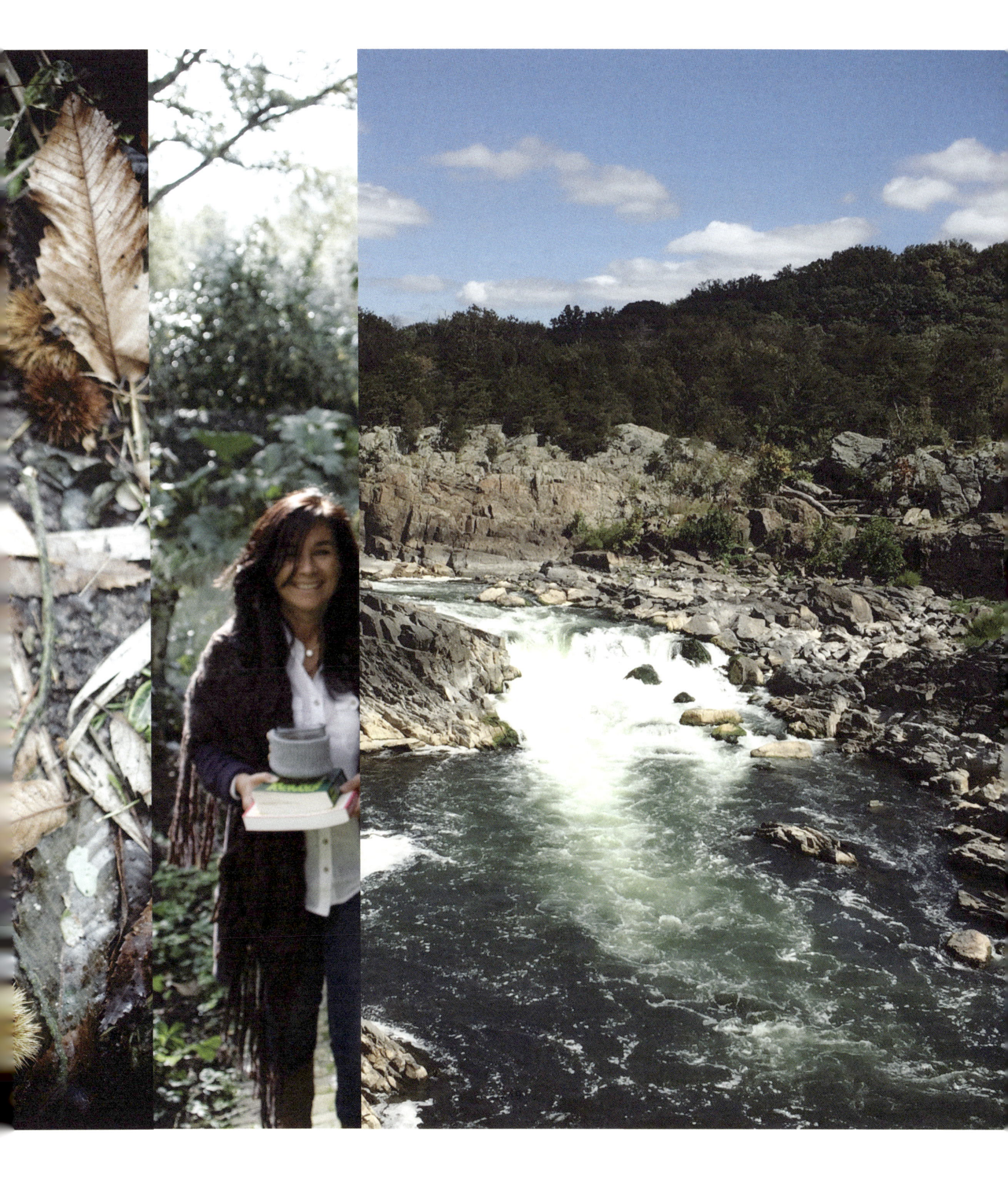

MEIN 10 AMANPRANA-WERTE:

VORBILDFUNKTION
Sei ein Vorbild, beginne bei dir selbst und versuche andere zu ermuntern, zu inspirieren und zu bewundern.

RESPEKT
Behandele jedes lebende Wesen mit Achtung und Respekt, wie Du selbst behandelt werden möchtest.

INNERE HALTUNG
Sei positiv, arbeite hart und gib niemals auf! Und habe vor allem Spaß an dem, was du tust. Lachen ist die billigste Medizin (Lord Byron)

TEAMWORK
Sei ein Teamplayer, Erfolg ist abhängig von der Motivation, dem Gemeinschaftsgefühl und der Kompetenz all jener Menschen, mit denen du dich umgibst und zusammenarbeitest.

UMWELT
Schütze die Umwelt – eine Aufgabe für jeden Einzelnen von uns.

SOZIALES UMFELD
Sei eine gute Kollegin bzw. ein guter Kollege, eine gute Nachbarin bzw. ein guter Nachbar. Gib dem sozialen Umfeld, in dem du lebst, etwas zurück.

ERNEUERUNG
Sei offen für alternative Denkweisen und Innovationen. Höre nie auf zu wachsen und dich weiter zu entwickeln.

BALANCE UND GESUNDHEIT
Lebe gesund und im Einklang mit deiner Persönlichkeit und deiner Arbeit. Gib deinem Körper das, was er verdient!

INTEGRITÄT UND AUFRICHTIGKEIT
Gehe mit dir und deinen Mitmenschen aufrichtig und integer um.

EINZIGARTIG
Versuche, aus allem, was du erlebst, eine unvergessliche Erfahrung zu machen, sodass sich dein Partner, deine Kollegen, Nachbarn oder Kunden mit einem guten Gefühl an das erinnern, was du tust.

251

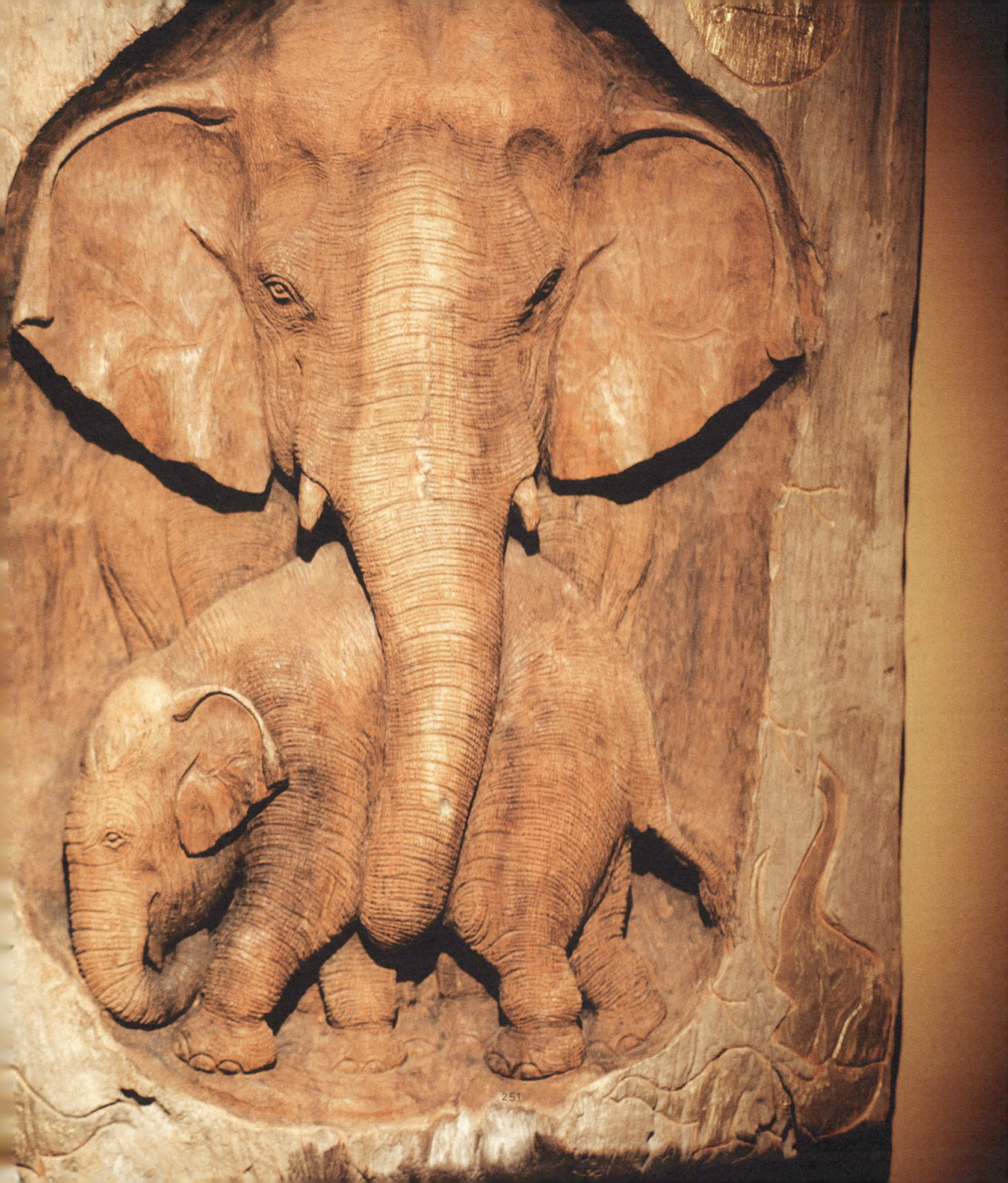

LITERATURVERZEICHNIS

Batmanghelidj, Fereydoon – Wassertrinken wirkt Wunder: Erfolgsberichte von chronisch Kranken
Bergner, Paul – The Healing Power of Minerals
Brazier, Brendan – Vegan in Topform - Das Energie-Kochbuch: 150 pflanzliche Rezepte für optimale Leistung und Gesundheit
Cadbury, Deborah – "Altering Eden: The Femininzation Of Nature"
Caldicott, Chris & Carolyn – World Food Café. Quick and Easy: Vegetarische Gerichte aus aller Welt
Carr, Kris – Kämpfen, Leben, Lieben: Wie ich mich gegen den Krebs wehre
Carr, Kris – Crazy sexy gesund: Iss' Dein Gemüse, entfach' Dein Feuer und leb' aus ganzem Herzen!
De Wet, Gerda – A touch of Rooibos
Dufty, William – Zucker Blues. Suchtstoff Zucker
Ehret, Arnold – Gesunde Menschen: Das Fasten-und Ernährungsbuch des Gesundheitsapostels und Lebensreformers, Prof. Arnold Ehret
Emoto, Masaru – Die Antwort des Wassers
Enders, Giulia – Darm mit Charme: Alles über ein unterschätztes Organ
Fife, Bruce – Ölziehkur
Fife, Bruce – Kokosöl: Das Geheimnis gesunder Zellen
Fife, Bruce – Stopp Alzheimer! - Wie Demenz vermieden und behandelt werden kann
Pollan, Michael – Kochen: Eine Naturgeschichte der Transformation
Pollan, Michael – Das Omnivoren-Dilemma: Wie sich die Industrie der Lebensmittel bemächtigte und warum Essen so kompliziert
Pollan, Michael – Lebens-Mittel: Eine Verteidigung gegen die industrielle Nahrung und den Diätenwahn
Simonsohn, Barbara – Chia-Power: Chiasamen zum Heilen und Genießen mit 111 Rezepten
Simonsohn, Barbara – Heilkraft aus den Tropen
Wolfe, David – Superfoods - die Medizin der Zukunft: Wie wir die machtvollsten Heiler unter den Nahrungsmitteln optimal nutzen
Young, Robert – Die pH-Formel: Für das Säure-Basen-Gleichgewicht, Ihr sicherer Weg zur Traumfigur

Interessante Websites
www.noble-house.tk:
Amanprana, Nahrung als Medizin und Kosmetik, die man essen kann
www.amanvida.eu:
Ein empfehlenswerter Bio-Onlineshop, hat Amanprana-Produkte im Sortiment
www.bertyn.be:
Hersteller von naturbelassenem Seitan
www.beatthemicrobead.org:
Internationale Kampagne gegen Mikroplastik in Kosmetikprodukten
www.theworldcounts.com:
Interessante Fakten über u. a. Ökologie, Nahrungsmittel, Industrie usw.
www.morethanhoney.org:
Eine Website über das Bienensterben
www.slowfood.com:
Organisation zur Förderung einer genussvollen, bewussten und regionalen Essenskultur
www.seafirst.be:
Non-Profit-Organisation zum Schutz der Meere und der Meeresbewohner
www.tunafree.nl:
Kampagne zum Schutz des Thunfischs
www.michaelpollan:
Amerikanischer Philosoph, Journalist und Verfasser mehrerer Bücher über Nahrungsmittel und menschliche Essenskultur
www.worldlandtrust.org:
Weltweit operierende Non-Profit-Umweltorganisation zum Schutz bedrohter Lebensräume
www.phytochemicals.info: list-orac-values:
Hier sind die ORAC-Werte verschiedener Lebensmittel aufgelistet
www.adaptt.org/killcounter.html:
Alles über Veganismus und die Rechte von Tieren

INDEX

A
Algen: 115, 155, 196
Alpin Blond: 42, 50, 51, 78, 120, 124, 222, 227
Auberginen: 195
Avocado: 44, 79, 88, 103, 114, 115, 204

B
Bananen: 44, 50, 126, 127, 215, 217, 227
Buchweizen: 69, 223, 224

C
Cacao+Olive+Red Palm: 62, 88, 106, 113, 135, 150, 152, 176, 193, 196, 197, 198, 203
Cashewkerne: 90, 95, 97, 114
Chia-Samen: 50, 204, 222, 223
Chlorella: 45, 125

D
Daikon: 91, 155
Dinkelmehl: 69, 152, 167, 219, 220

E
Earl Grey: 113, 147, 162, 167, 224
Erbsen: 140, 141

F
Fenchel: 47, 140
Fleur de sel: 80, 90, 97, 109, 111, 114, 121, 123, 124, 150, 152, 176, 179, 193, 197, 200, 201, 202, 203, 204, 215, 216, 219, 222, 223, 224, 225, 227
Frühstück: 50, 78, 111, 223

G
Gember: 42, 47, 49, 93, 95, 111, 115, 129, 138, 141, 146, 147, 153, 154, 155, 170, 200, 214, 226
Grüner Tee: 42, 162, 234
Grünkohlchips: 95
Gula Java Brut: 146, 214, 219, 221, 224, 226
Gula Java Cacao: 50, 51, 148, 149, 170, 220, 223
Gula Java Earl Grey: 113, 147, 162, 167, 224
Gula Java Matcha: 48, 50, 149, 163, 170, 218, 222
Gula Java Rooibos: 47, 103, 147, 166
Gula Java Safran: 44, 50, 51, 110, 129, 149, 170, 195, 203

H
Haferbrei: 50, 51
Halloumi: 135
Hanf: 44, 47, 81, 97, 204, 222, 223
Hermanos Catalán (Olivenöl): 66, 68, 69, 81, 88, 107, 108, 109, 134, 135, 140, 141, 197
Honig: 37, 68, 127, 168, 222
Hummus: 140, 141

I
Ingwer: 42, 47, 49, 93, 95, 111, 115, 129, 138, 141, 146, 147, 153, 154, 155, 170, 200, 214, 226

K
Kakao: 50, 148, 149, 170, 218, 219, 220, 222, 223, 224, 225, 227
Kartoffeln: 150, 176, 179, 191
Käsekuchen: 226
Kefir: 120, 127, 129, 151
Kohl: 79
Kokosblütenzucker: 37, 48, 50, 78, 94, 97, 120, 124, 127, 129, 135, 146, 147, 167, 170, 214, 216, 219, 220, 221, 222, 223, 224, 226
Kokosmehl: P. 42, 120, 121, 123, 124, 125, 126, 127, 222, 225
Kokosöl: 44, 49, 51, 62, 88, 114, 121, 124, 148, 151, 153, 154, 167, 177, 179, 191, 200, 217, 219, 220, 221, 222, 223, 224, 225, 226, 227
Kotobuki Matcha: 226
Kräuter und Gewürze: 45, 62, 63, 68, 81, 93, 95, 104, 109, 111, 115, 134, 137, 138, 141, 146, 147, 151, 153, 154, 169, 193, 196, 198, 203, 204, 214, 227
Kuchen: 220, 224
Kürbis: 107, 137, 179, 198, 200, 201
Kurkuma: 51, 111, 200

L
Lassi: 120
Latte: 147, 149
Libanesisch: 108, 109, 110, 111
Linsen: 152, 200, 203

M
Maca: 47
Mandelmilch: 44, 50; 51, 97, 120, 147, 149, 162, 170, 191
Mango: 42, 44, 47, 93, 120
Matcha: 48, 50, 149, 162, 163, 170, 218, 222, 226
Meersalz: 94, 97, 124, 179, 225, 227
Minze: 37, 44, 48, 79, 81, 90, 104, 108, 109, 151, 162, 166
Miso: 88, 90, 93, 95, 113, 155
Möhren: P. 47, 70, 79, 82, 88, 151, 153, 177, 193, 201

N
Nudeln: 62, 69, 80, 95, 97, 123, 138, 154, 175, 196, 197
Nüsse: 44, 50, 63, 70, 88, 90, 97, 103, 107, 110, 114, 115, 138, 167, 175, 195, 223

O
Okinawa Balance Delight: 44, 47, 48, 78, 80
Okinawa Happy Perilla: 47, 79, 80, 81, 82, 138, 140
Olivenöl: 62, 68, 69, 81, 88, 95, 104, 106, 107, 108, 109, 111, 113, 123, 134, 135, 137, 138, 139, 140, 141, 150, 152, 176, 193, 195, 196, 197, 198, 199, 201, 202, 203, 204
Omega 3/6/9: 51, 63, 78, 80, 81, 82, 103, 125, 138, 140, 170
ORAC Botanico-Mix: 62, 63, 68, 69, 70, 79, 80, 81, 82, 88, 90, 93, 94, 95, 103, 104, 106, 108, 109, 110, 113, 115, 133, 134, 135, 136, 137, 139, 140, 141, 150, 153, 179, 191, 195, 197, 199, 203, 204

P
Paprika: 69, 80, 82, 93, 107, 110, 111, 115, 140, 141, 198, 202, 203
Paranüsse: 97
Pastinake: 177, 196
Pesto: 63, 69, 123, 139, 140, 151
Pineo: 37, 114, 129, 150, 166, 200
Pfannkuchen: 121, 219

Q
Quinoa: 81, 115

R
Rohe: 94, 95, 97
Rotbusch: 47, 50, 103, 147, 162, 166, 169
Rote Beete: 47, 177
Rotes Palmöl: 62, 82, 88, 93, 106, 113, 133, 135, 136, 150, 152, 176, 193, 196, 197, 198, 203, 204

S
Safran: 44, 50, 51, 170
Säfte: 42, 46, 47, 48, 49, 82, 163, 170
Salate: 69, 81, 94, 103, 104, 109, 204
Salatgurke: 37, 48, 49, 88, 94, 108, 114, 115
Schokolade: 218, 220, 224
Seitan: 69, 138, 152, 153
Sesamkörner: 88, 110, 111, 222, 223, 234
Smoothies: 44, 45, 49, 125, 126, 127
Spinat: 44, 47, 49, 107, 115, 155, 199, 203, 204
Spargel: 47, 123, 197
Spirulina: 125
Sportgetränke: 170
Süßkartoffeln: 113, 154, 177, 179, 201
Sumak: 108, 111, 140
Suppen: 88, 93, 114, 150, 151, 152, 153, 154, 155, 191

T
Tee: 146, 147, 163, 166, 167, 168, 169, 214
Tomaten: 80, 88, 93, 107, 108, 109, 110, 123, 135, 195, 198, 203

V
Verde Salud (Olivenöl): 66, 104, 107, 123, 137, 138, 139, 195, 198, 199, 201, 202, 204

W
Walnussöl: 63, 70
Wassermelone: 42, 104
Weizenkeime: P. 42, 50, 51, 78, 119, 120, 124, 126, 222, 227

Z
Zimt: 51, 78, 111, 120, 146, 147, 148, 149, 198, 200, 216, 217, 221, 223, 224, 225, 227
Zucchini: 136, 139, 141, 151, 198, 204

Amanprana-Produkte sind in gut sortierten Bioläden und Reformhäusern oder im Onlineshop www.amanvida.eu erhältlich.

Literaturverzeichnis & Index

Bitte registriere dich auf unserer Website. Wir senden dir dann regelmäßig einen Newsletter mit Informationen:
www.noble-house.tk

Redaktion: Chantal Voets
Chefredaktion: Sarah Devos und Barbara Daelemans

Styling: Mieke Goffin (miXst) und Chantal Voets
Gestaltung: FK Branding Lab & More
Fotos: Jackie Borromeo, Prana Yoga, Foodphoto, Peter Engels, Stefano Vicinoadio, Chantal Voets und Bart Maes

Übersetzung deutsche Ausgabe: Katrin Bosse
Übersetzung französische Ausgabe: Sophie Lamoriniere
Übersetzung Engelse Ausgabe: ElaN Languages

Bioset ist ein holzfreies, ungestrichenes und natürliches Papier mit einem warmen Farbton. Für die Herstellung eines Kilos Papier werden nur drei Liter Wasser verbraucht (herkömmliche Fabrikation: 10 Liter). Bioset ist FSC-zertifiziert und wird chlorfrei produziert (TCF). Der Hersteller, Arctic Paper, ist ein CO_2-freundliches Unternehmen mit EMAS-Prüfzeichen (Eco Management und Audit Scheme).

Die Druckerei Graphius in Gent (Belgien) übt ihre Aktivitäten in verantwortungsvoller Rücksichtnahme auf die Umwelt aus. Sämtliche Normen und Vorschriften werden äußerst strikt eingehalten und schädliche Auswirkungen auf die Umwelt auf ein Minimum reduziert. Dieses Buch ist in einem alkoholfreien Druckprozess unter Verwendung mineralölfreier Druckfarben und Lacke sowie einer sparsamen Verwendung von Druckfarben entstanden.

Wenn Du Bemerkungen oder Fragen hast, nimm bitte Kontakt auf: contact@chantalvoets.com

Verlag - Tai-Pan N. V., 2015
ISBN: 978 90 824 7071 0
D/2015/13775/2

Alle Rechte vorbehalten. Aus dieser Publikation dürfen ohne vorherige schriftliche Zustimmung des Verlegers keinerlei Informationen weder elektronisch, mechanisch noch auf eine andere Art und Weise vervielfältigt, in einem automatisierten Datenbestand gespeichert und/oder in jeglicher Form oder Weise veröffentlicht werden.

255

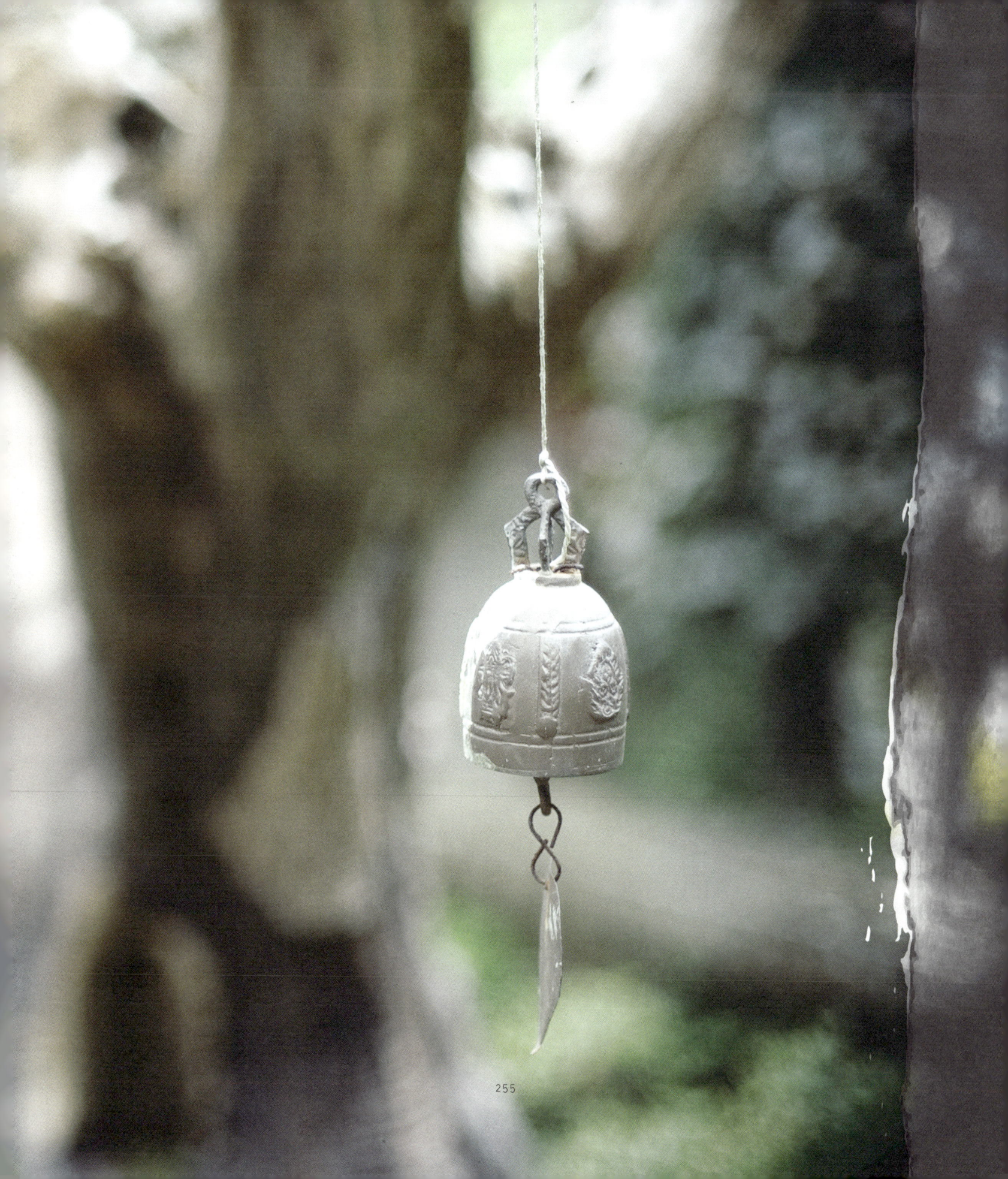

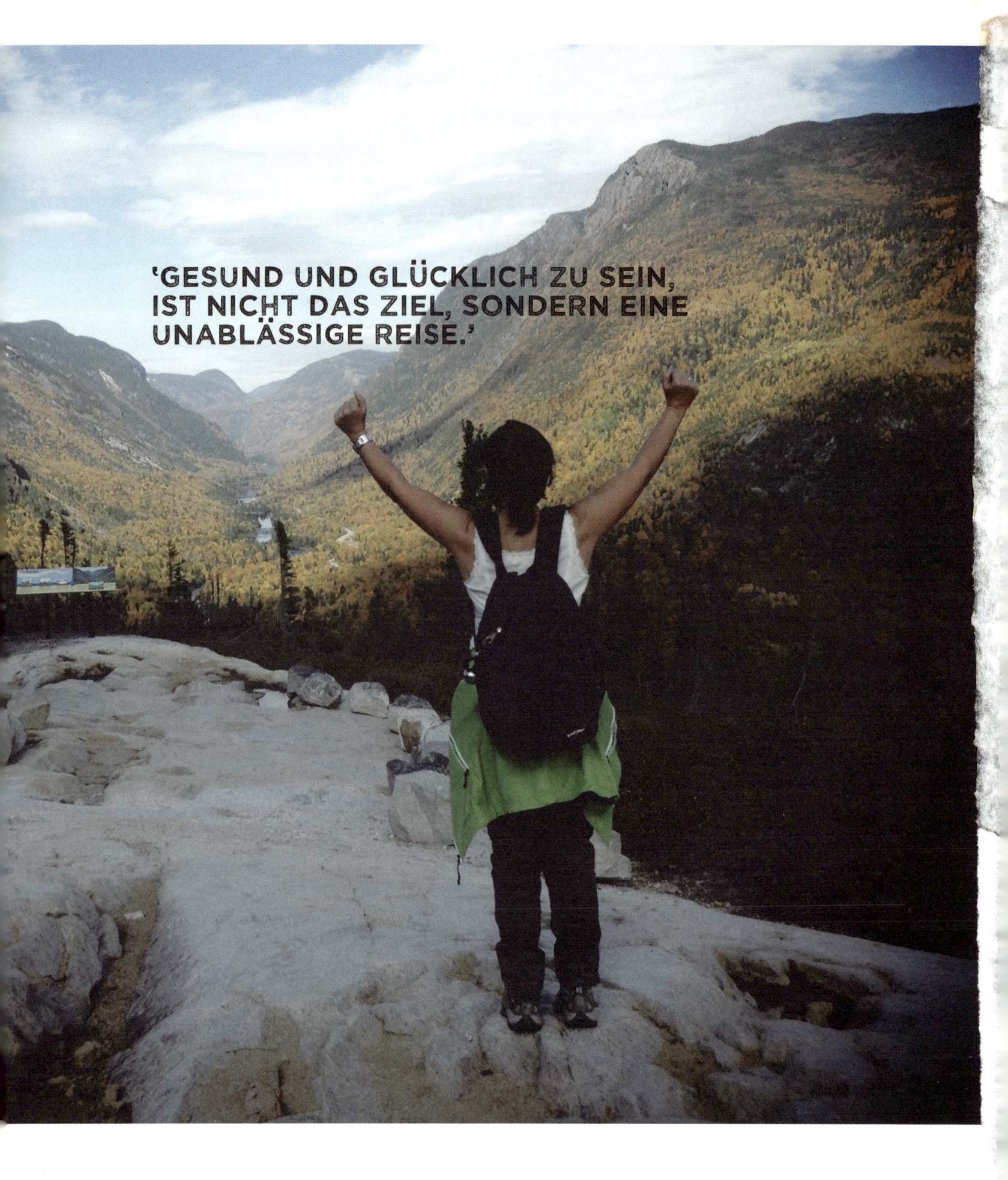

'GESUND UND GLÜCKLICH ZU SEIN, IST NICHT DAS ZIEL, SONDERN EINE UNABLÄSSIGE REISE.'